中医

中医基础入门一本通

深入浅出／易懂易学／易记易用

主编◎冯华

语言通俗易懂，讲解深入浅出。

知识系统全面，实用性强。

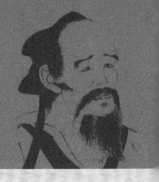

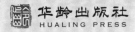

华龄出版社
HUALING PRESS

责任编辑：郑建军

责任印制：李未圻

图书在版编目（CIP）数据

中医基础入门一本通 / 冯华主编 . -- 北京 ：华龄出版社，2020.12

　　ISBN 978-7-5169-1855-5

　　Ⅰ．①中… Ⅱ．①刘… Ⅲ．①中医医学基础 Ⅳ．① R22

中国版本图书馆 CIP 数据核字（2021）第 001341 号

书　　名：中医基础入门一本通		
作　　者：冯华		

出版发行：华龄出版社

地　　址：北京市东城区安定门外大街甲 57 号	邮　　编：100011
电　　话：010-58122246	传　　真：010-84049572
网　　址：http://www.hualingpress.com	

印　　刷：水印书香（唐山）印刷有限公司

版　　次：2021 年 6 月第 1 版　　2021 年 6 月第 1 次印刷

开　　本：710mm×1000mm　　1/16　　印　　张：15

字　　数：200 千字

定　　价：69.00 元

前　言

　　中医是中国传统文化的瑰宝，是中华民族在数千年的繁衍生息中的智慧结晶。中医经过数千年的实践和发展，积累了大量的宝贵经验，形成了自身特有的体系，并广泛应用于人们的日常身体保健和疾病防治。

　　当下，随着人们物质生活水平的提高，人们开始越来越关注身体的健康，开始主动寻求各种实用性强、好操作的日常保健和防治疾病的方法。中医的各种养生方法和治疗方法是经过长期实践总结出的，疗效好，价格便宜，绿色环保。人们在关注这些养生手段的同时，也开始试着学习简单的中医知识，从理论上学习养生和防治疾病。在这个背景下，《中医基础入门一本通》应运而生了。

　　《中医基础入门一本通》是一本面向初学中医者的参考读物，依次叙述了中医学的基本理论、治疗原则、方剂和药物组成及运用等。本书旨在使读者在读后对中医治病的基本原则和基本方法有一个初步的了解，为进一步深入学习中医打下良好的基础。本着深入浅出、易懂易学、易记易用的原则，力求内容丰富、文字通俗、重点突出、图文并茂，集实用性、科学性、通俗性、新颖性于一体，希望能够成为中医爱好者、饮食及健康爱好者及基层医生的一本有实用价值的参考书。

本书具有如下特点：

1. 语言通俗易懂，讲解深入浅出。考虑到本书读者大部分为初学医学者，编写时使用简单明了的语言讲解专业理论和专业术语，这就方便了读者对中医基础理论的理解，激发读者的阅读兴趣。

2. 知识系统全面，实用性强。本书介绍了中医的基础理论、基本诊断方法、方剂和药物组成及运用等，知识点全面。

3. 本书用大量图片帮助读者理解相关知识，版式活泼丰富，读来饶有趣味。

编　者

目 录

——————— 第二部分 ———————

中医诊断入门，看清疾病的真面目

—————— 第三部分 ——————

中医方剂入门，寻找治病的良方

第一章 怎样看懂方剂：组成和剂型

第二章 基本方剂和处方

—————— 第四部分 ——————

中药学入门，百草皆能治病

第一章 学点中药基础知识：采集和炮制

第二章 中药都有什么性能

第一部分

拨开迷雾，
迈入中医之门

第一章 中医的特点

◎ 中医学这一独特的理论体系有两个基本特点，一是整体观念，一是辨证论治。

第一节 整体观念

▲ 人体是有机的整体

中医认为人体是一个有机整体，脏器、组织在生理上相互联系，保持协调平衡。正常的生理活动一方面要靠脏腑组织发挥自己的功能，另一方面又要靠它们之间相辅相成的协同作用和相反相成的制约作用，才能维持生理平衡。人体各个部分是以五脏为中心，通过经络系统有机地联系起来，构成一个表里相连、上下沟通、协调共济、井然有序的统一整体。因此，中医认为，人体局部的病理变化往往与全身脏腑、气血、阴阳的盛衰有关。诊断时，可以通过外在的变化，判断内脏的病变。治疗时，对于局部的病变，也从整体出发，确定治疗方法。

▲ 人与自然界的统一性

人类生活在自然界中，自然界存在着人类赖以生存的必要条件。同时，自然界的变化（如季节气候、昼夜晨昏、地区方域等）又可以直接或间接地影响人体，而机体则相应地做出反应。属于生理范围内，即是生理的适应性反应；超越了这个范围，即是病理性反应。因此，人要主动地适应环境。在治疗上，因时、因地、因人制宜，也就成为重要原则。

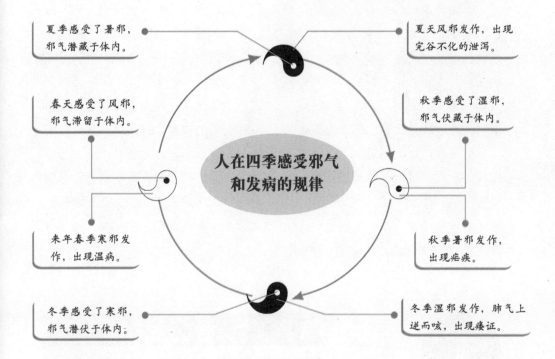

夏季感受了暑邪，邪气潜藏于体内。

夏天风邪发作，出现完谷不化的泄泻。

春天感受了风邪，邪气滞留于体内。

秋季感受了湿邪，邪气伏藏于体内。

人在四季感受邪气和发病的规律

来年春季寒邪发作，出现温病。

秋季暑邪发作，出现疟疾。

冬季感受了寒邪，邪气潜伏于体内。

冬季湿邪发作，肺气上逆而咳，出现痿证。

▲ 其他

禀赋的强弱，形体的肥瘦，性情的愉快、忧郁、急躁，以及精神刺激等，中医也是非常注意的，认为对疾病的发生和发展很有关系，在治疗时必须顾及。如强者耐受重药，体弱者不宜重剂；体丰肥者多湿多痰，瘦者多阴虚内热。中医的理论体系，是在整体观的基础上建立起来的。从整体观念出发，中医在临证上有两个突出点：其一，不仅着眼于疾病的局部症状而忽视其他部分所受到的影响；不因重视某一发病因素而忽视其他因素。同时，在及时治疗之外，还利用季节来进行防治。例如咳嗽是一个肺脏疾患，经久不愈可以影响到心脏而兼见心痛，喉中阶阶然如梗状，咽肿喉痹；或影响到肝脏而兼见两胁下痛，不能转动，转动则两胁胀满，也能影响到胃而呕吐，或影响到膀胱而咳时遗尿，称作心咳、肝咳、胃咳和膀胱咳，治法就各有不同。又如一个气郁病，或引起肠胃疾患，或妇女适值月经来潮而引起腹痛，必须兼顾肠胃和调经。还有如风湿性痹痛趁伏天治疗，肺痨病趁秋凉治疗，疗效都比冬季或夏季为优，这是由于病的性质和脏气的性质适宜于炎热和秋凉的关系。其二，认识到病和病人是不可分开来看的，每一种病都应从两方面着想，一方面是病邪，一面是正气，即病人的抵抗力和恢复能力。因而一方面要祛除病邪和改善病况；

另一方面要调理病人的生理机能，增强其自身的抵抗力，帮助恢复健康。这就提出了"扶正"和"驱邪"两种治法，及"邪去则正自复，正充则邪自却"的两种战术方法。不难体会，疾病的过程就是正和邪两个方面矛盾斗争的过程，当邪气退却，正气进入恢复的阶段，这一斗争才算结束。邪正的斗争，有急有缓，有长有短，虽然因病因人而异，主要是取决于疾病发展过程中正和邪双方力量的对比。

正气战胜邪气，就走向痊愈，邪气战胜正气，就导致病重。所以，中医在未生病时重视辟邪，即受邪时又急于驱邪，但同时不忽视扶正，在某些情况下，还把扶正作为主体。这是中医整体观念的概况，说明这一观念是贯彻在生理、病理、诊断和治疗各个方面的。要进一步明白这些道理，必须学习《黄帝内经》，它是中医理论的渊源，一直在指导中医实践。

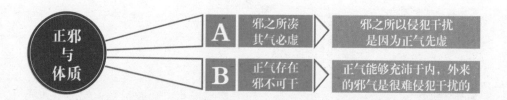

正邪与体质

A　邪之所凑其气必虚　▷　邪之所以侵犯干扰是因为正气先虚

B　正气存在邪不可干　▷　正气能够充沛于内，外来的邪气是很难侵犯干扰的

第二节　辨证论治

辨证论治，又称为辨证施治，包括辨证和论治两个过程。是中医认识疾病和治疗疾病的基本原则，是中医学对疾病的一种特殊的研究和处理方法。

辨证，就是分析、辨认疾病的证候。中医学中的"症""证""病"的概念是不同的，但三者之间又有着密切联系。所谓"症"，是指疾病的单个症状，以及舌象、脉象等体征。如发热、畏寒、口苦、胸闷、便溏、苔黄、脉弦等。"证"，是指证候，即疾病发展过程中，某一阶段所出现若干症状的概括。例如，感冒病人有风寒证、风热证的不同，所谓"风寒证"是以病人出现恶寒发热、无汗、头身疼痛、舌苔薄白、脉浮紧，或鼻塞流清涕，咳嗽等症状的概括。它表示疾病在这一阶段的病因是感受风寒之邪，病位在表，病性属寒，邪正力量的对比处于邪盛正未衰的局面等。由此可见，症是疾病的现象，证则反映疾病的本质，病是对疾病全过程特点与规律的概括。辨证是以脏腑、经络、病因、病机等基本理论为依据，通过对望、闻、问、切所获得的一系列症状，进行综合分析，辨明其病变部位、性质和邪正盛衰，

从而做出诊断的过程。而临床上根据疾病的主要表现和特征，来确定疾病名的过程则称为辨病。

综上所述，"病"与"证"的确定，都是以症状为依据的。一病可以出现多证，一证可见于多病之中。因此，临床上必须辨证与辨病相结合，才能使诊断更加全面、准确。

论治，则是根据辨证的结果，确定相应的治疗方法。辨证和论治是先后不同的两个阶段。前者是后者的前提和依据，后者是前者的目的。

既然证是阶段性的、动态性的，自然就会出现同一种疾病由于疾病发展阶段不同或病人机体的反应性不同，则其病理变化就会不同，即证不同，根据辨证论治原则，治法也就不同，这种情况称为"同病异治"；即同一疾病，由于病变阶段不同，治法不同。例如，同一麻疹病，早期、中期和后期，由于其证不同，治疗也就不同。早期宜透发为主；中期宜清热解毒为主；后期宜养阴为主。由于病人机体反应性不同，又由于证是内外因作用的综合表现，所以，即使同一疾病在同一阶段，由于机体的反应性（内因）不同，不同个体亦会出现不

同的证，从而治法不同。例如，感染同一感冒病毒，在不同的个体，则会出现风寒或风热表证；表虚证或表实证等，所用的方剂有麻黄汤、桂枝汤、银翘散等的区别。所以，要想自始至终使用一个方剂来治疗一种疾病是不符合辨证施治的要求的。

与此相反，不同疾病，有时会出现相同的病机变化，即相同的证，根据辨证论治的原则，又可采用相同的治法，这种情况称为"异病同治"。例如，脱肛和子宫脱垂，是两种不同的病，但中医认为，二者都是由于中气下陷引起的，二者发病的病机和证相同，所以治疗都用补中益气升举阳气之法。

辨证方法（或纲领）概括起来，主要有八纲辨证、病因辨证、脏腑辨证、六经辨证、卫气营血辨证、经络辨证、三焦辨证，方法常常是几个结合在一起运用的，多个辨证方法的组合，才能满足辨证的需要。证确定了以后，就是处方用药。由于医生的经验和习惯不同，所以，即使辨证相同，方药亦不尽相同。开始，是一人一方。后来，有些方剂经过许多患者反复使用，被认为对某个病症特别有效，这样的方剂便成为经典方和经验方。这些方剂对应的证便成了方证。这里的方证除了该方剂特有的内涵外，还具有上述的八纲辨证、脏腑辨证或病因辨证等方法的内涵。

七情致病的特点

与精神刺激有关
多发为情志病

直接伤及内脏
怒伤肝，喜伤心，思伤脾，悲、忧伤肺，惊、恐伤肾

气血运行紊乱
怒则气上，喜则气缓，惊则气乱，思则气结，悲则气消，忧则气郁，恐则气下

影响病情变化
情志波动常导致病情加重或恶化

第二章　中医的敲门砖：基础理论

◎ 中医的基础理论是对人体生命活动和疾病变化规津的理论概括，它主要包括阴阳、五行、气血津液、脏象、经络、运气等学说，以及病因、病机、诊法、辨证、治则治法、预防、养生等内容。

第一节　一分为二：阴阳学说

古代思想家认为，宇宙间一切事物都是由互相对立又互相依存的两个方面构成的。这两个方面就称为阴阳。

一般来说，阳代表事物具有动的、活跃的、刚强的等属性的一方面，例如，动、刚强、活跃、兴奋、积极、光亮、无形的、机能的、上升的、外露的、轻的、热的、增长、生命活动等。阴代表事物具有静的、不活跃的、柔和的等属性的一方面，例如，静、柔和、不活跃、抑制、消极、晦暗、有形的、物质的、下降的、在内的、重的、冷的、减少、肉体等。

当两件事物发生一定联系时，可以把它们分为阴、阳。例如，天为阳、地为阴，日为阳、月为阴；火为阳、水为阴，男为阳、女为阴；白天为阳，黑夜为阴……

若是以一个动物为例，则它的肉体为阴，生命活动为阳；它内在的脏腑为阴，外露的皮毛为阳；它向下的腹为阴，向上的背为阳……

由以上例子说明，阴阳是指宇宙间万事万物，最基本的也是最高度的区别和概括。

认识身体的阴阳

阳（动）	阴（静）
皮毛、肌肉、筋骨 （保卫体表）	体内脏腑 （保守内部精气）
六腑 （消化传导为阳）	五脏 （贮藏精气为阴）
上焦	下焦
外侧	内侧
气	血

▲ 阴阳变化的规律

阴和阳之间，并不是孤立和静止不变的，而是存在着相对、依存、消长、转化的关系。现分述如下：

阴阳的相对性：阴阳是说明事物的两种属性，是代表矛盾对立、统一的两个方面，是自然界相互联系的事物和现象对立双方的概括。如天为阳，地为阴；白天为阳，黑夜为阴；上为阳，下为阴；热为阳，寒为阴；阳电与阴电等。诸如此类，说明了不论任何事物，都是对立存在宇宙间的，但是，事物的阴阳属性不是绝对的，而是相对的，必须根据互相比较的条件而定。就人体而言体表为阳，内脏为阴；就内脏而言，六腑属阳，五脏为阴；就五脏而言，心肺在上属阳，肝肾在下属阴；就肾而言，肾所藏之"精"为阴，肾的"命门之火"属阳。由此可见，事物的阴阳属性是相对的。

阴阳的互根：古代医学家称为"阴阳互根"。中医学有"阳根于阴，阴根于阳"，"孤阴不生，独阳不长"和"无阳则阴无以生，无阴则阳无以化"等论点。意思是说，阳依附于阴，阴依附于阳，在它们之间，存在着相互资生、相互依存的关系——即任何阳的一面或阴的一面，都不能离开另一面而单独存在。以自然界来说，外为阳、内为阴；上为阳，下为阴；白天为阳、黑夜为阴。如果没有上、外、白天，也就无法说明下、内、黑夜。以人体生理来说，机能活动属阳，营养物质（津液、精血等）属阴。各种营养物质是机能活动的物质基础，有了足够的营养物质，机能活动就表现得旺盛。从另一方面来说，营养物质的来源，又是依靠内脏的功能活动而吸取的。

以上说明二者是相互依傍、存亡与共的。如果没有阴，也就谈不上有阳。如果单独的有阴无阳，或者有阳无阴，则势必如《黄帝内经》所说："孤阳不生，独阴不长"，则一切都归于静止寂灭了。

阴阳的消长：指阴阳双方在对立互根的基础上是在永恒地运动变化着，不断出现"阴消阳长"与"阳消阴长"的现象，这是一切事物运动发展和变化的过程。例如，四季气候变化，从冬至春至夏，由寒逐渐变热，是一个"阴消阳长"的过程；由夏至秋至冬，由热逐渐变寒，又是一个"阳消阴长"的过程。由于四季气候阴阳消长，所以才有寒热温凉的变化。万物才能生长收藏。如果气候失去了常度，出现了反常变化，就会产生灾害。

临床上常常以阴阳偏盛偏衰（即阴阳消长）来说明临床的不同证候。例如，寒属阴、阴盛则见寒证，如受冷后出现的胃寒腹痛、腹泻等；热属阳、阳盛则见热证，如一般的急性肺炎，有高热口渴、皮肤红等急性热病症状。有些虚弱的病症，其发病机制不是因为阴或阳的偏盛，而是因为偏虚。如果某脏腑的阴偏虚，称为"阴虚"，此为阴消，"阳"相对突出，因为热属阳，故阴虚见热证。这种现象称为"虚热"。如果某脏腑的阳偏虚，此为阳消，称为"阳虚"，此时"阴"相对突出，因寒属阳，故阳虚见寒证，这种现象称为"虚寒"。

在正常情况下，阴阳常处于相对平衡，如果"消长"关系超出一定的限制，不能保持相对平衡时，便将出现阴阳某一方面的偏盛偏衰，导致疾病的发生。

阴阳的转化：指同一体的阴阳，在一定的条件下，当其发展到一定阶段，其双方可以各自向其相反方面转化，阴可以转为阳，阳可以转为阴，称之为"阴阳转化"。

如果说"阴阳消长"是一个量变过程的话，则转化便是一个质变的过程。《素问》所谓"重阴必阳，重阳必阴""寒极生热""热极生寒"。寒"极"时，便有可能向热的方向转化，热"极"时，便有可能向寒的方向转化。如某些急性热病，由于邪热极重，大量耗伤机体正气，在持续高热的情况下，可以突然出现体温下降，四肢厥冷，脉微欲绝等一派阴寒危象，这种病症变化，即属由阳转阴。若抢救及时，处理得当，使正气恢复，四肢转温，色脉转和，阳气恢复，为由阴转阳，病情好转。此外，临床上常见的各种由实转虚，由虚转实、由表入里、由里出表等病症变化，也是阴阳转化的例证。

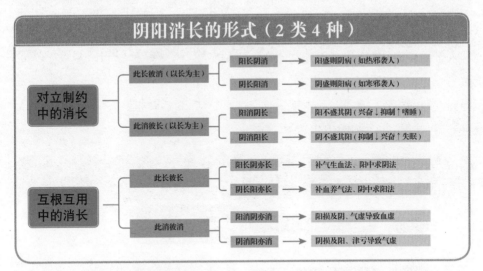

阴阳消长的形式（2类4种）

对立制约中的消长	此长彼消（以长为主）	阳长阴消 → 阳盛则阴病（如热邪袭人）
		阴长阳消 → 阴盛则阳病（如寒邪袭人）
	此消彼长（以长为主）	阳消阴长 → 阳不盛其阴（兴奋↓抑制↑嗜睡）
		阴消阳长 → 阴不盛其阳（抑制↓兴奋↑失眠）
互根互用中的消长	此长彼长	阳长阴亦长 → 补气生血法、阳中求阴法
		阴长阳亦长 → 补血养气法、阴中求阳法
	此消彼消	阳消阴亦消 → 阳损及阴、气虚导致血虚
		阴消阳亦消 → 阴损及阳、津亏导致气虚

▲ 阴阳在医学中的应用

阴阳与人体解剖部位的关系：根据上述之外为阳，内为阴；上为阳，下为阴；背为阳，腹为阴的规律，则人之皮毛在外为阳，脏腑在内为阴；头在上为阳，足在下为阴。

阴阳与人体生理的关系：人体的健康与否，取决于阴阳是否调和，如《黄帝内经》所说："阴平阳秘，精神乃治。"人体摄取饮食后，经过脾、胃的腐熟运化，将营养物质运送至全身各处，使肉体增长强壮、使生命活动力旺盛。食物消化后有形的废料，由前后二阴排出。人体之阴阳若是保持在平衡的情况下，人体就健康。

阴阳与人体病理的关系：人体阴阳失去平衡后，就会表现出各种症状来，古人对症状的分类，也是用阴阳来代表和说明的。阳证，一般表现的症状是：发热、口渴、脉数（快）等，这类症状，古人又称为热（即阳）证。阴证，一般表现的症状是：不发热、口不渴、手足冷、脉迟（慢）等，这类症状，古人又称为寒（即阴）证。这就是《黄帝内经》所说的"阳胜则热，阴胜则寒"。

另阴阳偏衰，是指阴或阳低于正常水平的失调，其一方低于正常水平，而另一方保持正常水平，或双方都不同程度地低于正常水平，故出现虚证。阴不足，阳正常，则阴虚生内热；阳不足，阴正常，则阳虚生外寒；阴阳双方都不同程度地不足，则虚寒、虚热并见或阴阳两虚。这就是《黄帝内经》所说的"阴虚生内热，阳虚生外寒""阴阳两虚"证。

阴阳失调的四种主要症状

阳虚	单纯阳虚	阴盛导致	阳虚＝阴盛阳虚
阴虚	单纯阴虚	阳盛导致	阴虚＝阳盛阴虚
阳盛	单纯阳盛	阴虚导致	阳盛＝阴虚阳盛
阴盛	单纯阴盛	阳虚导致	阴盛＝阳虚阴盛

阴阳在诊断上的应用：阴阳是诊断的总纲。疾病虽然很多，但其属性不外阴、阳两类，如从疾病发展部位来看，不在表（阳）；就在里（阴）；从疾病性质来看：热证（阳），寒证（阴）；从疾病发展趋势来看：实证（阳），虚证（阴）。总之，阴阳可以概括疾病的属性。

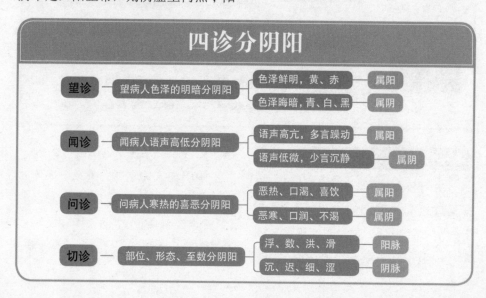

四诊分阴阳

望诊 —— 望病人色泽的明暗分阴阳
　　　色泽鲜明，黄、赤　属阳
　　　色泽晦暗，青、白、黑　属阴

闻诊 —— 闻病人语声高低分阴阳
　　　语声高亢，多言躁动　属阳
　　　语声低微，少言沉静　属阴

问诊 —— 问病人寒热的喜恶分阴阳
　　　恶热、口渴、喜饮　属阳
　　　恶寒、口润、不渴　属阴

切诊 —— 部位、形态、至数分阴阳
　　　浮、数、洪、滑　阳脉
　　　沉、迟、细、涩　阴脉

阴阳在治疗上的应用：中药种类甚多，但就其性能不外阴阳两类，从药性来看：寒、热、温、凉，温热属阳，寒凉属阴。从治疗上总原则是"调整阴阳，以平为期"，这就是治疗的基本出发点。针对阴阳盛衰，采取补其不足，泻其有余，使阴阳偏盛偏衰的异常现象得到纠正，恢复其相对平衡状态。中医依据"寒者热之，热者寒之，实者泻之，虚者补之"的治疗原则，促使失调的阴阳重新恢复到相对的平衡。临床上借药性之偏，来纠正人体阴阳之偏，使达到"阴平阳秘，精神乃治"。临床具体用法：①阳虚和阴盛则寒，治法为寒者热之（用热药）；②阴虚和阳胜则热，治法为热者寒之（用寒药）；③正气不足，治法为虚者补之；④邪气偏胜，治法为实者泻之；⑤阴不足、阳偏亢，治法为滋阴潜阳；⑥阴阳两者均不足，治法为滋阴助阳（阴阳双补）。

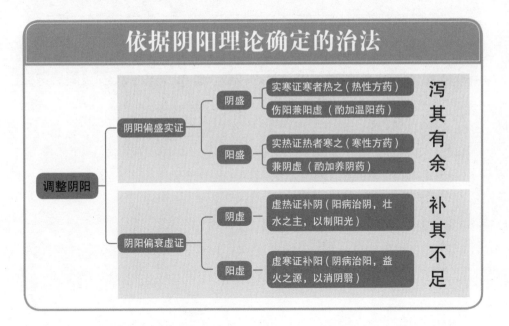

依据阴阳理论确定的治法

- 调整阴阳
  - 阴阳偏盛实证 — （泻其有余）
    - 阴盛
      - 实寒证寒者热之（热性方药）
      - 伤阳兼阳虚（酌加温阳药）
    - 阳盛
      - 实热证热者寒之（寒性方药）
      - 兼阴虚（酌加养阴药）
  - 阴阳偏衰虚证 — （补其不足）
    - 阴虚
      - 虚热证补阴（阳病治阴，壮水之主，以制阳光）
    - 阳虚
      - 虚寒证补阳（阴病治阳，益火之源，以消阴翳）

阴阳在药物性能上的应用：阴阳用于疾病的治疗，不仅用以确立治疗原则，而且也用来概括药物的性味功能，作为指导临床用药的依据；治疗疾病，不但要有正确的诊断和确切的治疗方法，同时还必须熟练地掌握药物的性能。根据治疗方法，选用适宜药物，才能收到良好的疗效。

中药的性能，是指药物具有四气、五味、升降浮沉的特性。四气（又称四性）有寒、热、温、凉。五味有酸、苦、甘、辛、咸。四气属阳，五味属阴。四气之中，温热属阳；寒凉属阴。五味之中，辛味能散、能行，甘味能

分析和归纳药物的性能

①药之四性（四气）：
寒、凉——属阴，如黄连、石膏、知母
温、热——属阳，如干姜、附子、肉桂

②药之五味（六味）：
酸、苦、甘、辛、咸
辛、甘、淡——为阳，如菊花、薄荷、猪苓
酸、苦、咸——为阴，如地龙、乌梅、五味子

③药之作用
升、浮——属阳，如桑叶、升麻、浮萍
降、沉——属阴，如石决明、牡蛎、磁石

益气，故辛甘属阳，如桂枝、甘草等；酸味能收，苦味能泻下，故酸苦属阴，如大黄、芍药等；淡味能渗泄利尿（物质的浓淡对比而言，浓属阴，淡属阳），故属阳，如茯苓、通草；咸味药能润下，故属阴，如芒硝等。按药物的升降浮沉特性分，药物质轻，具有升浮作用的属阳，如桑叶、菊花等；药物质重，具有沉降作用的属阴，如龟板、赭石等。治疗疾病，就是根据病情的阴阳偏盛偏衰，确定治疗原则，再结合药物的阴阳属性和作用，选择相应的药物，从而达到"谨察阴阳所在而调之，以平为期"（《素问·至真要大论》）的治疗目的。

第二节 物以类聚：五行学说

▲ 五行学说的基本内容

我国古代哲学理论，属于古人对物质的属性及其相互关系的认识范畴。医学中的五行学说则是古代的朴素唯物，自发辨证的思想方法与医学实验的相结合。"五"指木、火、土、金、水五类事物，"行"是运动。这个学说是以五行的属性，联系人体的脏腑器官，并通过五脏为中心，运用"相生""相克""相乘""相侮"的理论来说明一些生理现象和病理变化，用以总结临床经验。

相生，即相互资生，促进，助长。五行学说借相生的关系来说明事物有相互协同的一面。具体是：木生火，火生土，土生金，金生水，水生木。

相克，即相互约制，排斥或克服。五行学说借相克的关系来说明事物有相互拮抗的一面。具体是：木克土，土克水，水克火，火克金，金克木。相克本属正常范围内的制约，但近人已习惯把它与反常的"相乘"混同，例如：病理上的木乘土，已通称为"木克土"。

相乘，乘有乘虚侵袭之意，相乘即相克得太过，超过正常约制的程度，是事物间的关系失去了正常协调的一种表现。例如，木气偏亢，而金又不能对木加以正常克制时，太过的木便去乘土，出现肝木亢盛和脾土虚弱的病症。五行学说中相乘属病理变化的范围。

相侮，侮有恃强凌弱之意。相侮是相克的反向，即反克，是事物间关系失去正常协调的另一种表现。例如：正常的相克关系是金克木，若金气不足，或木气偏亢，木就会反过来侮金，出现肺金虚损而肝木亢盛的病症。五行学说中相侮属病理变化的范围。

五行的生、克、乘、侮

五行学说认为宇宙由木、火、水、土、金五种最基本的构成，并以五行之间的相生相克规律来认识世界，解释和探求自然规律。

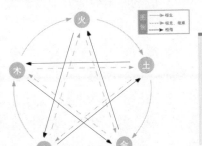

相生	木生火，火生土，土生金，金生水，水生木。
相克	木克土，土克水，水克火，火克金，金克木。
	（五行中的一行对另一行克制太过）
相乘	木乘土，土乘水，水乘火，火乘金，金乘木。
	（五行中的一行对克己者反克）
相侮	木侮金，金侮火，火侮水，水侮土，土侮木。

▲ 五行学说在中医学中的应用

五行在中医学上的运用，主要是按五行的属性，将自然界和人体组织在一定的情况下归纳起来，同时以生克的关系说明脏腑之间的相互关系。就自然界来说，如方位的东、南、中、西、北，季节的春、夏、长夏、秋、冬，气候的风、暑、湿、燥、寒，生化过程的生、长、化、收、藏，以及五色的青、赤、黄、白、黑，五味的酸、苦、甘、辛、咸，均可依木、火、土、金、水的次序来从属。在人体方面，以肝、心、脾、肺、肾为中心（例如：以木的生发、伸展的特性来说明肝的喜达、恶抑郁、主疏泄的功能，这叫作肝属木；以火的阳热特性来说明心阳的温暖作用，这叫作心属火；以土化生万物的特性来说明脾主运化，为人体气血生化之源的生理功能，这叫作脾属木；以金的清洁、肃降、收敛来说明肺主肃降的生理功能，这叫作肺属金；以水的润下、闭藏特性来说明肾藏精主水的生理功能，这叫作肾属水），联系到目、舌、口、鼻、耳的七窍，筋、脉、肉、皮毛、骨的五体和怒、喜、思、忧、恐的五志等。明白了这一归类方法后，当接触到属于某一行性质的事物时，便可从直接或间接的关系把它们结合起来加以分析，以便理解这一事物的性质。

五行学说，利用五行相生、相克的关系，来说明五脏之间在生理功能上存在的相互资生、又相互制约的内在联系。

相互资生方面：肾属水，藏精，精能滋养肝阴而助肝血，肾和肝的这种关系，就叫作水生木；肝属木，藏血，肝血要不断周济、支援心血，同时肝的疏泄升发功能也有助于心阳的旺盛，肝与心的这种关系就叫作木生火；心属火，心的阳热有助于脾的运化，心与脾的这种关系就叫作火生土；脾属土，脾化生水谷精微以补充肺气，脾与肺的这种关系就叫作土生金；肺属金，肺的清肃下行有助于肾对水液的排泄，肺的输布津液也可以资助肾阴，肺和肾的这种关系就叫作金生水。

相互制约方面：肺的清肃下降，可以制约肝阳的上亢，所谓上亢，就是肝阳生发太过，肝阳上亢可以出现头痛、头晕的症状，肺与肝的这种关系就叫作金克木；肝的疏泄和畅达，可以对脾进行疏泄，使脾保持正常的运化功能而不堵，这就是木克土；脾的运化，可以制止肾水的泛滥，这就是土克水；肾水的滋润，可以防止心火的亢盛，这就是水克火；心火的阳热，可以制约肺金的清肃太过，这就是火克金。

五脏间的资生和制约是同时存在和进行的，从而保证了五脏间平衡协调的生理功能。五脏在生理上相互联系，在病理上也会相互影响，脏器之间的病可以互相传递，称之为"传变"。

用五行学说来说明五脏疾病的传变，可以分为相生关系的传变和相克关系的传变。

相生关系的传变：包括"母病及子"和"子病犯母"两个方面。"母病及子"是指疾病的传变，从母脏传及子脏。如肝病影响到心，肝为母脏、心为子脏，临床上可见病人因恼怒伤肝，肝失，气郁化火，上扰心神而导致失眠、心悸、急躁易怒、不思饮食、口渴喜饮、目赤口苦、口舌生疮、小便黄赤、大便秘结、舌红胎黄、脉弦而数等病症。治疗上应该疏肝泻火，佐以安神的药品。"子病犯母"是指疾病的传变，从子脏传及母脏。如肝病影响肾，肝为子脏、肾为母脏，由于情志不舒，郁而化火，肝火偏盛，灼伤肝阴而累及肾阴亦亏，相火妄动，封藏失职。病人除有眩晕、耳鸣、口苦、烦躁易怒等症以外，还有遗精、腰膝酸软无力等症。治疗则应该以清泻肝火，滋养肾阴的方法。

相克关系的传变：包括"相乘"和"相侮"两个方面。相乘而病，也就是相克太过而病，相克太过有两种情况，一种是由于一方的力量过强，而导致被克的一方受到过分的克制；一种是由于被克的一方虚弱，而导致不能承受另一方的正常克制，从而也可以出现克制太过的病理现象。如果以木和土的相克关系而言，前者称为"木乘土"，后者称为"土虚木乘"。这两类相克太过的原因虽然不同，但其结果都会导致一方太过和一方不及。如临床上常见的肝气横逆反胃、犯脾，都属于"相乘"致病的范围。肝气横逆反胃、犯脾也就是人们常说因为生气，气都气饱了即是因生肝气影响到了脾胃。相侮而病，又称"反侮"，形成相侮而病的原因也有两种情况，分别由于一方太强对本来克制自己的一方进行反克；以及一方太弱，原来自己克制的对自己进行反克。这两种情况的结果也会造成一方的不足和一方的太过。

另外，五行学说还认为，"母病及子"时的病情较轻，"子病犯母"时的病情较重；相乘时的病情较重，相侮时的病情较浅。同时，需要指出的是，疾病的发展变化是与患者脏气的虚实，病邪的性质等多种因素密切相关的。按照五行学说推论，一般是一脏有病，对其他四脏都有影响，但不一定都发病。只有脏气虚弱的人才会发病，也就是"虚者受邪"。另外由于病邪的性质不同，不同的疾病有不同的传变途径，也不完全是按五行的传变次序进行传变，而且在种种因素的影响下，疾病的传变次序也会发生改变。

用于指导疾病的诊断：人体是一个有机整体，当内脏有病时，人体内脏功能活动及其相互关系的异常变化，可以反映到体表相应的组织器官，出现色泽、声音、形态、脉象等诸方面的异常变化。由于五脏与五色、五音、五味等都以五行分类归属形成了一定的联系，这种五脏系统的层次结构，为诊断和治疗奠定了理论基础。因此，在临床诊断疾病时，就可以综合望、闻、问、切四诊所得的信息，根据五行的所属及其生、克、乘、侮的变化规律，来推断病情。

用于指导疾病的防治：五行学说在治疗上的应用，体现于药物、针灸、精神等疗法之中，主要表现在以下几个方面：

（1）控制疾病传变：运用五行子母相及和乘侮规律，可以判断五脏疾病的发展趋势。一脏受病，可以波及其他四脏，如肝脏有病可以影响到心、肺、脾、肾等脏。他脏有病亦可传给本脏，如心、肺、脾、肾之病变，也可以影响到肝。因此，在治疗时，除对所病本脏进行处理外，还应考虑到其他有关脏腑的传变关系。根据五行的生克乘侮规律，来调整其太过与不及，控制其传变，使其恢复正常的功能活动。如肝气太过，木旺必克土，此时应先健脾胃以防其传变。脾胃不伤，则病不传，易于痊愈。这是用五行生克乘侮理论阐述疾病传变规律和确定预防性治疗措施。至于能否传变，则取决于脏腑的机能状态，即五脏虚则传，实则不传。在临床工作中，我们既要掌握疾病在发展传变过程中的生克乘侮关系，借以根据这种规律及

早控制传变和指导治疗，防患于未然，又要根据具体病情而辨证施治，切勿把它当作刻板的公式而机械地套用。

（2）确定治则治法：五行学说不仅用以说明人体的生理活动和病理现象，综合四诊，推断病情，而且也可以确定治疗原则和制定治疗方法。

补母：即"虚则补其母"，用于母子关系的虚证。如肾阴不足，不能滋养肝木，而致肝阴不足者，称为水不生木或水不涵木。其治疗，不直接治肝，而补肾之虚。因为肾为肝母，肾水生肝木，所以补肾水以生肝木。又如肺气虚弱发展到一定程度，可影响脾之健运而导致脾虚。脾土为母，肺金为子，脾土生肺金，所以可用补脾气以益肺气的方法治疗。针灸疗法，凡是虚证，可补其所属的母经或母穴，如肝虚证取用肾经合穴（水穴）阴谷，或本经合穴（水穴）曲泉来治疗。这些虚证，利用母子关系治疗，即所谓"虚则补其母"。相生不及，补母则能令子实。

泻子：即"实者泻其子"，用于母子关系的实证。如肝火炽盛，有升无降，出现肝实证时，肝木是母，心火是子，这种肝之实火的治疗，可采用泻心法，泻心火有助于泻肝火。针灸疗法，凡是实证，可泻其所属的子经或子穴。如肝实证可取心经荥穴（火穴）少府，或本经荥穴（火穴）行间治疗。这就是"实者泻其子"的意思。临床上运用相生规律来治疗，除母病及子、

子盗母气外，还有单纯子病，均可用母子关系加强相生力量。所以相生治法的运用，主要是掌握母子关系，它的原则是"虚则补其母""实则泻其子"。凡母虚累子，应先有母的症状；子盗母气，应先有子的症状；单纯子病，须有子虚久不复原的病史。这样，三者治法相似，处方则有主次之分。

根据相生关系确定的治疗方法，常用的有以下几种：

滋水涵木法：滋水涵木法是滋养肾阴以养肝阴的方法，又称滋养肝肾法、滋补肝肾法、乙癸同源法。适用于肾阴亏损而肝阴不足，甚者肝阳偏亢之证。表现为头目眩晕，眼干目涩，耳鸣颧红，口干，五心烦热，腰膝酸软，男子遗精，女子月经不调，舌红苔少，脉细弦数等。

益火补土法：益火补土法是温肾阳而补脾阳的一种方法，又称温肾健脾法、温补脾肾法，适用于肾阳式微而致脾阳不振之证。表现为畏寒，四肢不温，纳减腹胀，泄泻，浮肿等。

培土生金法：培土生金法是用补脾益气而补益肺气的方法，又称补养脾肺法，适用于脾胃虚弱，不能滋养肺脏而肺虚脾弱之候。该证表现为久咳不已，痰多清稀，或痰少而黏，食欲减退，大便溏薄，四肢乏力，舌淡脉弱等。

金水相生法：金水相生法是滋养肺肾阴虚的一种治疗方法，又称补肺滋肾法、滋养肺肾法。金水相生是肺肾同治的方法，适用于肺虚不能输布津液以滋肾，或肾阴不足，精气不能上滋于肺，而致肺肾阴虚者，表现为咳嗽气逆，干咳或咳血，音哑，骨蒸潮热，口干，盗汗，遗精，腰酸腿软，身体消瘦，舌红苔少，脉细数等。

指导脏腑用药：中药以色味为基础，以归经和性能为依据，按五行学说加以归类：如青色，酸味入肝；赤色，苦味入心；黄色，甘味入脾；白色，辛味入肺；黑色，咸味入肾。这种归类是脏腑选择用药的参考依据。

指导针灸取穴：在针灸疗法上，针灸医学将手足十二经四肢末端的穴位分属于五行，即井、荥、俞、经、合五种穴位属于木、火、土、金、水。临床根据不同的病情以五行生克乘侮规律进行选穴治疗。

指导情志疾病的治疗：精神疗法主要用于治疗情志疾病。情志生于五脏，五脏之间有着生克关系，如"怒伤肝，悲胜怒……喜伤心，恐胜喜……思伤脾，怒胜思……忧伤肺，喜胜忧……恐伤肾，思胜恐"（《素问·阴阳应象大论》）。即所谓以情胜情。

由此可见，临床上依据五行生克规律进行治疗，确有其一定的实用价值。但是，并非所有的疾病都可用五行生克这一规律来治疗，不要机械地生搬硬套。换言之，在临床上既要正确地掌握五行生克的规律，又要根据具体病情进行辨证施治。

第三节　人体网络：经络学说

经络学说也是中医理论体系中重要的组成部分，《黄帝内经》上说："经脉者，所以决死生，处百病，调虚实，不可不能。"又说："十二经脉者，人之所以生，病之所以成，人之所以之，病之所以起，学之所始，工之所止也，粗之所易，上之所难也。"郑重地指出了经络的重要性，为医者必修的一门课程。它和阴阳、五行学说一样，贯穿在中医的生理、病理、诊断、治法、药物等各个方面，并起有重大的作用。

三阴三阳经脉的走向

人体中的经脉可以分为三阴三阳，即手三阴经、足三阴经、手三阳经和足三阳经。如图所示，手三阴经自胸走手，手三阳经自手走头。足三阳经自头走足，足三阴经自足走腹（胸）。

手少阳三焦经　手太阳小肠经　手阳明大肠经　手太阴肺经　手厥阴心包经　手少阴心经

自手走头　自胸走手

手三阴三阳经　左肢立体图

足少阳胆经　足太阳膀胱经　足阳明胃经　足太阴脾经　足少阴肾经　足厥阴肝经

自头走足　自足走腹（胸）

足三阴三阳经　左肢立体图

经络，直者为经，横者为络，网罗全身，错综联系。它的作用是内属脏腑，外络形体，行气血，营阴阳，濡筋骨，利关节。全身经络，主要的为十二经脉、十二经别、十二经筋和奇经八脉。其中十二经络分为六支阳经、六支阴经，逐经相传，巡行脏腑、头面、四肢；经别是十二经脉的别出，在阳经和阴经之间构成表里配合，着重于深部的联系；经筋是起于肢末，行于体表，着重于浅部的联系；奇经八脉则为调节十二经脉的。所以经脉是气血运行必由的通路，贯穿在人体内外、上下、左右、前后，从而将人体各部分包括五脏、六腑、头面、躯干、四肢、九窍等，联系成为有机的统一整体。并由于经络互相衔接，由阴入阳，由阳入阴，从里走表，从表走里，自上而下，自下而上，气血流行，循环不息，所谓阴阳相随，内外相贯，如环无端。

人体生理功能，是以五脏六腑为主，但使人体内外、上下保持着平衡的协调，进行有机的整体活动，则经络起有重要的作用。经络学说，是前人在长时期的临症实践中根据无数病例治疗效果的分析研究而形成的。故用经络来分析证候，也能作为辨证论治的准则之一。一般外邪的传变，大多通过经络由表入里，由浅入深。如以真中风病来说，轻者中络，症见肌肤麻木，口眼歪斜；稍重中经，症见左瘫右痪，身重不胜；再重则中腑、中脏，症见口噤、舌强、神昏不醒、便溺或阻或遗。又如自内脏发生的疾病，同样会在所属经络反映出来，如肺、心有邪，其气留于两肘，肝有邪其气留于两胁，脾有邪其气留于两髀，肾有邪其气留于两腘。气留则痛，临症上常可遇到。

在临症治疗上，经络也是重要依据之一。大家熟悉的针刺手上合谷穴，能治龈肿齿痛；刺足三里穴，能治胃病，这些都是通过经络所起的作用。

此外，经络与处方用药也有关系，如中药学上将药物的主治功能分属十二经，葛根入阳明经，柴胡入少阳经。以上三药均能治疗风寒头痛，如痛在后脑及项者，属太阳经，用麻黄；痛在前额及眉棱骨者，属阳明经，用葛根；痛在头之两侧或一侧，属少阳经，用柴胡。其他尚有一些药常用于某种病症，成为某种病的主药，如辛夷用于鼻塞，荔枝核用于疝气，姜黄用于手臂痛，狗脊用于背脊疼痛等，都是从分经上来的。

一般认为经络学说专门指导针灸治疗的理论根据，这是不全面的。中医无论内科、外科以及妇、幼、推拿、正骨各科，从来没有脱离以经络学说为指导的范畴。经络学说的重要性，在长期实践中已经证明其实际价值，近来通过中西医密切合作，在实验研究中也初步证实了好些问题。如针刺委中、内庭、足三里等穴后，胃的蠕动、波速、波幅、胃张力及排空时间均有明显变化；针刺合谷、三阴交等穴，可使子宫收缩加强和间隔缩短；针刺膻中、天突、合谷、巨阙等穴，在X光线下观察到食管壁蠕动增强，食管腔增大，能缓解吞咽困难的痛苦等。这些不仅说明了针刺对内脏活动的影响，也说明了经络与脏器的关系，值得注意。

第三章　认识人体小宇宙：身体大探索

第一节　生命活动的职能部门：五脏六腑

心、肺、脾、肝、肾称为五脏，加上心包络又称六脏。但习惯上把心包络附属于心，称五脏即概括了心包络。五脏具有化生和贮藏精气的共同生理功能，同时又各有专司，且与躯体官窍有着特殊的联系，形成了以五脏为中心的特殊系统。其中，心的生理功能起着主宰作用。

六腑，是胆、胃、小肠、大肠、膀胱、三焦的总称。六腑的生理特性是受盛和传化水谷，具有通降下行的特性。每一腑都必须适时排空其内容物，才能保持六腑通畅，功能协调，故有"六腑以通为用，以降为顺"之说。突出强调"通""降"二字，若通和降的太过与不及，均属于病态。

▲ 心脏为君主之官

心位于胸腔偏左，膈膜之上，肺之下，圆而下尖，形如莲蕊，外有心包卫护。心与小肠、脉、面、舌等构成心系统。心，在五行属火，为阳中之阳脏，主血脉，藏神志，为五脏六腑之大主、生命之主宰。心与四时之夏相通应。

心主血脉

指心有主管血脉和推动血液循环于脉中的作用，包括主血和主脉两个方面。血就是血液。脉，即是脉管，又称经脉，为血之府，是血液运行的通道。心脏和脉管相连，形成一个密闭的系统，成为血液循环的枢纽。心

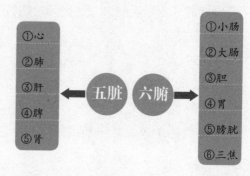

脏有规律地跳动，需要三个条件：心气充沛、血液充盈、脉道通利。

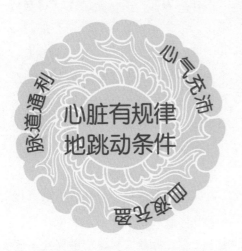

心藏神

神的含义：在中医学中，神的含义主要有三：其一，指自然界物质运动变化的功能和规律。所谓"阴阳不测谓之神"（《素问·天元纪大论》）。其二，指人体生命活动的总称。一般称之为广义的神。整个人体生命活动的外在表现，如整个人体的形象以及面色、眼神、言语、应答、肢体活动姿态等，无不包含于神的范围。换言之，凡是机体表现于外的"形征"，都是机体生命活动的外在反映。其三，指人们的精神、意识、思维活动。即心所主之神志，一般称之为狭义的神。精气是产生神的物质基础。心藏神生理作用有二：其一，主思维、意识、精神。在正常情况下，神明之心接受和反映客观外界事物，进行精神、意识、思维活动。其二，主宰生命活动。神明之心为人体生命活动的主宰。五脏六腑必须在心的统一指挥下，才能进行统一协调的正常的生命活动。心为君主而脏腑百骸皆听命于心。心藏神而为神明之用。

心的生理特性

为阳脏而主通明。心位于胸中，在五行属火，为阳中之阳，故称为阳脏，又称"火脏"。火性光明，烛照万物。心喻为阳脏、火脏，其意义在于说明心以阳气为用，心之阳气有推动心脏搏动，温通全身血脉，兴奋精神，以使生机不息的作用。心主通明，是指心脉以通畅为本，心神以清明为要。心脉畅通，固然需要心阳的温煦和推动作用，但也需要有心阴的凉润和宁静作用。

心阳与心阴的作用协调，心脏搏动有力，节律一致，速率适中，脉管舒缩有度，心血才能循脉运行通畅。心神清明，固然需要心阳的鼓动和兴奋作用，但也需要有心阴的宁静和抑制作用。心阳能推动和鼓舞人的精神活动，使人精神振奋，但不能忽略心阴的作用。若心的阳气不足，失于温煦鼓动，既可导致血液运行迟缓，瘀滞不畅，又可引起精神委顿，神志恍惚；心阴不足，失于凉润宁静，可致血行加速，精神虚性亢奋。

心与脉、面、窍、志、液的关系

正是因为心脏对人体健康决定性的作用，我们平常要加强对心脏的养护，还要多注意自身的变化，以便尽早发现心脏疾病。

在体合脉 即是指全身的血脉都

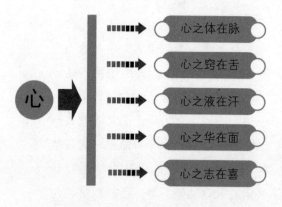

属于心。心气的强弱，心血的盛衰，可从脉象反映出来。心合脉，成了切脉的理论根据之一。

其华在面 是指心脏精气的盛衰，可从面部的色泽表现出来。心气旺盛，血脉充盈，则面部红润光泽；心气不足，可见面色㿠光、晦滞；心血亏虚，则见面色无华；心脉痹阻，则见面色青紫；心火亢盛，则见面色红赤；心阳暴脱，可见面色苍白、晦暗。

在窍为舌 是指心之精气盛衰及其功能常变可从舌的变化得以反映。心的功能正常，舌红润柔软，运动灵活，味觉灵敏，语言流利；心脏气血不足，则舌质淡白，舌体胖嫩；心有

瘀血，则舌质暗紫色，重者有瘀斑；心火上炎，则舌尖红或生疮。

在志为喜 是指心的生理功能与喜志有关。喜乐愉悦有益于心主血脉的功能，喜乐过度则可使心神受伤；精神亢奋使人喜笑不休；精神萎靡使人易于悲哀；心阴的宁静作用，能制约和防止精神躁动。

在液为汗 汗液的生成、排泄与心血、心神的关系十分密切。心主血脉，血液与津液同源互化，血液中的水液渗出脉外则为津液，津液是汗液化生之源。心血充盈，津液充足，汗化有源，既可滋润皮肤，又可排出体内代谢后的废水。汗出过多，津液大伤，必然耗及心精、心血，可见心慌、心悸之症。

心脏保健

保养心脏的主要方法是保持心情平静、舒畅，不妄耗心神。日常生活中要戒烟酒，不饮浓茶，注意适寒温，慎起居，保证睡眠充足，不要过劳或过逸。根据自己机体的状况选用合适的运动来锻炼身体，配之以导引、吐纳等方法，通过调整呼吸和适当运动，使气机通畅，血脉调和，则效果更佳。中医认为"心与夏气相通应"，心的阳气在夏季最为旺盛，所以夏季更要注意心脏的养生保健。保养心脏的主要方法是保持心情平静、舒畅，不枉耗心神。另外，注意适寒温，慎起居，

保持身体健康，配之以导引、吐纳等方法，通过调整呼吸和适当运动，使气机通畅，血脉调和，则效果更佳。

▲ 肺脏为相傅之官

肺是人体的呼吸器官，位于胸腔，左右各一，覆盖于心之上。肺有分叶，左二右三，共五叶。肺经肺系（指气管、支气管等）与喉、鼻相连，故称喉为肺之门户，鼻为肺之外窍。

肺主气，司呼吸

主呼吸之气 肺主呼吸之气，是指肺是气体交换的场所。通过肺的呼吸作用，不断吸进清气，排出浊气，吐故纳新，实现机体与外界环境之间的气体交换，以维持人体的生命活动。

肺主呼吸的功能，实际上是肺气的宣发与肃降作用在气体交换过程中的具体表现：肺气宣发，浊气得以呼出；肺气肃降，清气得以吸入。肺气的宣发与肃降作用协调有序，则呼吸均匀通畅。肺气失宣或肺气失降，临床都有呼吸异常的表现，但临床表现

有所不同。若是因外感引动内饮，阻塞气道，肺气失宣，多为胸闷气急或发为哮喘；若是因肝火上炎，耗伤肺阴，肺失肃降，多致喘咳气逆。

主一身之气 肺主一身之气的生成，体现于宗气的生成。一身之气主要由先天之气和后天之气构成。宗气属后天之气，由肺吸入的自然界清气，与脾胃运化的水谷之精所化生的谷气相结合而生成。宗气在肺中生成，积存于胸中"气海"，上走息道出喉咙以促进肺的呼吸，并能贯注心脉以助心推动血液运行，还可沿三焦下行脐下丹田以资先天元气，故在机体生命活动中占有非常重要的地位。宗气是一身之气的重要组成部分，宗气的生成关系着一身之气的盛衰，因而肺的呼吸功能健全与否，不仅影响着宗气的生成，也影响着一身之气的盛衰。

肺主一身之气的运行，体现于对全身气机的调节作用。肺有节律地呼吸，对全身之气的升降出入运动起着重要的调节作用。肺的呼吸均匀通畅，节律一致，和缓有度，则各脏腑经络之气升降出入运动通畅协调。

肺的呼吸失常，不仅影响宗气的生成及一身之气的生成，导致一身之气不足，即所谓"气虚"，出现少气不足以息、声低气怯、肢倦乏力等症，并且影响一身之气的运行，导致各脏腑经络之气的升降出入运动失调。肺

从自然界摄取清气 → 吸

肺司呼吸

呼 → 排除体内浊气

主一身之气和呼吸之气，实际上都基于肺的呼吸功能。肺的呼吸调匀是气的生成和气机调畅的根本条件。如果肺的呼吸功能失常，势必影响一身之气的生成和运行。若肺丧失了呼吸功能，清气不能吸入，浊气不能排出，新陈代谢停止，人的生命活动也就终结了。所以说，肺主一身之气的作用，主要取决于肺的呼吸功能。

主行水

肺主行水，是指肺气的宣发肃降作用推动和调节全身水液的输布和排泄。肺主行水的内涵主要有两个方面：一是通过肺气的宣发作用，将脾气转输至肺的水液和水谷之精中的较轻清部分，向上向外布散，上至头面诸窍，外达全身皮毛肌腠以濡润之；输送到皮毛肌腠的水液在卫气的推动作用下化为汗液，并在卫气的调节作用下有节制地排出体外。二是通过肺气的肃降作用，将脾气转输至肺的水液和水谷精微中的较稠厚部分，向内向下输送到其他脏腑以濡润之，并将脏腑代谢所产生的浊液（废水）下输至肾（或膀胱），成为尿液生成之源。

肺以其气的宣发与肃降作用输布水液，故说"肺主行水"。又因为肺为华盖，在五脏六腑中位置最高，参与调节全身的水液代谢，故清·汪昂《医方集解》称"肺为水之上源"。

外邪袭肺，肺失宣发，可致水液向上向外输布失常，出现无汗、全身水肿等症。内伤及肺，肺失肃降，可致水液不能下输其他脏腑，浊液不能下行至肾或膀胱，出现咳逆上气，小便不利，或水肿。肺气行水功能失常，导致脾传输到肺的水液不能正常布散，聚而为痰饮水湿；水饮蕴积肺中，阻塞气道，则影响气体交换，一般都有咳喘痰多的表现，甚则不能平卧。病情进一步发展，可致全身水肿，并能影响他脏的功能。临床上对水液输布失常的痰饮、水肿等病症，可用"宣肺利水"和"降气利水"的方法进行治疗。由于水液输布障碍主要是因外邪侵袭而致肺气的宣发作用失常，故临床上多用宣肺利水法来治疗。

朝百脉

肺朝百脉，是指全身的血液都通过百脉流经于肺，经肺的呼吸，进行体内外清浊之气的交换，然后再通过肺气宣降作用，将富有清气的血液通过百脉输送到全身。

全身的血脉均统属于心，心气是血液循环运行的基本动力。而血液的运行，又赖于肺气的推动和调节，即肺气具有助心行血的作用。肺通过呼吸运动，调节全身气机，从而促进血液运行。故《素问·平人气象论》说："人一呼脉再动，一吸脉亦再动。"同时，肺吸入的自然界清气与脾胃运化而来的水谷之精所化的谷气相结合，生成宗气，而宗气有"贯心脉"以推动血液运行的作用。肺气充沛，宗气旺盛，气机调畅，则血运正常。若肺气虚弱或壅塞，不能助心行血，则可导致心血运行不畅，甚至血脉瘀滞，出现心悸胸闷，唇青舌紫等症；反之，心气虚衰或心阳不振，心血运行不畅，也能影响肺气的宣通，出现咳嗽、气喘等症。

主治节

肺主治节，是指肺气具有治理调节肺之呼吸及全身之气、血、水的作用。《素问·灵兰秘典论》说："肺者，相傅之官，治节出焉。"肺主治节的生理作用主要表现在四个方面：一是治理调节呼吸运动。肺气的宣发与肃降作用协调，维持通畅均匀地呼吸，使体内外气体得以正常交换。二是调理全身气机。通过呼吸运动，调节一身之气的升降出入，保持全身气机调畅。三是治理调节血液的运行。通过肺朝百脉和气的升降出入运动，辅佐心脏，推动和调节血液的运行。四是治理调节津液代谢。通过肺气的宣发与肃降，治理和调节全身水液的输布与排泄。由此可见，肺主治节，是对肺的主要生理功能的高度概括。

肺与志、液、体、窍的关系

在志为悲 过度悲哀和忧伤，易于耗伤肺气；肺气虚时，也易于产生悲忧的情绪变化。

在液为涕 风寒犯肺，则鼻流清涕；风热犯肺，则鼻流黄稠涕；燥邪伤肺，则鼻干无涕。

在体合皮，其华在毛 皮毛，包括皮肤、毫毛、汗腺等组织，为一身之表。肺合皮毛：皮毛依靠精微物质的滋养；皮毛助肺呼吸。肺的生理功能正常，皮肤致密，毫毛光泽，抗御外邪侵袭的能力强。肺气虚损，皮毛憔悴枯槁，多汗或自汗。

在窍为鼻 鼻为肺之门户，肺的功能失常，常引发鼻的病变，如鼻塞、流涕、喷嚏等。喉为肺之门户，肺的功能失常，也常引发喉的病变，如喉痒、喉痛、音哑或失声等。

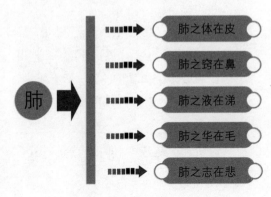

肺

- 肺之体在皮
- 肺之窍在鼻
- 肺之液在涕
- 肺之华在毛
- 肺之志在悲

肺脏的保健

肺气不降，最易引起咳嗽、气喘，在虚证的情况下，又常见少气、言语低怯无力。因此，在饮食上一定要合理调摄，切不可贪凉饮冷；要适应自然，防寒保暖。此外，根据自己的爱好，选择适当的运动项目，积极参加运动锻炼。如早晚到空气新鲜的地方散步，做广播体操、呼吸体操、打太极拳、练气功等，可有效地增强体质，改善心肺功能。同时，经常训练腹式呼吸以代替胸式呼吸，每次持续 5～10 分钟，可以增强膈肌、腹肌和下胸肌活动，加深呼吸幅度，增大通气量，减少残气量，从而改善肺功能。

▲ 肝脏为将军之官

肝位于腹部，横膈之下，右胁下而偏左。是身体里不可或缺的重要器官，称得上是消化和新陈代谢的中心。与胆、目、筋、爪等构成肝系。主疏泄、喜条达而恶抑郁，体阴用阳。在五行属木，为阴中之阳。肝与四时之春相应。

《素问·灵兰秘典论》里说道："肝者，将军之官，谋虑出焉"，把肝脏比喻成一个勇猛的将军，运筹帷幄，调控着全身气机的流通升降。

主疏泄

所谓"疏泄"，即指疏通、畅达、宣散、流通、排泄等综合生理功能。古代医家以自然界树木之生发特性来类比肝的疏泄作用。自然界的树木，春天开始萌发，得春风暖和之气的资助，则无拘无束地生长，舒畅条达。肝就像春天的树木，条达舒畅，充满生机。其舒展之性，使人保持生机活泼。肝主疏泄这一生理功能，涉及范围很广，一方面代表着肝本身的柔和舒展的生理状态，另一方面主要关系着人体气机的调畅。人体各种复杂的物质代谢，均在气机的运动"升降出入"过程中完成。肝的疏泄功能正常，则气机调畅，气血调和，经脉通利，所有脏腑器官的活动正常协调，各种富有营养的物质不断化生，水液和糟粕排出通畅。若肝失疏泄，气机不畅，不但会引起情志、消化、气血水液运行等多方面异常表现，还会出现肝郁、肝火、肝风等多种肝的病理变化。

主藏血

肝藏血是指肝脏具有储藏血液和调节血量的功能。人体的血液由脾胃消化吸收来的水谷精微所化生。血液生成后，一部分运行于全身，被各脏腑组织器官所利用，另一部分则流入到肝脏而储藏之，以备应急的情况下使用。一般情况下，人体各脏腑组织器官的血流量是相对恒定的，但又必须随人体机能的状态及气候变化的影响，而发生适应性调节。例如，人体

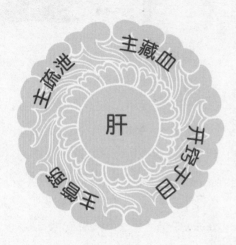

在睡眠、休息等安静状态下，机体各部位对血液的需求量就减少，则一部分血液回归于肝而藏之。当在劳动、学习等活动量增加的情况下，人体对血液的需求量就相对增加，肝脏就把其储藏的血液排出，从而增加其有效血循环量，以适应机体对血液的需要。

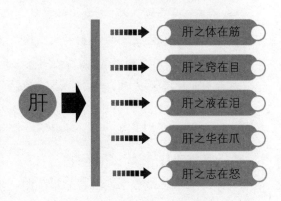

肝 → 肝之体在筋
肝之窍在目
肝之液在泪
肝之华在爪
肝之志在怒

正因为肝有储藏血液和调节血量的生理功能，故又有"肝为血海"的说法。所以人体各部位的生理活动，皆与肝有密切关系。如果肝脏有病，藏血功能失常，不仅会出现血液方面的改变，还会影响到机体其他脏腑组织器官的生理功能。藏血功能失常，主要有两种病理变化：一是藏血不足，血液虚少，则分布到全身其他部位的血液减少，不能满足身体的生理需要，因而产生肢体麻木，月经量少，甚至闭经等；二是肝不藏血，则可导致各种出血，如吐血、咳血、衄血、崩漏等。

肝与志、液、体、窍的关系

肝与"怒"对应 肝与"怒"相对应，肝的病症也最容易以"怒"的形式表现出来。比如肝火过盛时容易急躁易怒，肝阴虚则烦躁易怒，肝气郁结则常表现为郁怒。外在刺激，比如火冒三丈、怒发冲冠时，也最容易伤及肝气。

肝在液为泪 肝开窍于目，泪从目出，故泪为肝之液。泪有濡润眼睛，保护眼睛的功能。泪的过多过少均属病态，且与肝有关。肝阴不足，泪液分泌减少，则两目干涩，甚可干而作痛；肝经风热而患风火赤眼，又可见目眵增多，或迎风流泪，悲哀伤感，或情绪骤变，累及于肝，可见泪液自流等。

肝在体合筋，其华在爪 筋，即筋膜、肌腱。筋膜附着于骨而聚于关节，是联结关节、肌肉，主司运动的组织。故《素问·五脏生成篇》说："诸筋者，皆属于节。"筋和肌肉的收缩和弛张，即能支配肢体、关节运动的屈伸与转侧。筋膜有赖于肝血的充分滋养，才能强健有力，活动自如。《素问·六节脏象论》又称肝为"罢极之本"，是说肢体关节运动的能量来源，全赖于肝的藏血充足和调节血量功能的正常。如果肝血虚少，血不养筋，则可见肢体麻木，屈伸不利，甚则拘挛震颤；若热邪侵袭人体，燔灼肝经，劫夺肝阴，筋膜失养，则可见四肢抽搐，颈项强直，角弓反张等动风之象。

爪，即爪甲，包括指甲和趾甲。中医认为，爪乃筋之延伸到体外的部

27

分,故称"爪为筋之余"。爪甲的荣枯,可反映肝血的盛衰。故《素问·五脏生成篇》说:"肝之合筋也,其荣爪也。"肝血充足,爪甲坚韧明亮,红润光泽。若肝的阴血不足,爪甲失养,则爪甲软薄,颜色枯槁,甚则变形脆裂。

开窍于目　"肝开窍于目",它在头面部与眼睛相对应,很容易影响眼睛的功能。肝气生长时,容易出现迎风流泪、目赤肿痛等眼部症状,治疗也要从清解肝经风热下手;肝血不足时,眼睛会出现干涩、视物不清,需要滋养肝阴肝血。相反,眼睛也会影响肝。看黑色太多,肝气容易瘀滞;经常看绿色,则有助于舒达肝气。

肝脏养生保健

饮食保健　肝的疏泄功能是促进脾胃运化功能的一个极重要环节,肝脏本身必需的蛋白质和糖类等,要从饮食中获得。因此,宜食些易消化的高蛋白食物,如鱼类、蛋类、乳类、动物肝脏、豆制品等,还应适当吃些糖。肝脏对维生素 K、维生素 A、维生素 C 的需要量较大,故适当多食些富有维生素的食物,如新鲜蔬菜和水果之类。同时,还宜适当食用含纤维素多的食物,高纤维食物有助于保持大便通畅,有利于胆汁的分泌和排泄,这是保护肝脏疏泄功能的一项重要措施。肝脏需要丰富的营养,但不宜给予太多的脂肪,否则,有引起"脂肪肝"的可能性。

切忌嗜酒　过量饮酒可引起食欲减退,造成蛋白质及 B 族维生素的缺乏,发生酒精中毒,还可导致脂肪肝、肝硬化、急性中毒,可引起死亡。因此,日常生活中切忌过量饮酒,以免损伤肝胆。

戒怒防郁　人的情志调畅与肝的疏泄功能密切相关。反复持久或过激的情志,都会直接影响肝的疏泄功能。肝喜调达,在志为怒。抑郁、暴怒最易伤肝,导致肝气郁结或肝火旺盛的病理变化。因此,要重视培养控制过极情绪和疏导不良情绪的能力,保持情绪畅达平和。

▲ 脾脏为仓廪之官

脾位于腹腔上部,膈膜之下,与胃以膜相连,"形如犬舌,状如鸡冠",与胃、肉、唇、口等构成脾系统。主运化、统血,输布水谷精微,为气血生化之源,人体脏腑百骸皆赖脾以濡养,故有后天之本之称。在五行属土,为阴中之至阴。脾与四时之长夏相应。

脾主运化

运,即转运输送;化,即消化吸收。脾主运化,指脾具有将水谷化为精微,并将精微物质转输至全身各脏腑组织的功能。实际上,脾就是对营养物质的消化、吸收和运输的功能。食物的消化和营养物质的吸收、转输,

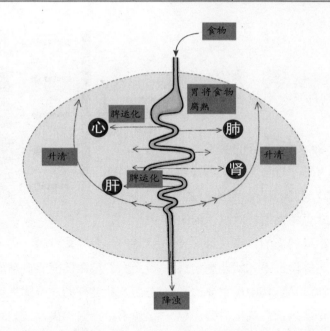

是在脾胃、肝胆、大小肠等多个脏腑共同参与下的一个复杂的生理活动，其中脾起主导作用。脾的运化功能主要依赖脾气升清和脾阳温煦的作用，脾宜升则健。脾的运化功能，统而言之曰运化水谷；分而言之，则包括运化水谷和运化水液两个方面。脾的运化功能强健，习惯上称作"脾气健运"。只有脾气健运，则机体的消化吸收功能才能健全，才能为化生气、血、津液等提供足够的养料，才能使全身脏腑组织得到充分的营养，以维持正常的生理活动。反之，若脾失健运，则机体的消化吸收功能便因之而失常，就会出现腹胀、便溏、食欲不振以至倦怠、消瘦和气血不足等病理变化。

脾主生血统血

脾主生血，指脾有生血的功能。统血，统是统摄、控制的意思。脾主统血，指脾具有统摄血液，使之在经脉中运行而不溢于脉外的功能。脾运化的水谷精微，经过气化作用生成血液。脾气健运，化源充足，气血旺盛则血液充足。若脾失健运，生血物质缺乏，则血液亏虚，出现头晕眼花，面、唇、舌、爪甲淡白等血虚征象。脾不仅能够生血，而且还能摄血，具有生血统血的双重功能。

脾主升清

升，指上升和输布；清，指精微物质。脾主升清是指脾具有将水谷精微等营养物质，吸收并上输于心、肺、头目，再通过心肺的作用化生气血，以营养全身，并维持人体内脏位置相对恒定的作用。这种运化功能的特点是以上升为主，故说"脾气主升"。

如脾气不能升清，则水谷不能运化，气血生化无源，可出现神疲乏力、眩晕、泄泻等症状。脾气下陷（又称中气下陷），则可见久泄脱肛甚或内脏下垂等。

与志、液、体、窍的关系

脾在志为思　思与脾的关系甚为密切，故有"思出于心，而脾应之"的说法。正常思考问题，对机体的生理活动并无不良的影响，但在思虑过度、所思不遂等情况下，就能影响机体的正常生理活动。其中最主要的则是影响气的正常运行，气机失调，导致气滞与气结。因此，思虑过多，多影响脾的运化功能，导致脾胃呆滞，运化失常，消化吸收机能障碍，常出现脘腹胀闷，食欲不振，头目眩晕等症，即所谓"思则气结"。日常生活中，由于精神紧张或思虑过度引起消化机能减退和障碍，则是屡见不鲜的。

脾在液为涎　涎为口津，是口腔中分泌的唾液中较清稀的部分，有保护口腔黏膜、润泽口腔的作用，在进食时分泌较多，有助于食物的吞咽和帮助消化的生理功能。在正常情况下，涎液上行于口，但不溢出于口外。若脾胃不和，则往往可导致涎液分泌的急剧增加，从而发生口涎自出等现象，故说脾在液为涎。

脾在体合肌肉、主四肢　这是因为，人体的四肢、肌肉，均需要脾胃运化来的水谷精微的充养。只有脾气

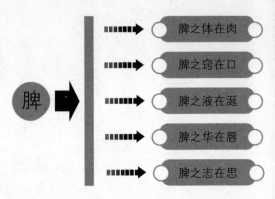

脾之体在肉
脾之窍在口
脾之液在涎
脾之华在唇
脾之志在思

健运，气血生化有源，周身肌肉才能得到水谷精微的充养，从而保持肌肉丰满，壮健有力。若脾失健运，气血化源不足，肌肉失养，则可致肌肉瘦削或萎软、倦怠无力，甚至不用。

人体的四肢，同样需要脾胃运化的水谷精微等营养，方能维持其正常的生理活动，四肢的营养输送，全赖清阳的升腾与宣发。脾主运化与升清，因为脾气健运，则四肢的营养充足，其活动亦强劲有力；若脾失健运，清阳不升，布散无力，则四肢的营养不足，则可见四肢倦怠无力，甚则萎弱不用。

脾开窍于口、其华在唇　口，即口腔，为消化道的最上端，人的饮食及口味与脾的运化功能直接相关。只有脾气强健，则饮食、口味才能正常。如果脾失健运，则不仅可见食欲不振，还可见到口味异常，如口淡无味、口腻、口甜等。

口唇的色泽，与全身的气血是否充盈有关。由于脾胃为气血生化之源，

所以口唇的色泽是否红润，不但能反映全身的气血状况，而且实际上也是脾胃运化水谷精微的功能状态的反映。如脾失健运，气血生化无源，则可见口唇色淡无华，甚则萎黄不泽。

脾脏保健

脾胃最重要的功能就是受纳、腐熟饮食，运化水谷精微，为整个人体的生命活动提供能源和动力。因此，饮食保健是其保健的重点，如饮食有节、饮食卫生、进食保健等。

脾胃的保健还要充分注意综合护养，积极参加各种有益的健身活动，提高身体素质。生活起居要有一定规律，保证充足而良好的睡眠，生活、工作从容不迫而不过度紧张。适应自然变化，注意腹部保暖。脾胃功能素虚者，可采用药兜保暖，结合腹部自我按摩。此外，还可采用针灸保健、气功保健等。如在患病时，用药要顾及脾胃。一是在药物之中适当配合保护脾胃之品；二是尽量避免服用损伤脾胃的药物。例如，阿司匹林、水杨酸制剂、保泰松、吲哚美辛、红霉素、利血平、激素等能引起溃疡，宜少用或慎用。

▲ 肾脏为作强之官

肾位于腰部，脊柱之两侧，左右各一。肾脏的主要生理功能是藏精、主水、主纳气、主生殖，主骨生髓，开窍于耳，其华在发。肾脏由于肾藏有先天之精，为脏腑阴阳之本，也是人体生长、发育、生殖之源，是生命活动之根本，故中医相对于脾胃为后天之本而称为肾为"先天之本"；肾中藏有元阴元阳，元阴属水，元阳属火，故肾又称为"水火之脏"。

肾藏精

肾藏精，主生长发育与生殖。肾藏精是指肾有摄纳、储存精气的生理功能。肾主闭藏的主要生理作用在于将精气藏之于肾，使肾中精气不断充盈，防止其无故流失，为精气在体内充分发挥正常的生理效应创造必要条件。精，是构成人体，维持人体生命活动的基本物质。肾所藏的精气有先、后天之分。"先天之精"禀受于父母，是构成人体胚胎的原初物质。"后天之精"是出生后机体摄取的水谷精气及脏腑生理活动过程中所化生的精微

物质。后者又称"脏腑之精"。

肾主水液

水液是体内正常液体的总称。肾主水液，从广义来讲，是指肾为水脏，泛指肾具有藏精和调节水液的作用。从狭义而言，是指肾有主持和调节人体水液代谢的功能。

肾主纳气

纳，固摄、受纳的意思。肾主纳气，是指肾有摄纳肺吸入之气而调节呼吸的作用。人体的呼吸运动，虽为肺所主，但吸入之气，必须下归于肾，由肾气为之摄纳，呼吸才能通畅、调匀。

与志、液、体、窍的关系

肾在志为恐 恐是人们对事物惧怕的一种精神状态。惊与恐相似，但惊为不自知，事出突然而受惊吓；恐为自知，俗称胆怯。惊与恐，对机体的生理活动，是一种不良的刺激。惊恐虽然属肾，但总与心主神志相关。心藏神，神伤则心怯而恐。故《素问·举痛论》说："恐则气下，惊则气乱。"即是说明惊恐的刺激，对机体气机的

运行可产生不良的影响。"恐则气下"，是指人在恐惧状态中，上焦的气机闭塞不畅，可使气迫于下焦，则下焦产生胀满，甚则遗尿。"惊则气乱"，则是指机体正常的生理活动，可因惊慌而产生一时性的扰乱，出现心神不定，手足无措等现象。

肾在液为唾 唾与涎一样，为口腔中分泌的一种液体。有人说其清者为涎，稠者为唾。《难经·三十四难》说肾液为唾。唾为肾精所化，咽而不吐，有滋养肾中精气的作用。若多唾或久唾，则易耗伤肾中精气。所以，养生家以舌抵上腭，待津唾满口后，咽之以养肾精，称此法为"饮玉浆"。

肾在体为骨，主骨生髓，其华在发 骨，为骨骼，是人体的支架，具有支撑、保护人体，主司运动的生理功能，但要靠骨髓来充养。肾精与骨、髓的关系：肾精能够生髓，而髓能养骨，故称"肾主骨"。髓，还可分为骨髓和脑髓。中医认为，脑为髓聚之处，故称"脑为髓之海"。脑髓也依赖于肾精的充养。肾精充足，髓海满盈，则思维敏捷，耳聪目明，精神饱满。肾精亏虚则髓海不足，脑失所养，在小儿可见智力低下，甚则痴呆，在成人可见思维缓慢，记忆衰减，耳聋目花。"齿为骨之余。"齿与骨同出一源，牙齿亦由肾中精气所充养，肾中精气充沛，则牙齿坚固而不易脱落；肾中

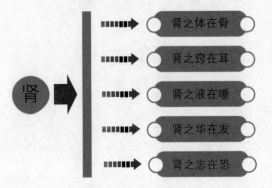

肾 → 肾之体在骨 / 肾之窍在耳 / 肾之液在唾 / 肾之华在发 / 肾之志在恐

精气不足，则牙齿易于松动，甚则早期脱落。此外，由于手足阳明经均进入齿中，因此，牙齿的某些病变，亦与肠与胃的功能失调有关。

发，即头发。肾其华在发，是指肾精能生血，血能生发。发的营养虽来源于血，但生机根本在肾。人在幼年，肾气逐渐充盈，发长齿更；青壮年，肾气强盛，头发浓密乌黑而有光泽；进入中年老年，肾气逐渐衰减，头发花白脱落，失去光泽。临床上对于头发枯槁或过早花白脱落，中医往往责之于肾，从肾而治。

肾在窍为耳及二阴 耳为听觉器官，能分辨各种声音，耳的听觉功能与肾的精气盛衰有密切关系。肾精可以充养脑髓，肾精充足，髓海得养，则耳的听觉功能正常，如果人的肾中精气虚衰，髓海空虚，则可见听力减退，或见耳鸣、耳聋。老年人肾中精气多有衰减，脑海空虚，则可见耳聋失聪。

二阴，即前阴和后阴。前阴具有排尿及生殖机能。尿液的生成与排泄虽由膀胱所主，但要依赖于肾的气化功能才能完成。肾主水，司膀胱的开合，故排尿与肾关系十分密切。肾的气化功能失常，则可见排尿困难、癃闭；而肾的封藏不固，则可见尿频、遗尿、尿失禁。肾藏精，主人体的生长发育与生殖。肾的生理功能失常，

可导致生殖机能障碍，男子可见精少、遗精、阳痿；女子可见月事不调、不孕等，已如前述。后阴，即肛门，其功能是排泄大便。粪便的排泄，本为大肠传化糟粕的生理功能，但亦与肾的气化功能有关。肾阳可以温脾阳，有利于水谷的运化；肾的阴精可濡润大肠，防止大便干结不通。如肾的生理功能失常，则可致大便异常。如肾阳虚不能温脾阳，导致脾运化功能失常，水谷并走大肠，可见五更泄泻；肾阴虚，大肠失润，可见大便秘结不通；肾虚，封藏不固，可见久泄滑脱等。

肾脏的保健

饮食保健 肾脏本身需要较大量的蛋白质和糖类，有利于肾脏的饮食宜选择高蛋白、高维生素、低脂肪、低胆固醇、低盐的食物。高脂和高胆固醇饮食易产生肾动脉硬化，使肾脏萎缩变性，高盐饮食影响水液代谢。常选用的食品，如瘦肉、鱼类、豆制品、蘑菇、水果、蔬菜、冬瓜、西瓜、绿豆、赤小豆等。另外，适当配用一些碱性食物，可以缓和代谢性酸性产物的刺激，有益肾脏保健。

节欲保精 精为人身三宝之一，保精是强身的重要环节。在未婚之前要防止"手淫"，既婚则需节欲，绝不可放纵性欲。自古就有"强力入房则伤肾"之说。所谓伤肾实由失精过多引起，因此，节欲保精，是强肾的

重要方法之一。

运动保健 积极参加各项运动锻炼，对强肾健身颇为有益。同时，还需结合对肾脏有特殊作用的按摩保健。例如，腰部按摩法。此外，腰部热敷与腹压按摩法亦可采用。

脏腑的表里关系

对于脏腑来说，心、肝、脾、肺、肾五脏属阴，主里；胆、胃、大肠、小肠、三焦、膀胱六腑属阳，主表，通过经络联系，构成心与小肠、肝与胆、脾与胃、肺与大肠、肾与膀胱的表里配合关系。

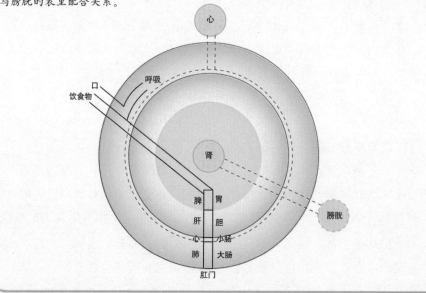

▲ 胆为中正之官

胆居六腑之首，又隶属于奇恒之腑，其形呈囊状，若悬瓠，附于肝之短叶间。胆属阳属木，与肝相表里，肝为脏属阴木，胆为腑属阳木。胆储藏排泄胆汁，主决断，调节脏腑气。

储存和排泄胆汁

胆汁，味苦，呈黄绿色，具有促进食物消化吸收的作用。胆汁由肝之精气所化，储存于胆，故称胆为"中精之府""清净之府"。胆汁的排泄必须依赖于肝的疏泄功能的调节和控制。肝的疏泄功能正常，则胆汁排泄畅达，脾胃运化功能健旺。若肝气郁结，胆汁排泄不利，则影响脾胃的消化功能，可见胸胁胀满、食欲不振或大便失调；若肝的疏泄太过，胆气上逆，则见口苦、呕吐黄绿苦水；若湿热蕴结肝胆，胆汁不循常道，外溢肌

储藏和排泄
胆汁

胆

以帮助食物
消化

肤，则见黄疸；胆汁排泄不畅，日久则导致砂石淤积。

主决断

决断属于思维的范畴。胆主决断，是指胆具有判断事物，并做出决定的作用。胆的这一功能对防御和消除某些精神刺激的不良影响，以维持和控制气血的正常运行，确保各脏腑之间的协调关系具有重要的作用。由于肝胆相互依附，互为表里，肝主谋虑，胆主决断，所以肝胆的相互协调，共同调节着精神思维活动的正常进行。临床上常见胆气不足之人，多易惊善恐，遇事不决等。

调节脏腑气机

胆合于肝，助肝之疏泄，以调畅气机，则内而脏腑，外而肌肉，升降出入，纵横往来，并行不悖，从而维持脏腑之间的协调平衡。胆的功能正常，则诸脏易安，故有"凡十一脏取决于胆"（《素问·六节脏象论》）之说。人体是一个升降出入气化运动的机体，肝气条达，气机调畅，则脏腑气机升降有序，出入有节，而阴阳平衡，气血和调；胆为腑，肝为脏，脏腑之中脏为主，腑为从。"十一脏取决于胆"旨在说明在思维活动中，肝主谋虑，胆主决断。肝胆相互为用，而非指胆具"五脏六腑之大主"的作用。胆之决断必须在心的主导下，才能发挥正常作用。

胆的生理特性

胆气主升 胆为阳中之少阳，禀东方木德，属甲木，主少阳春升之气，故称胆气主升。胆气主升，实为胆的升发条达之性，与肝喜条达而恶抑郁同义。甲子为五运六气之首，其时应春，且为阳中之少阳。春气升则万物皆安，这是自然界的规律。人与天地相参，在人体则胆主甲子，胆气升发条达，如春气之升，则脏腑之气机调畅。胆气主升之升，谓木之升，即木之升发疏泄。胆气升发疏泄正常，则脏腑之气机升降出入正常，从而维持其正常的生理功能。

性喜宁谧 宁谧，清宁寂静之谓。胆为清净之府，喜宁谧而恶烦扰。宁谧而无邪扰，胆气不刚不柔，禀少阳温和之气，则得中正之职，而胆汁疏泄以时，临事自有决断。邪在胆，或热，或湿，或痰，或郁之扰，胆失清宁而不谧，失其少阳柔和之性而壅郁，则呕苦、虚烦、惊悸、不寐，甚则善恐如人将捕之状。临床上用温胆汤之治虚烦不眠、呕苦、惊悸，旨在使胆复其宁谧温和之性而得其正。

胆的保健

在养生保健方面，胆与肝大致相同，主要宜调节情志，精神愉快，心胸豁达，才有利于健康。

▲ 胃腑为受纳之官

胃是腹腔中容纳食物的器官。其外形屈曲，上连食道，下通小肠。主受纳腐熟水谷，为水谷精微之仓、气血之海，胃以通降为顺，与脾相表里，

脾胃常合称为后天之本。胃与脾同居中土，但胃为燥土属阳，脾为湿土属阴。

主受纳、腐熟水谷

受纳，接受和容纳；腐熟，是胃将饮食物进行初步消化变成食糜的过程。胃主受纳、腐熟水谷，是指胃能够容纳由食管下传的食物，并将食物进行初步消化，下传于小肠的功能，故胃有"水谷之海""太仓"之称。胃的受纳、腐熟作用为脾的运化功能提供了物质基础。因此，常把脾胃同称为"后天之本，气血生化之源"，把脾胃的功能概括为"胃气"。人体后天营养的来源与"胃气"的强弱有密切的关系，临床上常把"胃气"的强弱作为判断疾病的轻重、预后的一个重要依据，治疗上注重"保胃气"。如若胃的受纳、腐熟功能失常，则胃

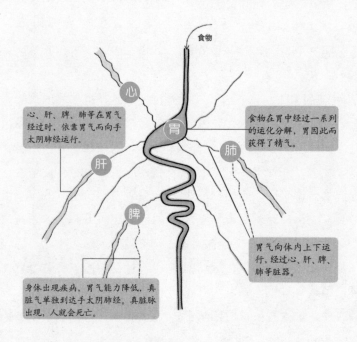

食物

心、肝、脾、肺等在胃气经过时，依靠胃气而向手太阴肺经运行。

食物在胃中经过一系列的运化分解，胃因此而获得了精气。

胃气向体内上下运行，经过心、肝、脾、肺等脏器。

身体出现疾病，胃气能力降低，真脏气单独到达手太阴肺经，真脏脉出现，人就会死亡。

心

胃

肺

肝

脾

脘胀痛、纳呆厌食、嗳气酸腐、消谷善饥等；胃气大伤，则饮食难进，预后较差，甚则胃气败绝，生命垂危，故有"人有胃气则生，无胃气则死"之说。

主通降

通降，是指胃气以通畅下降为顺。饮食物入胃，经胃的腐熟后下传小肠进一步消化吸收，清者由脾转输，浊者下传大肠，化为糟粕排出体外，整个过程是靠胃气的"通降"作用来完成的。因此，胃主通降就是指胃能够将食糜下传小肠、大肠，并排出糟粕的过程。胃主通降就是降浊，降浊是受纳的前提条件。因此，胃失通降，不仅使食欲下降，而且因浊气上逆而发生口臭、脘腹胀满疼痛，或嗳气、呃逆、大便秘结，甚则出现恶心、呕吐等症。

胃喜润恶燥

胃主受纳腐熟水谷的生理功能，除胃气的推动、温煦作用外，还需要胃液（阴）的濡润滋养，其功能才能正常。《灵枢·营卫生会》说："中焦如沤。"沤者，久渍也，长时间浸泡之义。饮食入胃，必赖胃液浸渍和腐熟；若胃液不足，沤腐难成，而致消化不良诸症。

从胃受纳腐熟功能失常的临床表现来看，因胃阴虚而致者，亦每每易见，特别是慢性萎缩性胃炎更为突出。

因胃属燥土，无水不沤。导致胃阴虚的原因很多，总括起来不外乎外感、内伤两个方面。在外感方面，以暑、热、燥邪为主要。暑热伤人，汗出过多，可劫夺胃阴；温热病邪侵袭，可直接熏灼胃阴；燥热耗灼，则胃津枯涸。在内伤方面，或因素体阴虚，津液不足；或因阳明热盛，灼伤胃津；或因肝郁化火，犯胃伤阴；或因久病、产后、高年之人，阴气大亏；以及误施汗、吐、下法，损伤胃阴。上述种种原因，劫阴伤液，致令胃阴不复。

人以胃气为本

《中国医学大辞典·胃》说："胃气，胃中运化水谷之精气也。"脾与胃相为表里，一脏一腑，一运一纳，一升一降，相互协调，共同完成对饮食物的消化、精微物质的吸收过程。脾运胃纳，是相互协作的，二者缺一不可，无胃之受纳，则就无脾之运化；若无脾之健运，则胃就难以受纳。脾胃的消化功能和饮食的营养，对人体生命和健康至关重要，故言"人以胃气为本"。

胃气不足，则会影响疾病的发生与发展变化。《灵枢·五味》说："水谷皆入于胃，五脏六腑皆禀气于胃。……故谷不入，半日则气衰，一日则气少矣。"胃气盛衰对疾病的发生及发展变化有着密切关系。

胃的保健

首先，饮食规律化。有人在饮食上不能控制自己，遇到好吃的就猛吃一顿，不合口味的就饿一顿，这样就易造成胃的蠕动功能紊乱，进而使迷走神经和胃壁内的神经丛功能亢进，促进胃液的分泌，久而久之就会出现胃炎或胃溃疡。因此，饮食应该定时定量，千万不要暴饮暴食。

其次，注意饮食卫生。吃饭时一定要细嚼慢咽，使食物在口腔内得到充分的磨切、并与唾液混合，这样可以减轻胃的负担，使食物更易于消化。

再次，少吃对胃有刺激性的药物。长期服用对胃黏膜有刺激性的药物，如红霉素、泼尼松等，都可造成胃黏膜损伤而出现炎症或溃疡。因此，不要长期服用对胃有刺激性的药物。

另外，保持精神愉快。胃是否健康与精神因素有很大关系。过度的精神刺激，如长期紧张、恐惧、悲伤、忧郁等都会引起大脑皮质的功能失调，促进迷走神经功能紊乱，导致胃壁血管痉挛性收缩，进而诱发胃炎、胃溃疡。因此，平时要精神愉快、性格开朗、意志坚强，并善于从困境中解脱自己。

▲ 小肠为受盛之官

小肠居腹中，上接幽门，与胃相通，下连大肠，包括回肠、空肠、十二指肠。主受盛化物和泌别清浊。与心相表里，属火属阳。

主受盛化物

小肠的受盛化物功能主要表现在两个方面：一是小肠盛受了由胃腑下移而来的初步消化的饮食物，起到容器的作用，即受盛作用；二是指经胃初步消化的饮食物，在小肠内必须停留一定的时间，由小肠对其进一步消化和吸收，将水谷化为可以被机体利用的营养物质，精微由此而出，糟粕由此下输于大肠，即"化物"作用。在病理上，小肠受盛功能失调，传化停止，则气机失于通调，滞而为痛，表现为腹部疼痛等。如化物功能失常，可以导致消化、吸收障碍，表现为腹胀、腹泻、便溏等。

主泌别清浊

所谓泌别清浊，是指小肠对承受胃初步消化的饮食物，在进一步消化的同时，并随之进行分别水谷精微和代谢产物的过程。分清，就是将饮食物中的精华部分，包括肠腺化生的津液和食物化生的精微，进行吸收，再通过脾之升清散精的作用，上输心肺，输布全身，供给营养。别浊，则体现为两个方面：其一，是将饮食物的残渣糟粕，通过阑门传送到大肠，形成粪便，经肛门排出体外；其二，是将剩余的水分经肾脏气化作用渗入膀胱，形成尿液，经尿道排出体外。若

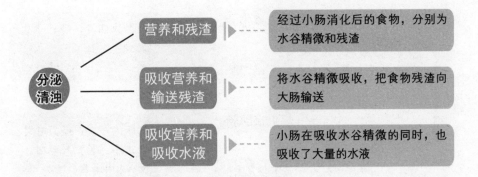

小肠功能失调，清浊不分，水液归于糟粕，即可出现水谷混杂，便溏泄泻等。因"小肠主液"，故小肠分清别浊功能失常不仅影响大便，而且也影响小便，表现为小便短少。所以，泄泻初期常用"利小便即所以实大便"的方法治疗。

小肠的生理特性

小肠具升清降浊的生理特性：小肠化物而泌别清浊，将水谷化为精微和糟粕，精微赖脾之升而输布全身，糟粕靠小肠之通降而下传入大肠。升降相因，清浊分别，小肠则司受盛化物之职。否则，升降紊乱，清浊不分，则现呕吐、腹胀、泄泻之候。小肠之升清降浊，实为脾之升清和胃之降浊功能的具体体现。

肠道保健

平衡膳食 一日三餐的饮食应做到粗细、荤素合理搭配，尤其是要常吃谷类、薯类、豆类、蔬菜瓜果等富含膳食纤维的食物。膳食纤维在结肠中或吸收较多水分，增加粪便的体积，促进肠道蠕动，加快粪便排出，并带走结肠中的腐败菌。

勤喝水 每天喝 2000～2500 毫升白开水，是最自然、最健康，也是最直接的清肠方式。坚持每天清晨起床后喝一大杯温开水，就等于给肠道洗一次澡，起到冲刷润滑肠道、稀释粪便、清除垃圾毒素的作用。

摒除不良陋习 在日常生活中一定要摒除吸烟、吸毒，酗酒、饮食无节、暴饮暴食、喜吃高脂肪食品、享受过度安逸等陋习，可使肠道内环境免遭伤害。

坚持适度的体能锻炼 运动助于增强腹肌，促进肠道蠕动，加速粪便和有害废物的排泄。有利于保护肠道内菌群平衡，防止肠道老化。

▲ 大肠为传导之官

大肠位于腹腔，其上口通过阑门与小肠相连，下端与肛门相接，是一个管道器官，呈回环叠积之状。大肠的主要功能为传化糟粕。传化，即传

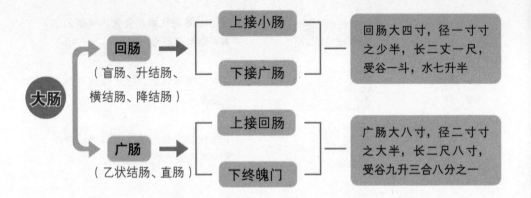

导和变化之意。大肠接受小肠下传的食物残渣，并吸收其中多余的水分，使之形成粪便，经肛门排出体外，故称大肠为"传导之官"。

传导糟粕

大肠主传导是指大肠接受小肠下移的饮食残渣，使之形成粪便，经肛门排出体外的作用。大肠接受由小肠下移的饮食残渣，再吸收其中剩余的水分和养料，使之形成粪便，经肛门而排出体外，属整个消化过程的最后阶段，故有"传导之腑""传导之官"之称。所以大肠的主要功能是传导糟粕，排泄大便。大肠的传导功能，主要与胃的通降、脾之运化、肺之肃降以及肾之封藏有密切关系。

大肠有病，传导失常，主要表现为大便质和量的变化和排便次数的改变。如大肠传导失常，就会出现大便秘结或泄泻。若湿热蕴结于大肠，大肠气滞，又会出现腹痛、里急后重、下痢脓血等。

吸收津液

大肠接受由小肠下注的饮食物残渣和剩余水分之后，将其中的部分水液重新再吸收，使残渣糟粕形成粪便而排出体外。大肠重新吸收水分，参与调节体内水液代谢的功能，称之为"大肠主津"。大肠这种重新吸收水分功能与体内水液代谢有关。所以大肠的病变多与津液有关。如大肠虚寒，无力吸收水分，则水谷杂下，出现肠鸣、腹痛、泄泻等。大肠实热，消烁水分，肠液干枯，肠道失润，又会出现大便秘结不通之症。机体所需之水，绝大部分是在小肠或大肠被吸收的，故"大肠主津，小肠主液，大肠、小肠受胃之荣气，乃能行津液于上焦，灌溉皮肤，充实腠理"（《脾胃论·大肠小肠五脏皆属于胃胃虚则俱病论》）。

大肠的生理特性

大肠在脏腑功能活动中，始终处于不断地承受小肠下移的饮食残渣并形成粪便而排泄糟粕，表现为积聚与输送并存，实而不能满的状态，故以降为顺，以通为用。六腑以通为用，以降为顺，尤以大肠为最。所以通降下行为大肠的重要生理特性。大肠通降失常，以糟粕内结，壅塞不通为多，故有"肠道易实"之说。

▲ 膀胱为州都之官

膀胱位于小腹部，为中空的囊状器官，上有输尿管与肾相通，下通过尿道开口于前阴。膀胱又称净腑、水府、玉海、脬、尿胞，主贮存尿液及排泄尿液，与肾相表里，在五行属水，其阴阳属性为阳。

储存尿液

在人体津液代谢过程中，水液通过肺、脾、肾三脏的作用，布散全身，

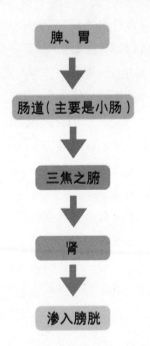

脾、胃

↓

肠道（主要是小肠）

↓

三焦之腑

↓

肾

↓

渗入膀胱

发挥濡润机体的作用。其被人体利用之后，即是"津液之余"者，下归于肾。经肾的气化作用，升清降浊，清者回流体内，浊者下输于膀胱，变成尿液。小便与津液常常相互影响，如果津液缺乏，则小便短少；反之，小便过多也会丧失津液。

排泄小便

尿液储存于膀胱，达到一定容量时，通过肾的气化作用，使膀胱开合适度，则尿液可及时地从溺窍排出体外。

膀胱的生理特性

膀胱具有司开合的生理特性。膀胱为人体水液汇聚之所，故称之为"津液之腑""州都之官"。膀胱赖其开合作用，以维持其贮尿和排尿的协调平衡。

膀胱的贮尿和排尿功能，全赖于肾的固摄和气化功能。所谓膀胱气化，实际上，属于肾的气化作用。若肾气的固摄和气化功能失常，则膀胱的气化失司，开合失权，可出现小便不利或癃闭，以及尿频、尿急、遗尿、小便不禁等，所以，膀胱的病变多与肾有关，临床治疗小便异常，常从肾治之。

膀胱的保健

膀胱为人体津液之府，膀胱经为人体阳气之仓库。申时（即下午15:00-17:00)，此时膀胱当令，膀胱经最旺，机体排泄能力最强，此时应

当适量饮水，既可补充机体因排泄而损失的水分，又可加强膀胱外排之功能，更有助于机体排出体内毒素，如此，膀胱经才能长久保持青春活力。所谓流水不腐，膀胱就如同人体的下水道，适时适量补充水分，可有效预防堵塞，保持其清洁、通畅。

▲ 三焦为决渎之官

三焦为六腑之一。与心包相表里。又名外腑、孤腑。分上焦、中焦、下焦。其功能是主持诸气，总司人体之气化，为元气和水谷运行的道路。从部位而言，上焦一般指胸膈以上部位，包括心、肺在内；中焦指膈以下、脐以上部位，包括脾、胃等脏腑；下焦指脐以下部位，包括肾、膀胱、小肠、大肠（以病理生理言，还包括部位较高的肝，故下焦往往肝肾并提）。三焦的功能，概括而言是受纳水谷，消化饮食，化生气血精微物质，输送营养，排泄废料。

通行元气

元气（又名原气）是人体最根本的气，根源于肾，由先天之精所化，赖后天之精以养，为人体脏腑阴阳之本，生命活动的原动力。元气通过三焦而输布到五脏六腑，充沛于全身，以激发、推动各个脏腑组织的功能活动。所以说，三焦是元气运行的通道。气化运动是生命的基本特征。三焦能够通行元气，元气为脏腑气化活动的

动力。因此，三焦通行元气的功能，关系到整个人体的气化作用。

三焦	生理功能
上焦如雾	主要指心肺的输布功能
中焦如沤	指脾胃的消化传输功能
下焦如渎	指肾与膀胱的排尿功能，并包括肠道的排便作用

疏通水道

三焦能"通调水道"（《医学三字经》），调控体内整个水液代谢过程，在水液代谢过程中起着重要作用。人体水液代谢是由多个脏腑参与，共同完成的一个复杂生理过程。其中，上焦之肺，为水之上源，以宣发肃降而通调水道；中焦之脾胃，运化并输布津液于肺；下焦之肾、膀胱，蒸腾气化，使水液上归于脾肺，再参与体内代谢，生成尿液排出体外。三焦为水液的生成敷布、升降出入的道路。三焦气治，则脉络通而水道利。三焦在水液代谢过程中的协调平衡作用，称之为"三焦气化"。三焦通行水液的功能，实际上是对肺、脾、肾等脏腑参与水液代谢功能的总括。

运行水谷

三焦具有运行水谷，协助输布精微，排泄废物的作用。其中，上焦有输布精微之功；中焦有消化吸收和转输之用；下焦则有排泄粪便和尿液的作用。三焦运化水谷协助消化吸收的

功能，是对脾胃、肝肾、心肺、大小肠等脏腑完成水谷消化吸收与排泄功能的概括。

三焦的生理特性

上焦如雾 上焦如雾是指上焦主宣发卫气，敷布精微的作用。上焦接受来自中焦脾胃的水谷精微，通过心肺的宣发敷布，布散于全身，发挥其营养滋润作用，若雾露之溉。故称"上焦如雾"。因上焦接纳精微而布散，故又称"上焦主纳"。

中焦如沤 中焦如沤是指脾胃运化水谷，化生气血的作用。胃受纳腐熟水谷，由脾之运化而形成水谷精微，以此化生气血，并通过脾的升清转输作用，将水谷精微上输于心肺以濡养周身。因为脾胃有腐熟水谷、运化精微的生理功能，故喻之为"中焦如沤"。

因中焦运化水谷精微，故称"中焦主化"。

下焦如渎 下焦如渎是指肾、膀胱、大小肠等脏腑主分别清浊，排泄废物的作用。下焦将饮食物的残渣糟粕传送到大肠，变成粪便，从肛门排出体外，并将体内剩余的水液，通过肾和膀胱的气化作用变成尿液，从尿道排出体外。这种生理过程具有向下疏通，向外排泄之势，故称"下焦如渎"。因下焦疏通二便，排泄废物，故又称"下焦主出"。

综上所述，三焦关系到饮食水谷受纳、消化吸收与输布排泄的全部气化过程，所以三焦是通行元气，运行水谷的通道，是人体脏腑生理功能的综合，为"五脏六腑之总司"（《类经附翼·求正录》）。

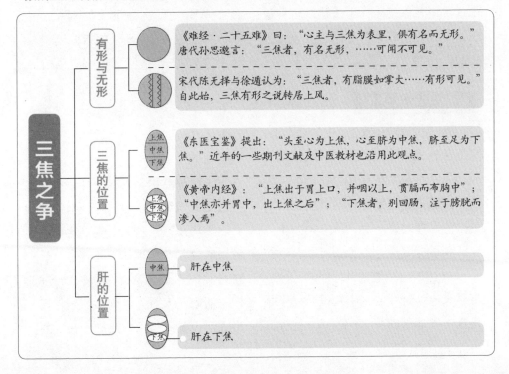

第二节 辅助执政：奇恒之腑

脏腑之外尚有奇恒之腑，即脑、髓、骨、脉、胆、女子胞。奇恒的意义是似脏非脏，似腑非腑，形虽似腑而作用似脏，是异乎寻常的一种内脏。它们在人体中也是极其重要的部分。这些奇恒之腑并不是孤立的，和脏腑都有联系，比如脑和心、肝有关系，又因脑和髓有关，髓又和骨有关，骨属于肾，脑又和肾有关；女子胞即子宫属肝，由于行经、养胎等与血有关，故又和心、脾有关。与奇恒之腑对称的还有传化之腑，即胃、大肠、小肠、三焦、膀胱，这五个腑，在六腑中都是属于消化系统。如上所述，全身组织都是有机的联系，是完整的不可分离的。

▲ 脑为元神之府

脑，又名髓海、头髓。在气功学上，脑又称泥丸、昆仑、天谷。脑深藏于头部，位于人体最上部，其外为头面，内为脑髓，是精髓和神明高度汇集之处，为元神之府。

脑的形态

脑，位居颅腔之中，上至颅囟，下至风府（督脉的一个穴位，位于颈椎第1椎体上部），位于人体最上部。风府以下，脊椎骨内之髓称为脊髓。脊髓经项复骨（即第6颈椎以上的椎骨）下之髓孔上通于脑，合称脑髓。脑与颅骨合之谓之头，即头为头颅与头髓之概称。

头为诸阳之会，为清窍所在之处，人体清阳之气皆上出清窍。外为头骨，内为脑髓，合之为头。头居人身之高巅，人神之所居，十二经脉三百六十五络之气血皆汇集于头。故称头为诸阳之会。

脑的生理功能

主宰生命活动 "脑为元神之府"（《本草纲目》），是生命的枢机，主宰人体的生命活动。在中国传统文化中，元气、元精、元神，称之为"先天之元"。狭义之神，又有元神、识神和欲神之分。人出生之前随形具而生之神，即为元神。元神藏于脑中，为生命的主宰。

主精神意识 人的精神活动，包括思维意识和情志活动等，都是客观外界事物反映于脑的结果。这种思维意识活动是在元神功能基础上，后天获得的思虑识见活动，属识神范畴。情志活动是人对外界刺激的一种反应形式，也是一种精神活动，与人的情感、情绪、欲望等心身需求有关。属欲神范畴。

总之，脑具有精神、意识、思维功能，为精神、意识、思维活动的枢纽，"为一身之宗，百神之会"（《修真十书》）。脑主精神意识的功能正常，则精神饱满，意识清楚，思维灵敏，记忆力强，语言清晰，情志正常。否则，便出现神明功能异常。

主感觉运动 眼耳口鼻舌为五脏外窍，皆位于头面，与脑相通。人的视、听、言、动等，皆与脑有密切关系。脑为元神之府，散动觉之气于筋而达百节，为周身连接之要领，而令之运动。脑统领肢体，与肢体运动紧密相关。脑髓充盈，身体轻劲有力。否则，胫酸乏其功能失常，不论虚实，都会表现为听觉失聪，视物不明，嗅觉不灵，感觉异常，运动失调。

脑与五脏的关系

脏象学说将脑的生理病理统归于心而分属于五脏，认为心是君主之官，五脏六腑之大主，神明之所出，精神之所舍，把人的精神意识和思维活动统归于心，称之为"心藏神"。但是又把神分为神、魂、魄、意、志五种不同的表现，分别归属于心、肝、肺、脾、肾五脏，所谓"五神脏"。神虽分属于五脏，但与心、肝、肾的关系更为密切，尤以肾为最。因为心主神志，虽然五脏皆藏神，但都是在心的统领下而发挥作用的。肝主疏泄，又主谋虑，调节精神情志；肾藏精，精生髓，髓聚于脑，故脑的生理与肾的关系尤为密切。肾精充盈，髓海得养，脑的发育健全，则精力充沛，耳聪目明，思维敏捷，动作灵巧。若肾精亏少，髓海失养，脑髓不足，可见头晕、健忘、耳鸣。甚则记忆减退、思维迟钝等症。

脑的功能隶属于五脏，五脏功能旺盛，精髓充盈，清阳升发，窍系通畅，才能发挥其生理功能。

▲ 髓为化血之源

髓是骨腔中的一种膏样物质，为脑髓、脊髓和骨髓的合称。髓由先天之精所化生，由后天之精所充养，有养脑、充骨、化血之功。

髓的形态

髓，是骨腔中一种膏样物质。髓因其在人体的分布部位不同，又有名称之异。髓有骨髓、脊髓和脑髓之分。髓藏于一般骨者为骨髓。藏于脊椎管内者为脊髓，脊髓经项后复骨（指第6节颈椎以上的椎骨）下之骨孔，上通于脑。汇藏于脑的髓称为脑髓。脊

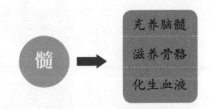

髓和脑髓是上下升降，彼此交通的，合称为脑脊髓。

髓的生理功能

充养脑髓　髓以先天之精为主要物质基础，赖后天之精的不断充养，分布骨腔之中，由脊髓而上引入脑，成为脑髓。脑得髓养，脑髓充盈，脑力充沛，则元神之功旺盛，耳聪目明，体健身强。先天不足或后天失养，以致肾精不足，不能生髓充脑，可以导致髓海空虚，出现头晕耳鸣、两眼昏花、腰胫酸软、记忆减退，或小儿发育迟缓、囟门迟闭、身体矮小、智力动作迟钝等症状。

滋养骨骼　髓藏骨中，骨赖髓以充养。精能生髓，髓能养骨，故曰："髓者，骨之充也"（《类经·脏象类》）。肾精充足，骨髓生化有源，骨骼得到骨髓的滋养，则生长发育正常，才能保持其坚刚之性。若肾精亏虚，骨髓失养，就会出现骨骼脆弱无力，或发育不良等。

化生血液　精血可以互生，精生髓，髓亦可化血。因此，血虚证，常可用补肾填精之法治之。

髓与五脏的关系

髓由肾精所化生。肾中精气的盛衰与髓的盈亏有密切的关系。脾胃为后天之本，气血生化之源。髓可生血，血亦生髓。故髓的盈亏与脾胃有关。气、血、精、髓可以互生，故髓与五脏皆相关，其中以肾为最。

▲ 脉为气血运行的管道

在五体中，脉即脉管，又称血脉、血府，主要指血管，为气血运行的通道。脉是相对密闭的管道系统，它遍布全身，无处不到，环周不休，外而肌肤皮毛，内而脏腑体腔，形成一个密布全身上下内外的网络。脉与心肺有着密切的联系，心与脉在结构上直接相连，而血在脉中运行，赖气之推动。心主血，肺主气，脉运载血气，三者相互为用，既分工又合作，才能完成气血的循环运行。因此，脉遍布周身内外，而与脏肺的关系尤为密切。

脉的功能

運行气血 → 水谷精微，通过血脉输送到全身，为全身各脏腑的生理活动提供充足的营养。

传递信息 → 脉象反映全身脏腑功能、气血、阴阳的综合信息，是全身信息的反映。

运行气血

气血在人体的血脉之中运行不息，而循环贯注周身。血脉能约束和促进气血，使之循着一定的轨道和方向运行。饮食物经中焦脾胃的消化吸收，产生水谷精微，通过血脉输送到全身，为全身各脏腑的生理活动提供充足的营养。如果脉中气血数量减少，营养亏乏，就会导致全身气血不足。若脉中气血运行速度异常，运行迟缓则血瘀，血行加速、血液妄行则出血。

传递信息

脉为气血运行的通道，人体各脏腑组织与血脉息息相通。脉与心密切相连。心脏推动血液在脉管中流动时产生的搏动，谓之脉搏。脉搏是生命活动的标志，也是形成脉象的动力。脉象是脉动应指的形象。脉象的形成，不仅与血、心、脉有关，而且与全身脏腑机能活动也有密切关系。因此，脉象成为反映全身脏腑功能、气血、阴阳的综合信息，是全身信息的反映。人体气血之多寡，脏腑功能之盛衰，均可通过脉象反映出来。所以，通过切脉来推断病理变化，可以诊断疾病。

心主脉

脉为血液运行的通道，它能约束和促进血液沿着一定的轨道和方向循行。脉为血之府，血液通过脉能将营养物质输送到全身各个部分。所以，脉间接地起着将水谷精微输送到全身

的作用。心的功能正常，则血脉流畅；心的功能异常，则血行障碍。如心气不足，鼓动乏力，则脉象虚弱；心气不足，血脉不充，则脉来细小；心脉瘀阻，血运不畅，则紫绀，胁下痞块，脉律不整。

肺、肝、脾与脉

肺朝百脉；肝主藏血，调节血量，防止出血；脾主统血，使血液不溢于脉外。所以，脉的生理功能与肺、肝、脾等亦有密切关系。若肺、脾、肝的功能失常，则可导致脉络损伤，使血液不循常道，或上溢于口鼻诸窍，或下泄于前后二阴，或渗出于肌肤而形成出血、血瘀之候。

▲ 骨为人身之支架

骨，泛指人体的骨骼。骨具有储藏骨髓，支持形体和保护内脏的功能。

储藏骨髓

骨为髓府，髓藏骨中，所以说骨有储藏骨髓的作用。骨髓能充养骨骼。骨的生长、发育和骨质的坚脆等都与髓的盈亏有关。骨髓充盈，骨骼得养，则骨骼刚健。反之，会出现骨的生长发育和骨质的异常变化。

支持形体

骨具坚刚之性，为人身之支架，能支持形体，保护脏腑，故云："骨为干"（《灵枢·经脉》）。人体以骨骼为主干，骨支撑身形，使人体维持一

定的形态，并防卫外力对内脏的损伤，从而发挥保护作用。骨所以能支持形体，实赖于骨髓之营养，骨得髓养，才能维持其坚韧刚强之性。若精髓亏损，骨失所养，则会出现不能久立，行则振掉之候。

主管运动

骨是人体运动系统的重要组成部分。肌肉和筋的收缩弛张，促使关节屈伸或旋转，从而表现为躯体的运动。在运动过程中，骨及由骨组成的关节起到了支点和支撑并具体实施动作等重要作用。所以一切运动都离不开骨骼的作用。

肾主骨

因为肾藏精，精生髓而髓又能养骨，所以骨骼的生理功能与肾精有密切关系。髓藏于骨骼之中，称为骨髓。肾精充足，则骨髓充盈，骨骼得到骨髓的滋养，才能强劲坚固。总之，肾精具有促进骨骼的生长、发育、修复的作用，故称"肾主骨"。如果肾精虚少，骨髓空虚，就出现骨骼软弱无力，甚至骨骼发育障碍。所以小儿囟门迟闭、骨软无力，以及老年人的骨质脆弱、易于骨折等均与肾精不足有关。牙齿的生长、脱落与肾精的盛衰有密切关系。所以，小儿牙齿生长迟缓，成人牙齿松动或早期脱落，都是肾精不足的表现，常用补益肾精的方法治疗，每多获效。

▲ 女子胞（附：精室）

女子胞，又称胞宫、子宫、子脏、胞脏、子处、血脏，位于小腹正中部，是女性的内生殖器官，有主持月经和孕育胎儿的作用。

女子胞的形态

女子胞，位于小腹部，在膀胱之后，直肠之前，下口（即胞门又称子门）与阴道相连，呈倒置的梨形。

女子胞的生理功能

主持月经 月经，又称月信、月事、月水。月经是女子生殖细胞发育成熟后周期性子宫出血的生理现象。健康的女子，到了14岁，生殖器官发育成熟，子宫发生周期性变化，约1月左右周期性排血一次。月经开始来潮，直到49岁为止。"女子胞中之血，每月换一次，除旧生新"（《血证论·男女异同论》）。在月经周期还要排卵一次。月经的产生，是脏腑气血作用于胞宫的结果。胞宫的功能正常与否直接影响月经的来潮，所以胞宫有主持月经的作用。

孕育胎儿 胞宫是女性孕产的器官。女子在发育成熟后，月经应时来潮，便有受孕生殖的能力。此时，两性交媾，两精相合，就构成了胎孕。受孕之后，月经停止来潮，脏腑经络气血皆下注于冲任，到达胞宫以养胎。胎儿在胞宫内生长发育，约达10个月左右，就从胞宫娩出，呱呱坠地，一个新的生命便诞生了。

女子胞与脏腑经络的关系

女子胞的生理功能与脏腑、经络、气血有着密切的关系。女子胞主持月经和孕育胎儿，是脏腑、经络、气血作用于胞宫的正常生理现象。

女子胞与脏腑 女子以血为本，经水为血所化，而血来源于脏腑。在脏腑之中，心主血，肝藏血，脾统血，脾与胃同为气血生化之源，肾藏精，精化血，肺主气，朝百脉而输精微，它们分司血的生化、统摄、调节等重要作用。故脏腑安和，血脉流畅，血海充盈，则经候如期，胎孕乃成。在五脏之中，女子胞与肝、脾、肾的关系尤为密切。

女子胞与经络 女子胞与冲、任、督、带，以及十二经脉，均有密切关系。其中，以冲、任、督、带为最。

冲脉上渗诸阳，下灌三阴，与十二经脉相通，为十二经脉之海。冲脉又为五脏六腑之海。脏腑经络之气血皆下注冲脉，故称冲为血海。因为冲为血海，蓄溢阴血，胞宫才能泄溢经血，孕育胎儿，完成其生理功能。

任脉为阴脉之海，蓄积阴血，为妇人妊养之本。任脉通畅，月经如常，方能孕育胎儿。因一身之阴血经任脉聚于胞宫，妊养胎儿，故称"任主胞胎"。任脉气血通盛是女子胞主持月经、孕育胎儿的生理基础。冲为血海，任主胞胎，二者相资，方能有子。所以，胞宫的作用与冲任二脉的关系更加密切。

督脉为"阳脉之海"，督脉与任脉，同起于胞中，一行于身后，一行于身前，交会于龈交，其经气循环往复，沟通阴阳，调摄气血，并与肾相通，运行肾气，从而维持胞宫正常的经、孕、产的生理活动。

"带脉下系于胞宫，中束人身，居身之中央"（《血证论·崩带》）。既可约束、统摄冲任督三经的气血，又可固摄胞胎。

十二经脉的气血通过冲脉、任脉、督脉灌注于胞宫之中，而为经血之源，胎孕之本。女子胞直接或间接与十二经脉相通，禀受脏腑之气血，泄而为经血，藏而育胞胎，从而完成其生理功能。

[附]精室

女子之胞名曰子宫，具有主持月经，孕育胎儿的功能，是女性生殖器官之一。而男子之胞名为精室，具有贮藏精液，生育繁衍的功能。精室是男性生殖器官，亦属肾所主，与冲任相关。精室包括解剖学所说的睾丸、附睾、精囊腺和前列腺等，具有化生和贮藏精子等功能，主司生育繁衍。

第三节 气血运行的通道：经脉

▲ 经络的概念

经络是运行气血、联系脏腑和体表及全身各部的通道，是人体功能的调控系统。经络包括经脉和络脉两部分，其中纵行的干线称为经脉，由经脉分出网络全身各个部位的分支称为络脉。经络的主要内容有：十二经脉、十二经别、奇经八脉、十五络脉、十二经筋、十二皮部等。其中属于经脉方面的，以十二经脉为主，属于络脉方面的，以十五络脉为主。它们纵横交错，遍布全身，将人体内外、脏腑、肢节连成一个有机的整体。十二经称为正经，与它相对的有"奇经"，包括督脉、任脉、冲脉、带脉、阳跷脉，阴跷脉、阳维脉、阴维脉，称作奇经八脉，可补正经的不足。八脉中督脉沿脊内行于身后，主一身之阳；任脉沿腹内行于身前，主一身之阴；冲脉走腹内散于胸中，为十二经的冲要，皆起于会阴部，所谓一源而三歧；带脉则环绕季胁下，犹如束带，总约诸经；跷有跷界的意义，其脉行于肢体外侧称阳跷，行于内侧的称阴跷；维有维系的意义，维系诸阳经的为阳维，维系诸阴经为阴维。

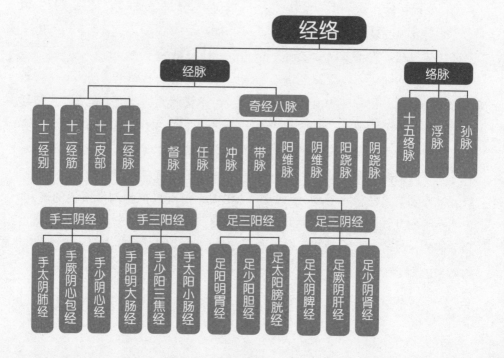

▲ 经络的组成

经络系统由十二经脉、奇经八脉，十五络脉和十二经别、十二经筋、十二皮部及许多孙络、浮络等组成。

生理功能

联络脏腑、沟通表里 《灵枢·海论》指出："夫十二经脉者，内属于府藏，外络于肢节。"人体的五脏六腑、四肢百骸、五官九窍、皮肉筋骨等组织器官，之所以保持相对的协调与统一，完成正常的生理活动，是依靠经络系统的联络沟通而实现的。经络中的经脉、经别与奇经八脉、十五络脉，纵横交错，入里出表，通上达下，联系了人体各脏腑组织；经筋、皮部联系了肢体筋肉皮肤，加之细小的浮络和孙络形成了一个统一的整体。

运行气血、濡养周身 《灵枢·本藏》指出："经脉者，所以行气血而营阴阳，濡筋骨，利关节者也……"气血是人体生命活动的物质基础，全身各组织器官只有得到气血的濡润才能完成正常的生理功能。经络是人体气血运行的通路，能将其营养物质输布到全身各组织脏器，从而完成和调于五脏，洒陈于六腑的生理功能。

抗御外邪、保卫机体 由于经络能"行气血而营阴阳"，营气行于脉中，卫气行于脉外，使营卫之气密布周身。外邪侵犯人体由表及里，先从皮毛开始，卫气充实于络脉，络脉散布于全身，密布于皮部，当外邪侵犯机体时，卫气首当其冲发挥其抗御外邪，保卫机体的屏障作用。

运行气血、协调阴阳 经络能运行气血和协调阴阳，使人体机能活动保持相对的平衡。当人体发生疾病时，出现气血不和及阴阳偏盛偏衰的证候，可运用针灸等治法以激发经络的调节作用，以"泻其有余，补其不足，阴阳平复"（《灵枢·刺节真邪》）。实验证明，针刺有关经络的穴位，对各脏腑有调节作用，即原来亢进的可使之抑制，原来抑制的可使之兴奋。

连接相传

十二经脉通过手足阴阳表里经的连接而逐经相传，构成了一个周而复始、如环无端的传注系统。气血通过经脉即可内至脏腑，外达肌表，营运全身。其流注次序是：从手太阴肺经开始，依次传至手阳明大肠经，足阳明胃经，足太阴脾经，手少阴心经，手太阳小肠经，足太阳膀胱经，足少阴肾经，手厥阴心包经，手少阳三焦经，足少阳胆经，足厥阴肝经，再回到手太阴肺经。其走向和交接规律是：手之三阴经从胸走手，在手指末端交手三阳经；手之三阳经从手走头，在头面部交足三阳经；足之三阳经从头走足，在足趾末端交足三阴经；足之三阴经从足走腹，在胸腹腔交手三阴经。

在体表的循行分布规律

凡属六脏（心、肝、脾、肺、肾和心包）的阴经分布于四肢的内侧和胸腹部，其中分布于上肢内侧的为手三阴经，分布于下肢内侧的为足三阴经。凡属六腑（胆、胃、大肠、小肠、膀胱和三焦）的阳经，多循行于四肢外侧、头面和腰背部，其中分布于上肢外侧的为手三阳经，分布于下肢外侧的为足三阳经。手足三阳经的排列顺序是："阳明"在前，"少阳"居中，"太阳"在后；手足三阴经的排列顺序是："太阴"在前，"厥阴"在中，"少阴"在后（内踝上八寸以下为"厥阴"在前，"太阴"在中，"少阴"在后）。

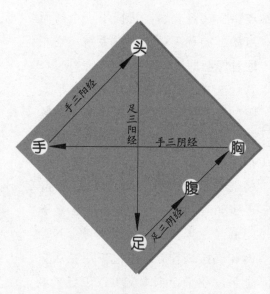

表里关系

手足三阴、三阳，通过经别和别络互相沟通，组成六对"表里相合"的关系。其中，足太阳与足少阴为表里，足少阳与足厥阴为表里，足阳明与足太阴为表里；手太阳与手少阴为表里，手少阳与手厥阴为表里，手阳明与手太阴为表里。

交接规律

阴经与阳经（互为表里）在手足末端相交，阳经与阳经（同名经）在头面部相交，阴经与阴经在胸部相交。

流注顺序

十二经脉的流注是从手太阴肺经开始，阴阳相贯，首尾相接，逐经相传，到肝经为止，从而构成了周而复始、如环无休的流注系统。将气血周流全身，起到濡养的作用。

▲ 手太阴肺经：肺脏健康的晴雨表

肺经是人体十二经脉的第一条经脉，肺还是华盖，主宰人的呼吸。很多疾病，诸如哮喘、咳嗽等，都与肺经脱不了干系。《黄帝内经》中说："诸气者，皆属于肺。"就是说肺主呼吸，不管是气虚的补，还是气逆的调顺，抑或浊气的排放、清气的灌溉，都可以通过调理肺经来实现。有的人总感觉上气不接下气，或者稍吹风就感冒，这都是肺气虚的表现。肺为人体第一道屏障，肺气虚，防御功能降低，人的正气就不足了，邪气也就有了可乘之机。

1. 循行部位：手太阴肺经起于中脘部，下行至脐（水分穴）附近络于

十二经脉气血循环

如图所示，十二经脉气血是按照肺经→大肠经→胃经→脾经→心经→小肠经→膀胱经→肾经→心包经→三焦经→胆经→肝经→肺经……依次流行不止、环周不休的。《黄帝内经》认为，当经脉脏腑发生病变时，正气常借该脏腑气血旺盛之时与邪气交争，正邪交争而病作，疾病在不同部位发作会有不同表现。

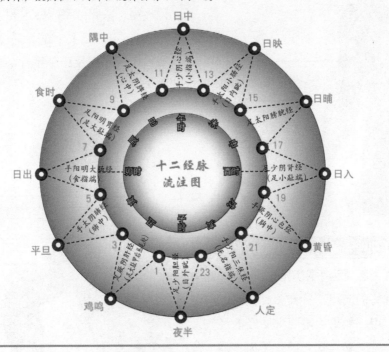

大肠，复返向上沿着胃的上口，穿过横膈膜，直属于肺，上至气管、喉咙，沿锁骨横行至腋下（中府、云门二穴），沿着上肢内侧前缘下行，至肘中，沿前臂内侧桡骨边缘进入寸口，经大鱼际部，至拇指桡侧尖端（少商穴）。

分支：从腕后（列缺穴）分出，前行至食指桡侧尖端（商阳穴），与手阳明大肠经相接。

2. 主要病候：脏腑病：咳喘，上气，烦心，肺胀满，小便数而欠。经脉病：胸满，缺盆痛，臑臂内前廉痛厥，掌中热。

3. 主治概要：本经俞穴主治咳、喘、咳血、咽喉痛等肺系疾患，及经脉循行部位的其他病症。

手太阴肺经循环歌

手太阴肺中焦起，下络大肠胃口行，
遂入寸口上鱼际，大指内侧爪甲根，
上膈属肺从肺系，横出腋下闹内萦，
支络还从腕后出，接次指交阳明经，
前于心与心包脉，下肘循臂骨上廉。

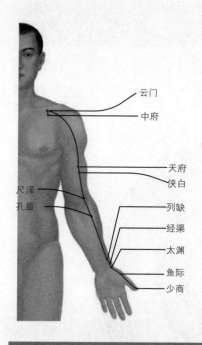

云门
中府
天府
侠白
尺泽
孔最
列缺
经渠
太渊
鱼际
少商

▲ 手阳明大肠经：肺和大肠的保护神

大肠经为手阳明经，在十二经中有独特的应用，有养阳、生津、通腑等作用。如果手阳明大肠经的经气发生异常变动，就会导致牙齿疼痛、颈部肿大等症状。

1. 经脉循行：起于食指末端（商阳），沿食指内（桡）侧向上，通过一、二掌骨之间（合谷）向上进入两筋（拇长伸肌腱与拇短伸肌腱）之间的凹陷处，沿前臂前方，并肘部外侧，再沿上臂外侧前缘，上走肩端（肩髃），沿肩峰前缘向上出于颈椎（大椎），再向下入缺盆（锁骨上窝）部，联络肺脏，通过横膈，属于大肠。

缺盆部支脉：上走颈部，通过面颊，进入下齿龈，回绕至上唇，交叉

于人中，左脉向右，右脉向左，分布在鼻孔两侧（迎香），与足阳明胃经相接。

2. 主要病候：腹痛、肠鸣、泄泻、便秘、咽喉肿痛、齿痛。本经循行部位疼痛、热肿或寒冷麻木等。

3. 主治概要：主治头面、五官、咽喉病、热病及经脉循行部位的其他病症。

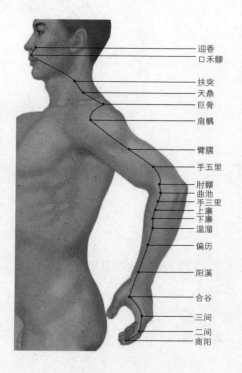

迎香
口禾髎
扶突
天鼎
巨骨
肩髃
臂臑
手五里
肘髎
曲池
手三里
上廉
下廉
温溜
偏历
阳溪
合谷
三间
二间
商阳

手阳明大肠经循环歌

手阳明经属大肠，食指内侧起商阳，
循指上廉入合谷，两骨两筋中间行，
循臂入肘上臑外，肩髃前廉柱骨旁，
支从缺盆上入颈，斜贯两颊下齿当，
会此下入缺盆内，络肺下膈属大肠，
挟口人中交左右，上挟鼻孔尽迎香。

▲ 足阳明胃经：人的后天之本

足阳明胃经，简称胃经。主治肠胃等消化系统、神经系统、呼吸系统、循环系统某些病症和咽喉、头面、口、牙、鼻等器官病症，以及本经脉所经过部位之病症。胃的重要性不仅因其为"后天之本"的公认，还因为其依托的经络，这看似有点狐假虎威的意思，但其经络确实不凡。胃经属于阳明经，自然具有多气血，而且从首穴承泣到末穴厉兑共有 40 多个穴位，15 个分布在下肢的前外侧面，30 个穴位在腹部、胸部、面部和头部。按摩这些穴位，大多可以充实胃经的经气，使其与之联系的脏腑气血充盈。当然，胃经所以比较重要，并非是因为其是人体经络中分支最多的一条经络，也不是因为其"人丁兴旺"、穴位繁多，而更多的是其对人体的重要性。

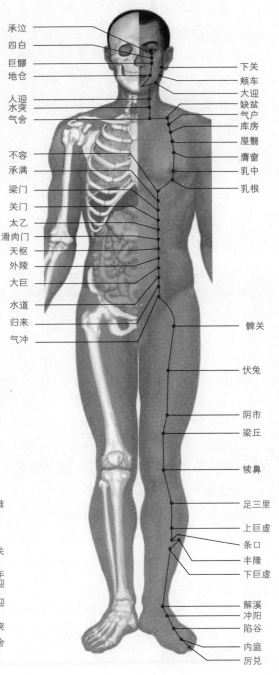

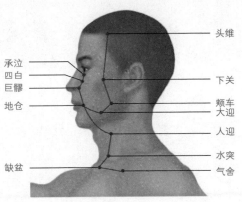

1. 经脉循行：起于鼻翼两侧（迎香）上行到鼻根部与足太阳经交会，向下沿鼻外侧进入上齿龈内，回出环绕口唇，向下交会于颔唇沟承浆处，再向后沿口腮后下方，出于下颌大迎处沿下颌角颊车，上行耳前，经上关，沿发际，到达前额（前庭）。

面部支脉：从大迎前下走人迎，沿着喉咙，进入缺盆部，向下过膈，属于胃，联络脾脏。

缺盆部直行的脉：经乳头，向下挟脐旁，进入少腹两侧气冲；

胃下口部支脉：沿着腹里向下到气冲会合，再由此下行至髀关，直抵伏兔部，下至膝盖，沿胫骨外侧前缘，下经足跗；进入第二足趾外侧端（厉兑）；

胫部支脉：从膝下 3 寸（足三里）处分出进入足中趾外侧；

足跗部支脉：从跗上分出，进入足大趾内侧端（隐白）与足太阴脾经相接。

2. 主要病候：肠鸣腹胀、水肿、胃痛、呕吐或消谷善饥、口渴、咽喉肿痛、鼻衄、胸部及膝髌等本经循行部位疼痛、热病、发狂等。

3. 主治概要：主治胃肠病、头面、目鼻、口齿痛、神志病及经脉循行部位的其他病症。

足阳明胃经循环歌

足阳明胃起鼻颈，互交旁约足太阳，
下至气街中而合，遂下髀关伏兔逢，
下循胫外入上齿，挟口环唇交承浆，
膝膑之中循胫外，足跗中指内间疼，
颐后大迎颊车游，耳前发际至额颅，
支者下膝三寸别，下入中指外间列，
支循喉咙入缺盆，下膈属胃络脾州，
又有支者别跗上，大指之间太阴接，
直者下乳挟脐冲，支从胃口腹里通。

▲ 足太阴脾经：气血生化之源

脾为"后天之本"，对于维持消化功能及将食物化为气血起着重要的作用。足太阴脾经共有 21 个穴位，其中 11 个穴位分布在下肢内侧面，10 个散布在侧胸腹部，首穴隐白，末穴大包。肺经与大众养生息息相关，它给人们减轻痛苦、获取健康送来了福音，提供了保障。若脾经出现问题，会出现腹胀、便溏、下痢、胃脘痛、嗳气、身重无力等病症，因此，我们有必要进一步强化对脾的认识。此经是阴气最盛的经络，所以有人把其当作治疗妇科病的首选。

1. 经脉循环：起于足大趾末端（隐白），沿着大趾内侧赤白肉际，经第一跖趾关节向上行至内踝前，上行腿肚，交出足厥阴经的前面，经膝股部内侧前缘，进入腹部，属脾络胃，过膈上行，挟咽旁系舌根，散舌下。

胃部支脉：过膈流注于心中，与心经相接。

2. 主要病候：胃脘痛、食则呕，嗳气，腹胀便溏，黄疸，身重无力，

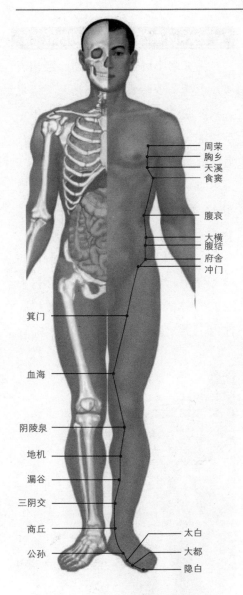

周荣
胸乡
天溪
食窦

腹哀

大横
腹结
府舍
冲门

箕门

血海

阴陵泉
地机
漏谷
三阴交
商丘
公孙

太白
大都
隐白

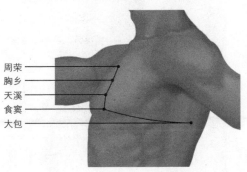

周荣
胸乡
天溪
食窦
大包

舌根强痛，下肢内侧肿胀，厥冷。

3. 主要概要：主治脾胃病，妇科，前阴病及经脉循行部位的其他病症。

足太阴脾经循环歌

太阴脾起足大趾，循趾内侧白肉际，
股内前廉入腹中，属脾络胃上膈通，
过踝骨后内踝前，上端循胫膝股里，
挟咽连舌散舌下，支者从胃注心宫。

▲ 手少阴心经：主宰人体的君王

手少阴心经与手太阳小肠经相表里，上接足太阴脾经于心中，下接手太阳小肠经于小指。经脉分布于腋下、上肢内侧后缘、掌中及手小指桡侧。其络脉、经别分别与之内外连接，经筋分布于外部。本经首穴是极泉，末穴是少冲，左右各9穴。

1. 经脉循行：起于心中，出属心系（心与其他脏器相联系的部位），过膈，联络小肠。

"心系"向上支脉：挟咽喉上行，联系于目系（眼球联系于脑的部位）。

"心系"直行的脉：上行于肺部再向下出于腋窝部（极泉）沿上臂内侧后缘，行于手太阴和手厥阴经的后面，至掌后豌豆骨部入掌内，沿小指内侧至末端（少冲）交于手太阳小肠经。

2. 主要病候：心痛、咽干、口渴、目黄、胁痛、上臂内侧痛、手心发热等。

3. 主治概要：主治心、胸、神经病及经脉循行部位的其他病症。

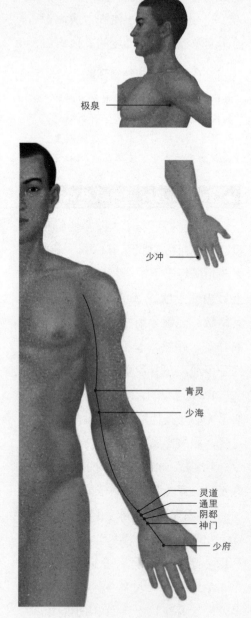

极泉

少冲

青灵
少海

灵道
通里
阴郄
神门

少府

手少阴心经循环歌

手少阴脉起心中，下膈直络小肠呈，
下腋循归后廉出，太阴心主之后行，
支者挟咽系目系，直从心系上肺腾，
下肘循臂抵掌后，锐骨之端小指停。

▲ **手太阳小肠经：擒拿液病的机敏杀手**

手太阳小肠经与手少阴心经相表里，上接手少阴心经于小指，下接足太阳膀胱经于目内眦。经脉分布于手小指的尺侧、上肢外侧后缘、肩后及肩胛部、颈部、面颊、目外眦、耳中、目内眦。其络脉、经别分别与之内外相连，经筋分布于外部。本经首穴是少泽，末穴是听宫，左右各 19 穴。

1. 经脉循行：起于手小指外侧端（少泽），沿手背外侧至腕部直上沿前臂外侧后缘，经尺骨鹰嘴与肱骨内上髁之间，出于肩关节，绕行

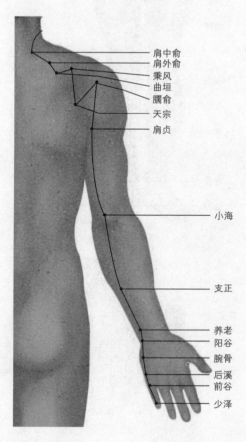

肩中俞
肩外俞
秉风
曲垣
臑俞
天宗
肩贞

小海

支正

养老
阳谷
腕骨
后溪
前谷
少泽

肩胛部，交于大椎（督脉）向下入缺盆部联络心脏，沿食管过膈达胃，属于小肠。

缺盆部支脉：沿颈部上达面颊，至目外眦，转入耳中（听宫）。

颊部支脉：上行目眶下，抵于鼻旁，至目内眦（睛明）、交于足太阳膀胱经。

2. 主要病候：少腹痛、腰脊痛引睾丸、耳聋、目黄、颊肿、咽喉肿痛、肩臂外侧后缘痛等。

3. 主治概要：主治头、项、耳、目、喉咽病、热病、神志病及经脉循行部位的其他病症。

手太阳小肠经循环歌

手太阳经小肠脉，小指之端起少泽，
下膈抵胃属小肠，支从缺盆上颈颊，
循手上腕出踝中，上臂骨出肘内侧，
至目锐眦入耳中，支者别颊斜上颐，
两筋之间归后廉，出肩解而绕肩胛，
抵鼻至于目内眦，络颧与足太阳接，
交肩之上入缺盆，直络心中循咽嗌。

▲ 足太阳膀胱经：人体排毒通道的掌控者

膀胱经共有 67 个穴位，其中近50 个都分布在头面部、项背部和腰背部，其余的分布在下肢后面的正中线上和足的外侧部。所以，正是这样的一个位置上的布局，使得我们自身在利用穴位对健康进行呵护时相对就要困难一些。

1. 经脉循行：起于目内眦，上

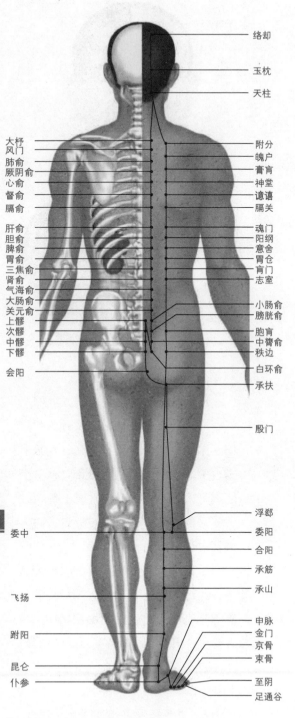

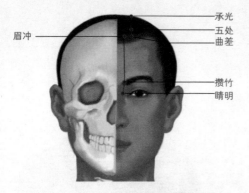

眉冲

承光
五处
曲差

攒竹
睛明

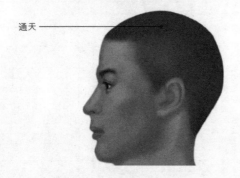

通天

额交会于巅顶（百会）。

巅顶部支脉：从头顶到颞颥部。

巅顶部直行的脉：从头顶入里联络于脑，回出分开下行项后，沿肩胛部内侧，挟脊柱，到达腰部，从脊旁肌肉进入体腔联络肾脏，属于膀胱。

腰部支脉：向下通过臀部，进入腘窝内。

后项部支脉：通过肩胛骨内缘直下，经过臀部下行，沿大腿后外侧与腰部下来的支脉会合于腘腘窝中。从此向下，出于外踝后，第五跖骨粗隆，至小趾外侧端（至阴），与足少阴经相接。

2. 主要病候：小便不通，遗尿，癫狂，疟疾，目痛，见风流泪，鼻塞多涕，鼻衄，头痛，项、背、臀部及下肢循行部位痛麻等。

3. 主治概要：主治头、项、目、背、腰、下肢部病症及神志病，背部第一侧线的背俞穴及第二侧线相平的腧穴，主治与其相关的脏腑病症和有关的组织器官病症。

足太阳膀胱经循环歌

足太阳经膀胱脉，目内眦上额交巅，
络肾正属膀胱腑，一支贯臀入腘传，
支者从巅入耳角，直者从巅入脑间，
一支从膊别贯胛，挟肩循髀合腘行，
还出下项循肩膊，挟脊抵腰循膂旋，
贯踹出踝循京骨，小指外侧接至阴。

▲ 足少阴肾经：决定生老病死的关键

肾经是人体很重要的经脉。如果肾经异常，则表现为饥饿而不想进食，面色黯黑如漆炭，咳嗽痰唾带血，喘息气急，两眼昏花，视物模糊不清，心如悬空而不安，犹如饥饿状；肾气虚则易生恐惧，心怦怦跳动，这叫"骨厥"。本经穴主治"肾"方面所生病症，如口热、舌干燥、咽部发肿、气上逆、咽喉发干而痛、心内烦扰且痛、黄疸、腹泻和脊柱、大腿内侧后缘痛，以及足痿弱不收、喜躺、足心发热而痛。

1. 经脉循行：起于足小趾之下，斜向足心（涌泉）出于舟骨粗隆下，沿内踝后向上行于腿肚内侧，经股内后缘，通过脊柱（长强）属于肾脏，

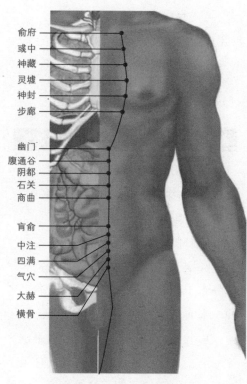

俞府
彧中
神藏
灵墟
神封
步廊
幽门
腹通谷
阴都
石关
商曲
肓俞
中注
四满
气穴
大赫
横骨

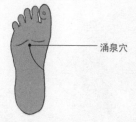

涌泉穴

联络膀胱。

肾脏部直行脉：从肾向上通过肝和横膈，进入肺中，沿着喉咙，挟于舌根部。肺部支脉：从肺部出来，络心，流注于胸中，与手厥阴心包经相接。

肺部支脉：从肺部出来，络心，流注于胸中，与手厥阴心包经相接。

2. 主要病候：咳血、气喘、舌干、咽喉、肿痛、水肿、大便秘结、泄泻、腰痛、脊股内后侧痛，痿弱无力，足心热等证。

3. 主治概要：主治妇科，前阴病，肾、肺、咽喉病及经脉循行部位的其他病症。

足少阴肾经循环歌

足肾经脉属少阴，斜从小指趋足心，
直者从肾贯肝膈，入肺挟舌喉咙循，
出于然谷循内踝，入跟上踹腨内寻，
支者从肺络心上，注胸交于手厥阴，
上股后廉直贯脊，属肾下络膀胱深。

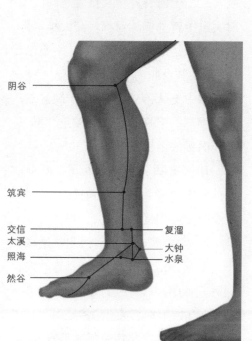

阴谷

筑宾

交信
太溪
照海
然谷

复溜

大钟
水泉

▲ 手厥阴心包经：救命的经络

手厥阴心包经与手少阳三焦经相表里，上接足少阴肾经于胸中，下接手少阳三焦经于无名指。经脉分布于胸胁、上肢内侧中间、掌中、中指。其络脉、经别分别与之内外相连，经

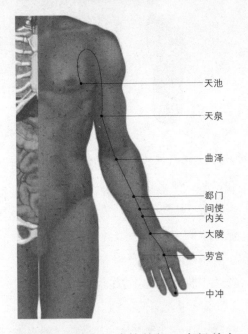

天池

天泉

曲泽

郄门
间使
内关
大陵
劳宫

中冲

筋大体分布于经脉的外部。本经首穴是天池，末穴是中冲，左右各9穴。

1.经脉循行：起于胸中，出属心包络，向下通膈，从胸至腹依次联络上、中、下三焦。

胸部支脉：沿胸中，出于胁肋至腋下（天地），上行至腋窝中，沿上臂内侧行于手太阴和手少阴经之间，经肘窝下行于前臂中间进入掌中，沿中指到指端（中冲）。

掌中支脉：从劳宫分出，沿无名指到指端（关冲），与手少阳三焦经相接。

2.主治病候：心痛、胸闷、心惊、心烦、癫狂、腋肿、肘臂挛痛、掌心发热等。

3.主要概要：主治心、胸、胃、神志病及经脉循行部位的其他病症。

手厥阴心包经循环歌

手厥阴经心主标，心包下膈络三焦，
太阴少阴中间走，入肘下臂两筋招，
起自胸中支出胁，下腋三寸循孺迢，
行掌心出中指末，支从小指次指交。

▲ 手少阳三焦经：内分泌调节交通警

手少阳三焦经与手厥阴心包经相表里，上接手厥阴心包经于无名指，下接足少阳胆经于目外眦。经脉分布于上肢外侧中间、肩颈和头面。其络脉、经别分别与之内外相连，经筋大体分布于经脉的外部。本经首穴是关冲，末穴是丝竹空，左右各23穴。

1.经脉循行：起于无名指末端（关冲）上行于第四、五掌骨间，沿腕背、出于前臂外侧尺桡骨之间，经肘尖沿上臂外侧达肩部，交大椎，再向前入缺盆部，分布于胸中，络心包，过膈，从胸至腹，属于上、中、下三焦。

胸中支脉：从胸向上出于缺盆部，上走项部，沿耳后直上至额角，再下行经面颊部至目眶下。

耳部支脉：从耳后入耳中耳前，与前脉交叉于面颊部，到目外眦，与足少阳胆经相接。

2.主要病候：腹胀、水肿、遗尿、小便不利、耳聋、喉咽肿痛、目赤肿痛、颊肿、耳后、肩臂肘部外侧痛等。

3.主治概要：主治侧头、耳、目、胸胁、咽喉病、热病及经脉循行部位的其他病症。

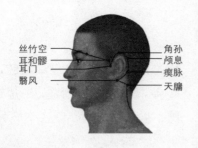

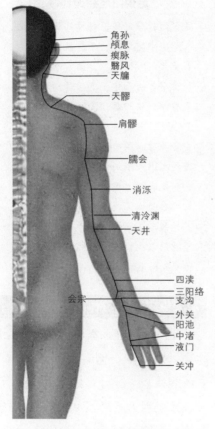

手少阳三焦经循环歌

手少阳经三焦脉，起于小指次指端，
循属三焦支膻中，从缺上项系耳上，
两指之间循表腕，出臂两骨行外关，
下行耳颊至顺际，支从耳后耳中存，
上行贯肘循臑外，上肩交出少阳裹，
出走耳前交两颊，至目锐眦胆经论，
入缺盆而布膻中，上络心包下膈从。

▲ 足少阳胆经：勇往直前的催化剂

胆经，即足少阳胆经之简称。中医有"少阳为枢"的说法，足少阳胆经循行于人体头、身侧面，如同掌管门户开合的转轴，为人体气机升降出入之枢纽，能够调节各脏腑功能，为十二经脉系统中非常重要的部分。足少阳胆经枢机不利、开合失司，可致多种病变。如足少阳胆经循行所过部位的病变：偏头痛、胁痛、腿侧部疼痛等。另外，还会出现面部皮肤失去光泽、像蒙有一层灰尘，经常唉声叹气、口苦等预警信号。

1. 经脉循行：起于目外眦（瞳子髎），向上到额角返回下行至耳后，沿颈部向后交会大椎穴再向前入缺盆部入胸过膈，联络肝脏，属胆，沿胁肋部，出于腹股沟，经外阴毛际，横行入髋关节（环跳）。

耳部支脉：从耳后入耳中，出走耳前，到目外眦处后向下经颊部会合前脉于缺盆部。下行腋部侧胸部，经季肋和前脉会于髋关节后，再向下沿大腿外侧，行于足阳明和足太阴经之间，经腓骨前直下到外踝前，进入足第四趾外侧端（足窍阴）。

足背部支脉：从足临泣处分出，沿第一、二跖骨之间，至大趾端（大敦）与足厥阴经相接。

2. 联系腑脏：属胆，络肝，与心有联系。

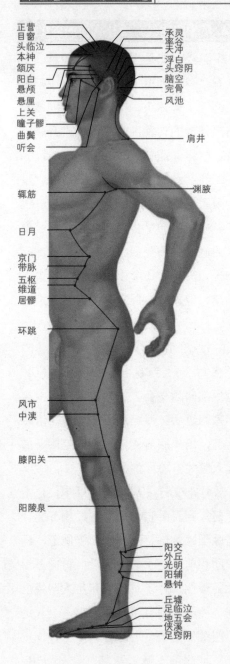

正营
目窗
头临泣
本神
颔厌
阳白颅
悬厘
上关
瞳子髎
曲鬓
听会

承灵
率谷冲
天浮白
头窍阴
脑空骨
完骨
风池

肩井

辄筋

渊腋

日月

京门
带脉
五枢
维道
居髎

环跳

风市
中渎

膝阳关

阳陵泉

阳交
外丘
光明辅
阳辅
悬钟

丘墟
足临泣
地五会
侠溪
足窍阴

3. 病症主治：侧头、目、耳、咽喉病，神志病，热病以及经脉循行部位的其他病症。如口苦，目眩，疟疾，头痛，颔痛，目外眦痛，缺盆部肿痛，腋下肿，胸、胁、股及下肢外侧痛，足外侧痛，足外侧发热等证。

足少阳胆经循环歌

足少阳脉胆经传，起于两目锐眦边，
入髀厌中脉来横，直者缺盆下腋胸，
上抵头角下耳后，循颈行手少阳前，
季胁下合髀厌中，下循髀阳膝外廉，
至肩却出少阳后，阳明缺盆之外旋，
下于外辅骨之前，直抵绝骨出外踝，
支者耳后入耳中，出走耳前锐眦逢，
循跗入小次趾间，支别跗上入大趾，
支别锐眦下大迎，合手少阳抵顺宫，
循趾歧骨出其端，还贯爪甲出三毛，
下加颊车下颈行，合于缺盆胸中承，
足厥阴经于此连，贯膈络肝原属胆，
胁里气街毛际萦。

▲ 足厥阴肝经：身怀绝技的治病高手

足厥阴肝经，简称肝经。十二经脉之一。该经一侧有 14 个穴位（左右两侧共 28 穴），该经发生病变，主要临床表现为腰痛不可以俯仰，胸胁胀满，少腹疼痛，疝气，巅顶痛，咽干，眩晕，口苦，情志抑郁或易怒。

1. 循行部位：足厥阴肝经起于足大趾爪甲后丛毛处（大敦穴），沿足背内侧向上，经过内踝前 1 寸处（中封穴），上行小腿内侧（经过足太阴脾经的三阴交），至内踝上 8 寸处交

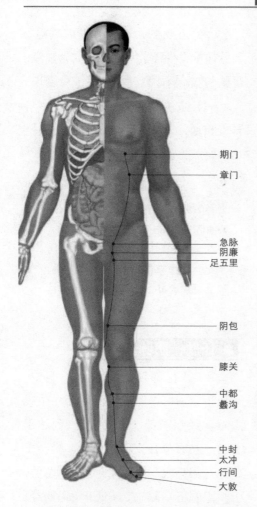

期门
章门
急脉
阴廉
足五里
阴包
膝关
中都
蠡沟
中封
太冲
行间
大敦

肝部分支：从肝分出，穿过横膈，向上流注于肺，与手太阴肺经相接。

联系脏腑：属肝，络胆，与肺、胃、肾、脑有联系。

足厥阴肝经循环歌

足厥阴肝脉所终。起于大趾毛际丛，
上入颃颡连目系，出额会督顶巅逢，
循足跗上上内踝，出太阴后入腘中，
其支复从目系出，下行颊里交环唇，
循股入毛绕阴器，上抵小腹挟胃通，
支者出肝别贯膈，上注于肺乃交宫，
属肝络胆上贯膈，布于胁肋循喉咙。

▲ 督脉：阳脉之海

1. 循行部位：督脉起于小腹内，下出会阴，向后至尾骶部的长强穴，沿脊柱上行，经项部至风府穴，进入脑内，属脑，沿头部正中线，上至巅顶的百会穴，经前额下行鼻柱至鼻尖的素髎穴，过人中，至上齿正中的龈交穴。

出于足太阴脾经的后面，至膝内侧（曲泉穴）沿大腿内侧中线，进入阴毛中，环绕过生殖器，至小腹，夹胃两旁，属于肝脏，联络胆腑，向上通过横膈，分布于胁肋部，沿喉咙之后，向上进入鼻咽部，连接目系（眼球联系于脑的部位），向上经前额到达巅顶与督脉交会。

2. 分支

目系分支：从目系走向面颊的深层，下行环绕口唇之内。

2. 分支：第一支，与冲、任二脉同起于胞中，出于会阴部，在尾骨端与足少阴肾经、足太阳膀胱经的脉气会合，贯脊，属肾。第二支，从小腹直上贯脐，向上贯心，至咽喉与冲、任二脉相会合，到下颌部，环绕口唇，至两目下中央。第三支，与足太阳膀胱经同起于眼内角，上行至前额，于巅顶交会，入络于脑，再别出下项，沿肩胛骨内，脊柱两旁，到达腰中，进入脊柱两侧的肌肉，与肾脏相连。

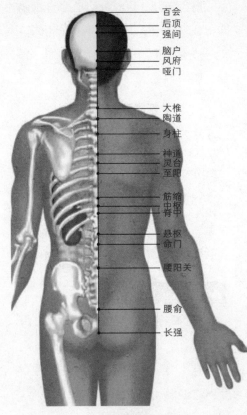

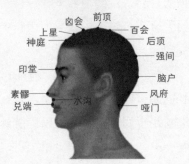

（2）反映脑、肾及脊髓的功能：督脉属脑，络肾。肾生髓，脑为髓海。督脉与脑、肾、脊髓的关系十分密切。

（3）主生殖功能：督脉络肾，与肾气相通，肾主生殖，故督脉与生殖功能有关。

督脉穴歌

督脉行脉之中行，二十八穴始长强，
腰俞阳关入命门，悬枢脊中中枢长，
筋缩至阳归灵台，神道身柱陶道开，
大椎哑门连风府，脑户强间后顶排，
百会前顶通囟会，上星神庭素髎对，
水沟兑端在唇上，龈交上齿缝之内。

▲ 任脉：阴脉之海

1. 循行部位：任脉起于胞中，下出于会阴，经阴阜，沿腹部正中线上行，经咽喉部（天突穴），到达下唇内，左右分行，环绕口唇，交会于督脉之龈交穴，再分别通过鼻翼两旁，上至眼眶下（承泣穴），交于足阳明经。

2. 分支：由胞中贯脊，向上循行于背部。

3. 生理功能

（1）调节阴经气血，为"阴脉之海"：任脉循行于腹部正中，腹为阴，说明任脉对一身阴经脉气具有总揽、总任的作用。另外，足三阴经在小腹与任脉相交，手三阴经借足三阴经与任脉相通，因此任脉对阴经气血有调节作用，故有"总任诸阴"之说。

（2）调节月经，妊养胎儿：任脉

3. 生理功能

（1）调节阳经气血，为"阳脉之海"：督脉循身之背，背为阳，说明督脉对全身阳经脉气具有统率、督促的作用。另外，六条阳经都与督脉交会于大椎穴，督脉对阳经有调节作用，故有"总督一身阳经"之说。

起于胞中，具有调节月经，促进女子生殖功能的作用，故有"任主胞胎"之说。

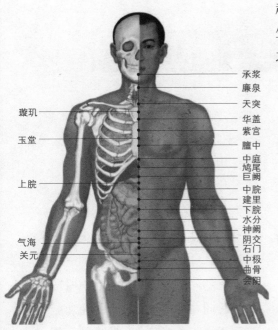

璇玑

玉堂

上脘

气海
关元

承浆
廉泉
天突
华盖
紫宫
膻中
中庭
鸠尾
巨阙
中脘
建里
下脘
水分
神阙
阴交
石门
中极
曲骨
会阴

任脉穴歌

任脉中行二十四，会阴潜伏二阴间，
曲骨之前中极在，关元石门气海边，
阴交神阙水分处，下脘建里中脘前，
上脘巨阙连鸠尾，中庭膻中玉堂联，
紫宫华盖循璇玑，天突廉泉承浆端。

67

第四节　生命之本：气血

气与血是构成人体的基本物质，也是人体生命活动的动力和源泉，来源于水谷，化生于脏腑，既是脏腑经络功能的动力，又是脏腑功能活动的产物。

脏腑的正常功能依赖于气血的作用。气运行机体内外表里，相互贯通，像圆环一样，周而复始循环着，以供给人体脏腑组织活动的动力。血液循环于脉管中，内至五脏六腑，外达皮肉筋骨，循环无端，运行不息，不断地对全身各脏腑组织发挥其营养作用。

气血温煦、濡养脏腑组织，使其能发挥各自的功能，是人体进行生理活动的最基本的物质，气血失和可直接引起各种疾病，人体产生的一切病理变化均与气血相关。气血生成虽有赖于脏腑功能的生化，但脏腑功能的产生皆须气血的滋润、畅通和平衡。

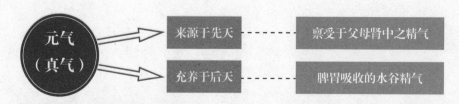

▲ 气：生命活动的原动力

气是人体生命活动的原动力与精微物质。唯有依靠气，人的生命活动才能得以维持。气亦有广义和狭义两种。前者泛指先天之气、后天之气、元气、宗气、真气、营气、卫气、五脏六腑之气等，后者则多指后天呼吸之气，肺主之。

先天之气又称元气，来自先天之精。由阴阳二气组成。此气发源于命门，经三焦，周遍全身，归藏于丹田，循环往复，成为推动人体成长发育以及五脏六腑、四肢百骸的原动力。后天之气包括呼吸之气和饮食精微所化生的营卫之气。后天之气能推动呼吸、语言和血液循环，此为宗气。

先天元气和后天宗气相互结合成为真气。《灵枢·刺节真邪篇》指出："真气者，所受于天，与谷气并而充身。"真气推动人体一切正常生理活动，并奉养周身，使之生生不息。

水谷精微化为营气，循行于脉中，对于体内有生成血液，为五脏六腑提供营养的作用，在外则有滋润皮毛筋

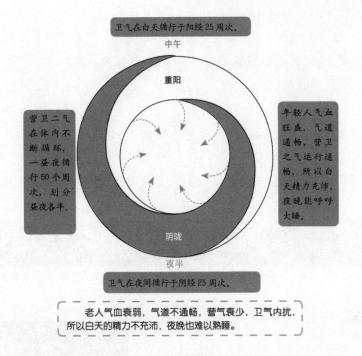

卫气在白天循行于阳经25周次。

中午

重阳

营卫二气在体内不断循环，一昼夜循行50个周次，划分昼夜各半。

年轻人气血旺盛，气道通畅，营卫之气运行通畅，所以白天精力充沛，夜晚能呼呼大睡。

阴陇

夜半

卫气在夜间循行于阴经25周次。

老人气血衰弱，气道不通畅，营气衰少，卫气内扰，所以白天的精力不充沛，夜晚也难以熟睡。

骨的作用。卫气亦为水谷精微所化，只是循行于脉道之外。它的作用在于温养人体的肌腠，控制毛孔开合，抵抗外邪。

根据《素问·举痛论》"百病生于气"的理论，中医又有"气为百病之长"之说，气为一身之主，升降出入，周流全身，以温煦内外，使脏腑经络，四肢百骸得以正常活动，若劳倦过度，或情志失调，或六淫外袭，或饮食失节，均可使气机失常，而出现气滞、气逆、气陷等病理状态，气机升降失常也是导致痰饮、瘀血等病理产物内生的根本原因，血液的流行有赖于气的推动，即所谓"气为血帅"；津液的输布和排泄，有赖于气的升降出入运动，则所谓"气能生津"。气机一旦失常，即可产生瘀血、痰饮等病变。

▲ 血：最基本的物质

血，即血液，是循行于脉中的富有营养的红色的液态物质，是构成人体和维持人体生命活动的基本物质之一。血主于心，藏于肝，统于脾，布于肺，根于肾，有规律地循行脉管之中，在脉内营运不息，充分发挥灌溉一身的生理效应。

脉是血液循行的管道，又称"血府"。在某些因素的作用下，血液不能在脉内循行而溢出脉外时，称为出血，即"离经之血"。由于离经之血离开了脉道，失去了其发挥作用的条件，所以，就丧失了血的生理功能。

血的营养作用是由其组成成分所决定的。血循行于脉内，是其发挥营养作用的前提和血沿脉管循行于全身，为全身各脏腑组织的功能活动提供营养。《难经·二十二难》将血的这一作用概括为"血主濡之"。全身各部（内脏、五官、九窍、四肢、百骸）无一不是在血的濡养作用下而发挥功能的。如鼻能嗅，眼能视，耳能听，喉能发音，手能摄物等都是在血的濡养作用下完成的。

血的濡养作用可以从面色、肌肉、皮肤、毛发等方面反映出来。血的濡养作用正常，则面色红润，肌肉丰满壮实，肌肤和毛发光滑等。当血的濡养作用减弱时，机体除脏腑功能低下

血、气的同一性

食物在胃里消化后被运化至全身，是机体活力的源泉。人体内的血、气都从此而来，它们实际都是同一种物质。

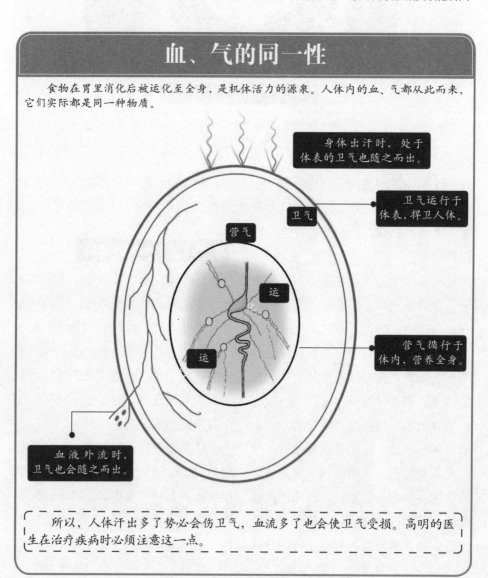

身体出汗时，处于体表的卫气也随之而出。

卫气运行于体表，捍卫人体。

卫气

营气

运

营气循行于体内，营养全身。

运

血液外流时，卫气也会随之而出。

所以，人体汗出多了势必会伤卫气，血流多了也会使卫气受损。高明的医生在治疗疾病时必须注意这一点。

外，还可见到面色不华或萎黄，肌肤干燥，肢体或肢端麻木，运动不灵活等临床表现。《景岳全书·血证》说："故凡为七窍之灵，为四肢之用，为筋骨之和柔，为肌肉之丰盛，以至滋脏腑，安神魂，润颜色，充营卫，津液得以通行，二阴得以调畅，凡形质之所在，无非血之用也。"

血是神志活动的物质基础。血的这一作用是古人通过大量的临床观察而认识到的：无论何种原因形成的血虚或运行失常，均可以出现不同程度的神志方面的症状。心血虚、肝血虚，常有惊悸、失眠、多梦等神志不安的表现，失血甚者还可出现烦躁、恍惚、癫狂、昏迷等神志失常的改变。

第五节 生命之魂：精神

精、气、神，中医称为三宝，就是说明这三者对于人体极为重要。

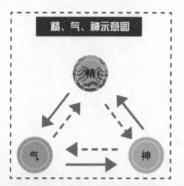

精、气、神示意图

▲ 精：生命活动的基础

精是人体生长、发育以及生殖能力的物质基础。

先天之精

先天之精是承受于父母的造化生殖之精，它在整个生命活动中作为"生命之根"而起作用，所谓"人始生，先成精"（《灵枢·经脉》）。父母生殖之精结合，形成胚胎之时，便转化为胚胎自身之精，此即禀受于父母以构成脏腑组织的原始生命物质。胚胎形成之后，在女子胞中，直至胎儿发育成熟，全赖气血育养。胞中气血为母体摄取的水谷之精而化生。因此，先天之精，实际上包括原始生命物质，以及从母体所获得的各种营养物质，主要秘藏于肾。

后天之精

人出生后，机体由脾胃的运化作用从饮食物中摄取的营养物质，称为"后天之精"。后天之精经脾气的转输作用以"灌四傍"，则为脏腑之精。

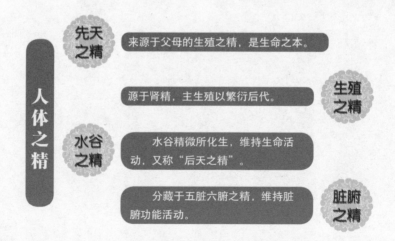

人体之精

先天之精：来源于父母的生殖之精，是生命之本。

生殖之精：源于肾精，主生殖以繁衍后代。

水谷之精：水谷精微所化生，维持生命活动，又称"后天之精"。

脏腑之精：分藏于五脏六腑之精，维持脏腑功能活动。

各脏腑之精化为各脏腑之气，以推动和调控该脏腑的生理功能。各脏腑之精支持其生理功能后的剩余部分，则输送到肾中，充养先天之精，如《素问·上古天真论》说："肾者主水，受五脏六腑之精而藏之。"因此肾精的构成，是以先天之精为基础，加之部分后天之精的充养而化成。先天之精是肾精的主体成分，后天之精仅起充养作用，因而肾精所化的肾气，也主要属先天之气，即元气。

先天之精与后天之精的关系

后天之精有赖于肾气及肾阴肾阳对脾气及脾阴脾阳的推动和资助，才能不断地化生，以输布全身，营养脏腑及其形体官窍；先天之精也须依赖脾胃所化后天之精的不断培育和充养，才能日渐充盛，以充分发挥其生理效应。此外，当机体发育到一定阶段，生殖机能成熟时，肾精又可化为生殖之精以施泄。如果肾气虚衰，闭藏精的功能减退，可导致精的无故流失，出现遗精、早泄等失精的病理变化，称为肾失封藏。但若肾气的激发作用减退，或肝气的疏泄功能失常，可致生殖之精不得化生和施泄的精瘀病变。

▲ 神：生命的灵魂

广义的神指人体生命活动的体现；狭义的神通常指心所主的神志，即人的精神、意识和思维活动。神的概念在中医学中使用很广，《黄帝内经》中即多处提及，如"故生之来谓之精，两精相搏谓之神""神者，水谷之精气也""神者，正气也""血气者，人之神""阴阳不测谓之神"。这些神的含义，都围绕着人体生命活动这个中心。或是从神的先天后天物质基础，或是从功能活动、外在表现、变化特点等不同的角度对神进行归纳，神来自先天，然而又须不断地得到后天饮食物的滋养与补充。神不能脱离人的形体而单独存在。

神的来源

神来自先天与后天两个方面。《黄帝内经》中以"故生之来谓之精，两精相搏谓之神"，来说明双亲之精通过遗传给予后代，因此由遗传而来的先天之精是产生神的根源。另外，神还需要不断地得到后天水谷精微的滋养，即通过饮食来化生气、血、精、津液给予补充，从而维持生命活动。这就是说，后天水谷精微不断地充养先天之精，使人体的气、血、精、津液充沛，脏腑功能良好，方能使神处于正常状态。

形神关系

《黄帝内经》中的神是人的生命活动的表现，它不能离开人体而单独存在。一旦形体死亡，神也就随之消失。所以，有形（有生命的人体）方能有神。中医学强调形神合一，形与神俱，就是指形与神是人体不可分离的统一整体。形体健壮则精神旺盛，生命活动正常；形体衰弱则精神衰惫，生命活动异常。神与精神意识和思维人的精神、意识和思维是神常用的含义之一。中医学认为这一含义下的神由心所主，即《黄帝内经》中所说"心者，君主之官，神明出焉"，所以有时又称为"心神"。在由心所主的神中，又可分出神、魂、魄、意、志等下属概念，这些概念互有差别，并分属于五脏。这是由于神的活动是建立在五脏功能活动基础之上，五脏功能不同，神的表现也就有所区别。以神配属于心，魂配属于肝，魄配属于肺，意配属于脾，志配属于肾。如精神意识逐渐成熟则产生魂，做梦、幻觉、梦游等属于魂的活动范围，魂属于肝。又如《黄帝内经》中认为"心有所忆谓之意，意之所存谓之志"，志即认识，

是人体在意念积存的基础上产生的，为人类特有的心理功能，而这一功能活动与肾气的充沛与否有关，这些都对临床辨证用药有一定的参考意义。虽然上述精神活动各有不同，但主宰者是心，其中任何一种活动都是心神活动的组成部分，都属神的范畴。心神可以统率和支配人去认识和处理外界事物，心神如有异常，则魂、魄、意、志等精神活动就会紊乱。

神的盛衰

中医学常常用神的盛衰来判定人体的健康状况与疾病的轻重转归（预后）。由于气、血、精、津液是产生神的物质基础，所以当人的精气充盈，生命活动正常时神的表现也就旺盛，如面色红润光泽，目光明亮、炯炯有神，呼吸平和，神志清楚，语言清晰，精力充沛，反应敏捷，动作灵活，肌肉丰满等，亦称"有神"。反之，如果人的气、血、精、津液不足，脏腑功能失常，神也就表现为不足，可出现精神不振、健忘嗜睡、声低懒言、倦怠无力、动作迟缓等表现，亦称"少神"。如果神出现衰败，表现为面色晦暗、视物不清、眼球呆滞、呼吸异常、神志不清、语言错乱、反应迟钝、动作失灵、骨瘦如柴等，此时应称"失神"，标志病情严重，预后不良。在有神、少神、失神的表现中，以目光的表现最为突出。人的精

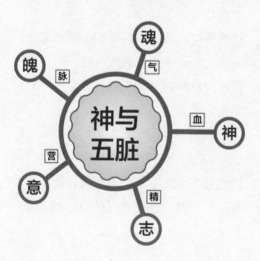

神活动、健康状况，往往可从目光中流露出来。此外，面部表现、言谈举止、声息、外形、动作状态以及舌象、脉象等，都可以从不同的角度反映出神的盛衰。

精、气、神三者有着连锁性的关系。气生于精，精化为气，经气充盛，神自活跃。反之，神不充旺，定然精气不足。同时神如活动过度，也能影响精气，从而使形体衰弱。所以在养生和治疗方面，又须互相兼顾。

第六节 维持生命的基本物质：津液

▲ 津液的概念

津液是人体一切正常水液的总称。津液包括各脏腑组织的正常体液和正常的分泌物，如胃液、肠液、唾液、关节液等。习惯上也包括代谢产物中的尿、汗、泪等。津液以水分为主体，含有大量营养物质，是构成人体和维持人体生命活动的基本物质。

在体内，除血液之外，其他所有正常的水液均属于津液范畴。

津液广泛地存在于脏腑、形体、官窍等器官组织之内和组织之间，起着滋润濡养作用。同时，津能载气，全身之气以津液为载体而运行全身并发挥其生理作用。津液又是化生血液的物质基础之一，与血液的生成和运行也有密切关系。所以，津液不但是构成人体的基本物质，也是维持人体生命活动的基本物质。

津与液虽同属水液，但在性状、功能及其分布部位等方面又有一定的区别。一般地说，性质清稀，流动性大，主要布散于体表皮肤、肌肉和孔窍等部位，并渗入血脉，起滋润作用者，称为津；其性较为稠厚，流动性较小，灌注于骨节、脏腑、脑、髓等组织器官，起濡养作用者，称为液："津液各走其道，故三焦出气，以温肌肉，充皮肤，为其津；其流而不行者，为液"（《灵枢·五癃津液别》）。

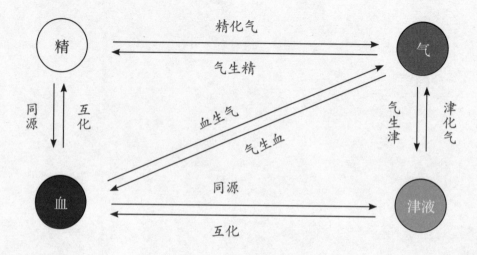

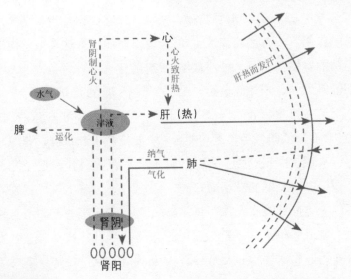

▲ 津液的代谢

津液的生成

津液的生成、输布和排泄，是一个涉及多个脏腑一系列生理活动的复杂的过程。

津液来源于饮食，通过脾、胃、小肠和大肠消化吸收饮食中的水分和营养而生成的。其具体过程是：

脾胃腐熟运化：胃为水谷之海，主受纳腐熟，赖游溢精气而吸收水谷中部分精微。脾主运化，赖脾气之升清，将胃肠吸收的谷气与津液上输于心肺，而后输布全身。

小肠主液：小肠泌别清浊，吸收饮食物中大部分的营养物质和水分，上输于脾，而布散全身，并将水液代谢产物经肾输入膀胱，把糟粕下输于大肠。

大肠主津：大肠接受小肠下注的饮食物残渣和剩余水分，将其中部分水液重新吸收，使残渣形成粪便而排出体外。大肠通过其主津功能参与人体内津液的生成。

津液的生成是在脾的主导下，由胃、小肠、大肠的参与而共同完成的，但与其他脏腑也不无关系。

总之，津液的生成取决于如下两方面的因素：其一是充足的水饮类食物，这是生成津液的物质基础；其二是脏腑功能正常，特别是脾胃、大小肠的功能正常。其中任何一方面因素的异常，均可导致津液生成不足，引起津液亏乏的病理变化。

津液的输布

津液的输布主要依靠脾、肺、肾、肝、心和三焦等脏腑生理功能的综合作用而完成的。

心主血脉：心属火，为阳中之太阳，主一身之血脉。津液和血液赖心阳之动力，方能正常运行，环周不休。

脾气散精：脾主运化水谷精微，通过其转输作用，一方面将津液上输于肺，由肺的宣发和肃降，使津液输布全身而灌溉脏腑、形体和诸窍。另一方面，又可直接将津液向四周布散至全身，即脾有"灌溉四旁"之功能。

肺主行水：肺主行水，通调水道，为水之上源。肺接受从脾转输而来的津液之后，一方面通过宣发作用将津液输布至人体上部和体表；另一方面，通过肃降作用，将津液输布至肾和膀胱以及人体下部形体。

肾主津液：肾对津液输布起着主宰作用，主要表现在两个方面：一、肾中阳气的蒸腾气化作用，是胃"游溢精气"、脾的散精、肺的通调水道，以及小肠的分别清浊等作用的动力，推动着津液的输布。二、由肺下输至肾的津液，在肾的气化作用下，清者蒸腾，经三焦上输于肺而布散于全身，浊者化为尿液注入膀胱。

肝主疏泄：肝主疏泄，使气机调畅，三焦气治，气行则津行，促进了津液的输布环流。

三焦决渎：三焦为"决渎之官"，气为水母，气能化水布津，三焦对水液有通调决渎之功，是津液在体内流注输布的通道。

津液的输布虽与五脏皆有密切关系，但主要是由脾、肺、肾和三焦来完成的。脾将胃肠而来的津液上输于肺，肺通过宣发肃降功能，经三焦通道，使津液外达皮毛，内灌脏腑，输布全身。

津液的排泄

津液的排泄与津液的输布一样，主要依赖于肺、脾、肾等脏腑的综合作用，其具体排泄途径为：

汗、呼气：肺气宣发，将津液输布到体表皮毛，被阳气蒸腾而形成汗液，由汗孔排出体外。肺主呼吸，肺在呼气时也带走部分津液（水分）。

尿液：为津液代谢的最终产物，其形成虽与肺、脾、肾等脏腑密切相关，但尤以肾为最。肾之气化作用与膀胱的气化作用相配合，共同形成尿液并排出体外。肾在维持人体津液代谢平衡中起着关键作用，所以说："水为至阴，其本在肾。"

粪：大肠排出的水谷糟粕所形成的粪便中亦带走一些津液。腹泻时，大便中含水多，带走大量津液，易引起伤津。

综上所述，津液代谢的生理过程，需要多个脏腑的综合调节，其中尤以肺、脾、肾三脏为要。若三脏功能失调，则可影响津液的生成、输布和排泄等过程，破坏津液代谢的平衡，从而导致津液生成不足，或环流障碍，水液停滞，或津液大量丢失等病理改变。其中，尤以肾的功能最为关键。津液生成不足或大量丢失而伤津化燥，甚

津液在体内的变化

津液来源于饮食水谷，是通过脾胃、小肠和大肠吸收饮食水谷中的水分和营养而生成的。

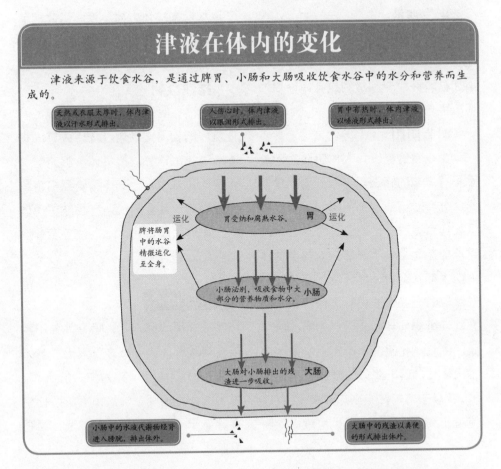

天热或衣服太厚时，体内津液以汗水形式排出。

人伤心时，体内津液以眼泪形式排出。

胃中有热时，体内津液以唾液形式排出。

胃受纳和腐熟水谷。 胃 运化 运化

脾将肠胃中的水谷精微运化至全身。

小肠泌别，吸收食物中大部分的营养物质和水分。 小肠

大肠对小肠排出的残渣进一步吸收。 大肠

小肠中的水液代谢物经胃进入膀胱，排出体外。

大肠中的残渣以粪便的形式排出体外。

则阴液亏虚，乃至脱液亡阴，其治宜滋液生津、滋补阴液、敛液救阴。津液停聚则为湿、为饮、为水、为痰，其治当以发汗、化湿、利湿（尿）、逐水、祛痰为法。

▲ 津液的功能

津液的功能主要包括滋润濡养、化生血液、调节阴阳和排泄废物等。

滋润濡养

津液以水为主体，具有很强的滋润作用，富含多种营养物质，具有营养功能。津之与液，津之质最轻清，液则清而晶莹，厚而凝结。精、血、津、液四者在人之身，血为最多，精为最重，而津液之用为最大。内而脏腑筋骨，外而皮肤毫毛，莫不赖于津液以濡养。分布于体表的津液，能滋润皮肤，温养肌肉，使肌肉丰润，毛发光泽；体内的津液能滋养脏腑，维持各脏腑的正常功能；注入孔窍的津液，使口、眼、鼻等九窍滋润；流入关节的津液，能温利关节；渗入骨髓的津液，能充养骨髓和脑髓。

化生血液

津液经孙络渗入血脉之中，成为化生血液的基本成分之一。津液使血液充盈，并濡养和滑利血脉，而血液环流不息。

调节阴阳

在正常情况下，人体阴阳之间处于相对平衡的状态。津液作为阴精的一部分，对调节人体的阴阳平衡起着重要作用。脏腑之阴的正常与否，与津液的盛衰是分不开的。人体根据体内的生理状况和外界环境的变化，通过津液的自我调节使机体保持正常状态，以适应外界的变化。如寒冷的时候，皮肤汗孔闭合，津液不能借汗液排出体外，而下降入膀胱，使小便增多；夏暑季节，汗多则津液减少下行，使小便减少。当体内丢失水液后，则

多饮水以增加体内的津液。由此调节机体的阴阳平衡，从而维持人体的正常生命活动。

排泄废物

津液在其自身的代谢过程中，能把机体的代谢产物通过汗、尿等方式不断地排出体外，使机体各脏腑的气化活动正常。若这一作用受到损害和发生障碍，就会使代谢产物潴留于体内，而产生痰、饮、水、湿等多种病理变化。

▲ 五脏化液

汗、涕、泪、涎、唾五种分泌物或排泄物称之为五液。五液由五脏所化生，即心为汗，肺为涕，肝为泪，脾为涎，肾为唾。五液由五脏所化生并分属于五脏，故称五脏化液，又称五脏化五液。

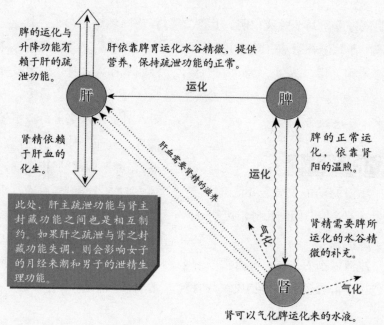

脾的正常运化，依靠肾阳的温煦。
肾精需要脾所运化的水谷精微的补充。
肾可以气化脾运化来的水液。

第四章 辨证求因：中医认识病因的方法

◎ 病因就是致病因素，分为内因、外因、不内外因三种。凡病从外来者为外因，病从内起者为内因，不属以上范围内的如意外创伤和虫兽伤害等为不内外因。

第一节 六气逆乱：外感病因

外感病因，是指由外而入，或从皮毛，或从口鼻，侵入机体，引起外感疾病的致病因素。外感病是由外感病因而引起的一类疾病，一般发病较急，病初多见寒热、咽痛、骨节酸楚等。外感病因大致分为六淫和疫疬两类。

所谓六淫，是风、寒、暑、湿、燥、火六种外感病邪的统称。阴阳相移，寒暑更作，气候变化都有一定的规律和限度。如果气候变化异常，六气发生太过或不及，或非其时而有其气，以及气候变化过于急骤，超过了一定的限度，使机体不能与之相适应的时候，就会导致疾病的发生。于是，

六气之标本中气关系对照

标本中气理论，是运气学说运用于临床，用以知道六气发病及治疗用药的一种观点。因为风、寒、暑、湿、燥、热六气是气象与疾病产生的根源，故为本；三阴三阳是用以表示或标记六气的符号，故为标；中即中见之气，与标本相互联系，且与标为表里关系。

本	火（暑）	燥	寒	风	热	湿
标	少阳	阳明	太阳	厥阴	少阴	太阴
中气	厥阴	太阴	少阴	少阳	太阳	阳明

五气对人的影响

　　自然界中的风、热、湿、燥、寒五气依次交替主时。气的来临，如果与时令之气相一致，则为正气，与时令之气不一致，则为邪气。五气对人的影响如图所示。五气对疾病变化的影响是：如果来气与时令之气相一致的，则病轻微；来气与时令之气不相合的，则病严重。

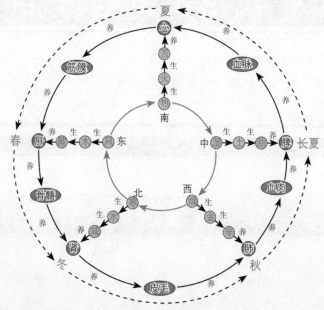

　　六气由对人体无害而转化为对人体有害，成为致病的因素。

　　疫疠是指具有传染或流行特征而且伤亡较严重的一类疾病。具有传播迅速、传染性强、病情严重、致病死亡率高的特点。与现代传染病指由病原微生物和寄生虫感染人体后产生的传染性疾病是一致的。

▲ 风：百病之始

自然特性

　　风具有轻扬开泄，善动不居的特性，为春季的主气，在一年二十四个节气中，大寒、立春、雨水、惊蛰四个节气为风气主令。因风为木气而通于肝，故又称春季为风木当令的季节。风虽为春季的主气，但终岁常在，四时皆有。故风邪引起的疾病虽以春季为多，但不限于春季，其他季节均可发生。

风邪的性质和致病特征

　　风性轻扬，善行数变，风胜则动，为百病之长，这是风邪的基本特点。

　　轻扬开泄：风为阳邪，其性轻扬升散，具有升发、向上、向外的特性。所以风邪致病，易于伤人上部，易犯肌表、腰部等阳位。肺为五脏六腑之华盖，伤于肺则肺气不宣，故现鼻塞流涕、咽痒咳嗽等。风邪上扰头面，则现头晕头痛、头项强痛、面肌麻痹、口眼歪斜等。风邪客于肌表，可见怕风、发热等表证。因其性开泄，具有疏通、透泄之性，故风邪侵袭肌表，使肌腠疏松，汗孔开张，而出现汗出、恶风等症状。

善行数变：风善动不居，易行而无定处。"善行"是指风邪具有易行而无定处的性质，故其致病有病位游移，行无定处的特性。如风疹、荨麻疹之发无定处，此起彼伏；行痹（风痹）之四肢关节游走性疼痛等，均属风气盛的表现。"数变"是指风邪致病具有变化无常和发病急骤的特性。如风疹、荨麻疹之时隐时现，癫痫、中风之猝然昏倒，不省人事等。因其兼挟风邪，所以才表现为发病急，变化快。总之，以风邪为先导的疾病无论是外感还是内伤，一般都具有发病急、变化多、传变快等特征。

风性主动："风性主动"是指风邪致病具有动摇不定的特征。常表现为眩晕、震颤、四肢抽搐、角弓反张、直视上吊等症状，故称"风胜则动"。如外感热病中的"热极生风"，内伤杂病中的"肝阳化风"或"血虚生风"等证，均有风邪动摇的表现。

风为百病之长：风邪是外感病因的先导，寒、湿、燥、热等邪，往往都依附于风而侵袭人体。例如，与寒合为风寒之邪，与热合为风热之邪，与湿合为风湿之邪，与暑合则为暑风，与燥合则为风燥，与火合则为风火等。所以，临床上风邪为患较多，又易与六淫诸邪相合而为病。故称风为百病之长，六淫之首。

风与肝相应。风为木气，通于肝。外感风邪可导致胃脘痛、腹胀、肠鸣、呕吐、泄泻等。这是风邪伤肝，木盛克土所致。

综上所述，风为春令主气，与肝木相应。风邪为病，其病症范围较广，变化快。其具体特点为：①遍及全身：无处不至，上至头部，下至足膝，外而皮肤，内而脏腑，全身任何部位均可受到风邪的侵袭。②媒介作用：能与寒、湿、暑、燥、火等相合为病。③其致病的特殊性，风病来去急速，病程不长，其特殊症状也易于认识，如汗出恶风、全身瘙痒、游走不定、麻木以及动摇不宁等症状。临证时，发病在春季与感受风邪明显有关者，均可考虑风邪的存在。

▲ 寒：损阴阳邪

自然特性

寒具有寒冷、凝结特性，为冬季的主气，从小雪、大雪、冬至，到小寒计四个节气，为冬令主气。寒为水气而通于肾，故称冬季为寒水当令的季节。因冬为寒气当令，故冬季多寒病，但也可见于其他季节。由于气温骤降，防寒保温不够，人体亦易感受

六气致病的一般规律

一般情况下，六气有怎样的变化，万物就有怎样的回报。六气在人体的变化也是如此。

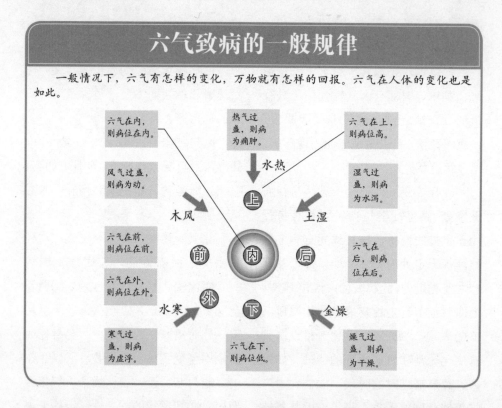

六气在内，则病位在内。

热气过盛，则病为痈肿。

六气在上，则病位高。

风气过盛，则病为动。

水热

湿气过盛，则病为水泻。

木风

土湿

六气在前，则病位在前。

前 内 后

六气在后，则病位在后。

六气在外，则病位在外。

外 下

水寒

金燥

寒气过盛，则病为虚浮。

六气在下，则病位低。

燥气过盛，则病为干燥。

寒邪而为病。

寒邪的性质和致病特征

寒邪以寒冷、凝滞、收引为基本特征。

寒易伤阳：寒为阴气的表现，其性属阴，故寒为阴邪。阳气本可以制阴，但阴寒偏盛，则阳气不仅不足以驱除寒邪，反为阴寒所侮，故云"阴盛则寒"，"阴盛则阳病"。所以寒邪最易损伤人体阳气。阳气受损，失于温煦之功，故全身或局部可出现明显的寒象。如寒邪束表，卫阳郁遏，则现恶寒、发热、无汗等，称之为"伤寒"。若寒邪直中于里，损伤脏腑阳气者，谓之为"中寒"。如伤及脾胃，

则纳运升降失常，以致吐泻清稀，脘腹冷痛；肺脾受寒，则宣肃运化失职，表现为咳嗽喘促，痰液清稀或水肿；寒伤脾肾，则温运气化失职，表现为畏寒肢冷、腰脊冷痛、尿清便溏、水肿腹水等；若心肾阳虚，寒邪直中少阴，则可见恶寒蜷卧、手足厥冷、下利清谷、精神萎靡、脉微细等。

寒性凝滞：凝滞，即凝结阻滞之谓。人身气血津液的运行，赖阳气的温煦推动，才能畅通无阻。寒邪侵入人体，经脉气血失于阳气温煦，易使气血凝结阻滞，涩滞不通，不通则痛，故疼痛是寒邪致病的重要特征。因寒而痛，其痛得温则减，逢寒增剧，得

温则气升血散，气血运行无阻，故疼痛缓解或减轻。寒胜必痛，但痛非必寒。由于寒邪侵犯的部位不同，所以病状各异。若寒客肌表，凝滞经脉，则头身肢节剧痛；若寒邪直中于里，气机阻滞，则胸、脘、腹冷痛或绞痛。

寒性收引：收引，即收缩牵引之意。寒性收引是指寒邪具有收引拘急之特性。"寒则气收"。寒邪侵袭人体，可使气机收敛，腠理闭塞，经络筋脉收缩而挛急；若寒客经络关节，则筋脉收缩拘急，以致拘挛作痛、屈伸不利或冷厥不仁；若寒邪侵袭肌表，则毛窍收缩，卫阳闭郁，故发热恶寒而无汗。

寒与肾相应。寒为水气，通于肾。

寒邪侵袭，寒水泛滥，则尿少，水肿；寒水过盛，上制心火，则心痛、心悸、肢厥等。

总之，寒为冬季主气，与肾水相应。寒病多发于冬季，但也可见于其他季节。寒邪为病，其致病特征是：寒为阴邪，易伤阳气，故寒邪致病，全身或局部有明显的寒象。寒胜则痛，所以疼痛为寒证的重要特征之一。因寒则气收，故其病有毛窍闭塞、气机收敛、筋脉拘急的特征，表现为无汗、拘急作痛或屈伸不利等。

▲ 暑：盛热阳邪

自然特性

暑为火热之邪，为夏季主气，从

观察六气，判断病位

六气的变化与发病规律有一定对应关系，所以，人体的发病是有规律可循的。下图所示为通过观察六气判断病位的方法。

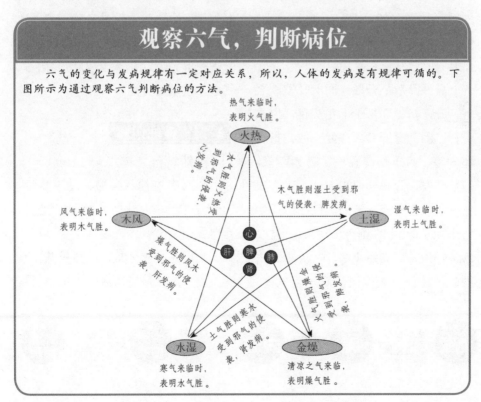

85

小满、芒种、夏至，到小暑四个节气，为暑气当令。暑邪有明显的季节性，主要发生在夏至以后，立秋以前。暑邪独见于夏令，故有"暑属外邪，并无内暑"之说。暑邪致病有阴阳之分，在炎夏之日，气温过高，或烈日暴晒过久，或工作场所闷热而引起的热病，为中于热，属阳暑；而暑热时节，过食生冷，或贪凉露宿，或冷浴过久所引起的热病，为中于寒，属阴暑。总之，暑月受寒为阴暑，暑月受热为阳暑。

暑邪的性质和致病特征

暑为火所化，主升散，且多挟湿。

暑性炎热：暑为夏月炎暑，盛夏之火气，具有酷热之性，火热属阳，故暑属阳邪。暑邪伤人多表现出一系列阳热症状，如高热、心烦、面赤、烦躁、脉象洪大等，称为伤暑（或暑热）。

暑性升散：升散，即上升发散之意。升，指暑邪易于上犯头目，内扰心神，因为暑邪易入心经；散，指暑邪为害，易于伤津耗气。暑为阳邪，阳性升发，故暑邪侵犯人体，多直入气分，可致腠理开泄而大汗出。汗多伤津，污液亏损，则可出现口渴喜饮，唇干舌燥，尿赤短少等。在大量汗出同时，往往气随津泄，而导致气虚，

故伤于暑者，常可见到气短乏力，甚则突然昏倒，不省人事。中暑兼见四肢厥逆，称为暑厥。暑热引动肝风而兼见四肢抽搐，颈项强直，甚则角弓反张，称为暑风（暑痫）。暑热之邪，不仅耗气伤津，还可扰动心神，而引起心烦闷乱而不宁。

暑多挟湿：暑季不仅气候炎热，且常多雨而潮湿，热蒸湿动，湿热弥漫空间，人身之所及，呼吸之所受，均不离湿热之气。暑令湿胜必多兼感。其临床特征，除发热、烦渴等暑热症状外，常兼见四肢困倦、胸闷呕恶、大便溏泄不爽等湿阻症状。虽为暑湿并存，但仍以暑热为主，湿浊居次，非暑中必定有湿。暑为夏季主气，暑邪为患，有阴暑、阳暑之分。暑邪致病的基本特征为热盛、阴伤、耗气，又多挟湿。所以，临床上以壮热、阴亏、气虚、湿阻为特征。

▲ 湿：秽浊阴邪

自然特征

湿具有重浊、黏滞、趋下特性，为长夏主气。从大暑、立秋、处暑，到白露四个节气，为湿气主令。湿与脾土相应。夏秋之交，湿热熏蒸，水汽上腾，湿气最盛，故一年之中长夏

 湿邪侵袭 水湿停聚 脾失 健运 内湿 湿邪困脾 健运失职 易于感受

多湿病。湿亦可因涉水淋雨、居处伤湿，或以水为事。湿邪为患，四季均可发病，且其伤人缓慢难察。

湿的性质和致病特征

湿为阴邪，阻碍气机，易伤阳气，其性重浊黏滞、趋下。

湿为阴邪，易阻气机，损伤阳气：湿性类水，水属于阴，故湿为阴邪。湿邪侵及人体，留滞于脏腑经络，最易阻滞气机，从而使气机升降失常。胸胁为气机升降之道路，湿阻胸膈，气机不畅则胸闷；湿困脾胃，使脾胃纳运失职，升降失常，故现纳谷不香、不思饮食、脘痞腹胀、便溏不爽、小便短涩之候。由于湿为阴邪，阴胜则阳病，故湿邪为害，易伤阳气。脾主运化水湿，且为阴土，喜燥而恶湿，对湿邪又有特殊的易感性，所以脾具有运湿而恶湿的特性。因此，湿邪侵袭人体，必困于脾，使脾阳不振，运化无权，水湿停聚，发为泄泻、水肿、小便短少等症。"湿胜则阳微"，因湿为阴邪，易于损伤人体阳气，由湿邪郁遏使阳气不伸者，当用化气利湿通利小便的方法，使气机通畅，水道通调，则湿邪可从小便而去，湿去则阳气自通。

湿性重浊：湿为重浊有质之邪。所谓"重"，即沉重、重着之意。故湿邪致病，其临床症状有沉重的特性，如头重身困、四肢酸楚沉重等。若湿邪外袭肌表，湿浊困遏，清阳不能伸展，则头昏沉重，状如裹束；如湿滞经络关节，阳气布达受阻，则可见肌肤不仁、关节疼痛重着等。所谓"浊"，即秽浊垢腻之意。故湿邪为患，易于出现排泄物和分泌物秽浊不清的现象。如湿浊在上则面垢、眵多；湿滞大肠，则大便溏泻、下痢脓血黏液；湿气下注，则小便浑浊、妇女黄白带下过多；湿邪浸淫肌肤，则疮疡、湿疹、脓水秽浊等。

湿性黏滞："黏"，即黏腻；"滞"，即停滞。所谓黏滞是指湿邪致病具有黏腻停滞的特性。这种特性主要表现在两个方面：一是症状的黏滞性。即湿病症状多黏滞而不爽，如大便黏腻不爽，小便涩滞不畅，以及分泌物黏浊和舌苔黏腻等。二是病程的缠绵性。因湿性黏滞，蕴蒸不化，胶着难解，故起病缓慢隐袭，病程较长，往往反复发作或缠绵难愈。如湿温，它是一种由湿热病邪所引起的外感热病。由于湿邪性质的特异性，在疾病的传变过程中，表现出起病缓、传变慢、病程长、难速愈的明显特征。如湿疹、湿痹（着痹）等，亦因其湿而不易速愈。

湿性趋下：水性就下，湿类于水，其质重浊，故湿邪有下趋之势，易于伤及人体下部。其病多见下部的症状，如水肿多以下肢较为明显。如带下、小便浑浊、泄泻、下痢等，亦多由湿邪下注所致。但是,湿邪浸淫,上下内外,无处不到,非独侵袭人体下部。所谓"伤于湿者,下先受之"《素问·太阴阳明论》),只是说明湿性趋下,易侵阴位,为其特性之一而已。

湿为长夏主气,与脾土相应。湿邪有阻遏气机,易伤阳气之性,其性重浊黏滞,且有趋下之势。故湿邪为病,表现为人体气机阻滞,脾阳不振,水湿停聚而胸闷脘痞、肢体困重、呕恶泄泻等,以及分泌物和排泄物如泪、涕、痰、带下、二便等秽浊不清。

▲ 燥:干涩之病

自然特性

燥具有干燥、收敛清肃特性,为秋季主气。从秋分、寒露、霜降,到立冬四个节气,为燥气当令。秋季天气收敛,其气清肃,气候干燥,水分匮乏,故多燥病。燥气乃秋令燥热之气所化,属阴中之阳邪。燥邪为病,有温燥、凉燥之分。初秋有夏热之余气,久晴无雨,秋阳以曝之时,燥与热相结合而侵犯人体,故病多温燥。深秋近冬之际,西风肃杀,燥与寒相结合而侵犯人体,则病多凉燥。燥与肺气相通。

燥邪的性质和致病特征

燥盛则干,易于伤肺,为燥邪的基本特征。

干涩伤津:燥与湿相对,湿气去而燥气来,燥为秋季肃杀之气所化,其性干涩枯涸,故曰"燥盛则干"。燥邪为害,最易耗伤人体的津液,形成阴津亏损的病变,表现出各种干涩的症状和体征,诸如皮肤干涩皲裂、鼻干咽燥,口唇燥裂,毛发干枯不荣,小便短少,大便干燥等。

燥易伤肺:肺为五脏六腑之华盖,性喜清肃濡润而恶燥,称为娇脏。肺主气而司呼吸,直接与自然界大气相通,且外合皮毛,开窍于鼻,燥邪多从口鼻而入。燥为秋令主气,与肺相应,故燥邪最易伤肺。燥邪犯肺,使肺津受损,宣肃失职,从而出现干咳少痰,或痰黏难咳,或痰中带血,以及喘息胸痛等。

燥为秋季主气,与肺相应。燥邪以干涩伤津和易于伤肺为最重要特征。不论外燥还是内燥,均可见口、鼻、咽、唇等官窍干燥之象,以及皮肤、毛发干枯不荣等。

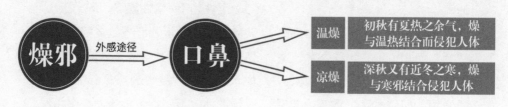

▲ 火（热）：火热阳邪

自然特性

火具有炎热特性，旺于夏季，从春分、清明、谷雨，到立夏四个节气，为火气主令。因夏季主火，故火与心气相应。但是火并不像暑那样具有明显的季节性，也不受季节气候的限制。

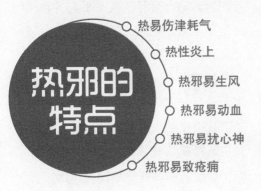

热邪的特点

- 热易伤津耗气
- 热性炎上
- 热邪易生风
- 热邪易动血
- 热邪易扰心神
- 热邪易致疮痈

温、暑、火、热的关系

温、暑、火、热四者性质基本相同，但又有区别。

温与热：这里的温和热均指病邪而言。温为热之渐，热为温之甚，二者仅程度不同，没有本质区别，故常温热混称。在温病学中所说的温邪，泛指一切温热邪气，连程度上的差别也没有。

暑与火（热）：暑为夏季的主气，乃火热所化，可见暑即热邪。但暑独见于夏季，纯属外邪，无内暑之说。而火（热）为病则没有明显的季节性，同时还包括高温、火热煎熬等。

火与热：火为热之源，热为火之性。火与热，其本质皆为阳盛，故往往火热混称。但二者还是有一定的区别的，热纯属邪气，没有属正气之说。而火，一是指人体的正气，称之为"少火"；二是指病邪，称之为"壮火"。这是火与热的主要区别。一般地说，热多属于外感，如风热、暑热、温热之类病邪。而火则常自内生，多由脏腑阴阳气血失调所致，如心火上炎、肝火炽盛、胆火横逆之类病变。

就温、热、火三者而言，温、热、火虽同为一气，但温能化热，热能生火，所以在程度上还是有一定差别的。温为热之微，热为温之甚；热为火之渐，火为热之极。

火的含义

中医学中的火有生理与病理之分。

生理之火：生理之火是一种维持人体正常生命活动所必需的阳气，它谧藏于脏腑之内，具有温煦生化作用。这种有益于人体的阳气称之为"少火"，属于正气范畴。

病理之火：病理之火是指阳盛太过，耗散人体正气的病邪。中医学将火分为正、邪两类。正气之火即少火，少火又可分为"君火"和"相火"。"君火"为心之阳气，"相火"为肝、肾、胆、膀胱、心包、三焦之阳气。其中肾之阳气，又称"命门火"或"龙火"，肝之阳气也叫"雷火"。"君火"仅指正气而言，若过旺便是心火炽盛；而相火包含正气和邪气两个方面，过旺时谓"相火妄动"。"心火炽盛"和"相火妄动"均属于"壮火",属邪气。

火邪的性质和致病特征

火邪具有燔灼、炎上、耗气伤津、生风动血等特性。

火性燔灼:燔即燃烧;灼,即烧烫。燔灼,是指火热邪气具有焚烧而熏灼的特性。故火邪致病,机体以阳气过盛为其主要病理机制,临床上表现出高热、恶热、脉洪数等热盛之征。总之,火热为病,热象显著,以发热、脉数为其特征。

火性炎上:火为阳邪,其性升腾向上。故火邪致病具有明显的炎上特性,其病多表现于上部。如心火上炎,则见舌尖红赤疼痛、口舌糜烂、生疮;肝火上炎,则见头痛如裂、目赤肿痛;胃火炽盛,可见齿龈肿痛、齿衄等。

伤津耗气:火热之邪,蒸腾于内,最易迫津外泄,消烁津液,使人体阴津耗伤。故火邪致病,其临床表现除热象显著外,往往伴有口渴喜饮、咽干舌燥、小便短赤、大便秘结等津伤液耗之征。火太旺而气反衰,阳热亢盛之壮火,最能损伤人体正气,导致全身性的生理机能减退。此外,气生于水,水可化气,火迫津泄,津液虚少无以化气,亦可导致气虚,如火热炽盛,在壮热、汗出、口渴喜饮的同时,又可见少气懒言、肢体乏力等气虚之证。总之,火邪为害,或直接损伤人体正气,或因津伤而致气伤,终致津伤气耗之病理结果。

生风动血:火邪易于引起肝风内动和血液妄行。风火相煽,症状急迫,临床上表现为高热、神昏谵语、四肢抽搐、颈项强直、角弓反张、目睛上视等;火热之邪,灼伤脉络,并使血行加速,迫血妄行,易于引起各种出血,如吐血、衄血、便血、尿血,以及皮肤发斑,妇女月经过多、崩漏等。

易致肿疡:火热之邪入于血分,聚于局部,腐肉败血,则发为痈肿疮疡。"痈疽原是火毒生"。"火毒""热毒"是引起疮疡比较常见的原因,其临床表现以疮疡局部红肿热痛为特征。

易扰心神:火与心气相应,心主血脉而藏神。故火之邪伤于人体,最易扰乱神明,出现心烦失眠,狂躁妄动,甚至神昏谵语等症。

综上所述,火有生理性火和病理性火,本节所讲的为病理性火,又名火邪。火邪就来源看,有外火和内火之异。外火多由外感而来,而内火常自内生。火邪具有燔灼炎上,伤津耗气,生风动血,易生肿疡和扰乱心神的特征。其致病广泛,发病急暴,易成燎原之势。在临床上表现出高热津亏、气少、肝风、出血、神志异常等特征。

外感症由六淫引起,是指风、寒、暑、湿、燥、火之邪侵袭肌表的证候。

另有直接侵害内脏的如中寒等，虽属外邪不能认作外感病。同时入内风、内涵、内湿，以及津血内亏之燥，五志内郁之火，虽与六淫的名称相同，但性质不同，应加严格区别。特别是对于外因和内因错杂并见的证候，如外寒和内湿兼病及外寒和外湿兼病，同属寒湿二邪，治法各异，必须分辨清楚。

疫疠之邪，亦为外来致病因素之一。疫是互相染易，不问大小，病状相似，即传染的意思；疠是指自然界一种毒戾之气，危害健康最大，不同于普通的六淫之邪。疠气的发生，多由淫雨、抗旱，或家畜瘟死，秽物腐败等酝酿所成。从性质上分为寒疫和瘟疫两项，多由口鼻吸受，直入肠胃，发病极速。

感染六淫之邪不即发病，经过一个相当时期方才出现病症，例如，冬天受了寒邪，到夏天才生温病；夏天受了暑邪，到秋天才出现暑病。这就称作"伏邪"。伏邪和新感相对，主要是从症状的表里、轻重和传变的迟速来鉴别。以温病为例：新感温病初起多表证，来势较轻，逐渐化热，由表入里，传变也比较慢。伏邪温病初起无表证，一发作后就显出内热甚重伤阴耗液的趋势，即使由于新感触动伏邪引发，初起虽有表证，但它的传变也特别迅速。

第二节 情志过度：内伤病因

内伤病因，又称内伤，泛指因人的情志或行为不循常度，超过人体自身调节范围，直接伤及脏腑而发病的致病因素，如七情内伤、饮食失宜、劳逸失当等。内伤病因系导致脏腑气血阴阳失调而为病。由内伤病因所引起的疾病称之为内伤病。内伤病因，是与外感病因相对而言的，因其病自内而外，非外邪所侵，故称内伤。

▲ 七情内伤

七情是指喜、怒、忧、思、悲、恐、惊七种正常的情志活动，是人的精神意识对外界事物的反应。七情与人体脏腑功能活动有密切的关系。七情分属于五脏，以喜、怒、思、悲、恐为代表，就称为五志。

七情是人对客观事物的不同反应，在正常的活动范围内，一般不会使人致病。只有突然强烈或长期持久的情志刺激，超过人体本身的正常生理活动范围，使人体气机紊乱，脏腑阴阳气血失调，才会导致疾病的发生。因此，作为病因，七情是指过于强烈、持久或突然的情志变化，导致脏腑气血阴阳失调而发生疾病的情志活动。因七情而病称为因郁致病。此外，由于某些慢性疾病，体内脏腑功能长期失调，引起人的精神情志异常，称为因病致郁。七情还与机体本身的耐受、调节能力有关。七情致病不同于六淫，六淫主要从口鼻或皮毛侵入人体，而七情则直接影响有关脏腑而发病。七情不仅可以引起多种疾病的发生，而且对疾病的发展有重要影响，它可促进病情的好转与恶化。由于七情是造成内伤病的主要致病因素之一，故又称"内伤七情"。

七情与脏腑气血的关系

人体的情志活动与脏腑有密切关系。其基本规律是：心主喜，过喜则伤心；肝主怒，过怒则伤肝；脾主思，过思则伤脾；肺主悲、忧，过悲过忧

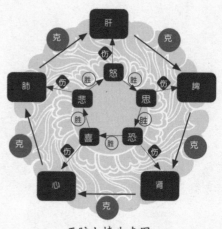

五脏七情生克图

则伤肺；肾主惊、恐，过惊过恐则伤肾。这说明脏腑病变可出现相应的情绪反应，而情绪反应过度又可损相关之脏腑。七情生于五脏又伤五脏的理论在诊断和治疗中均有重要的指导意义。

气和血是构成机体和维持人体生命活动的两大基本物质。气对人体脏腑具有温煦推动作用，血对人体脏腑则具有濡养作用。气血是人体精神情志活动的物质基础，情志活动与气血有密切关系。脏腑气血的变化，也会影响情志的变化。故曰："血有余则怒，不足则恐。"脏腑的生理活动必须以气血为物质基础，而精神情志活动又是脏腑生理功能活动的表现，所以人体情志活动与人体脏腑气血关系密切。

与精神刺激有关

七情属于精神性致病因素，其发病必与明显的精神刺激有关。在整个病程中，情绪的改变可使病情发生明显的变化。如癫病多由情志所伤，忧郁伤肝，肝气郁结，损伤于脾，脾失健运，痰浊内生，痰气上逆，迷蒙心神，不能自主而成。狂病多由恼怒悲愤，伤及肝胆，不得宣泄，郁而化火，煎熬津液，结为痰火，痰火上扰，蒙蔽心窍，神志逆乱而发。可见精神因素对疾病的发生发展有着重要作用。

直接伤及脏腑

七情过激可影响脏腑之活动而产生病理变化。不同的情志刺激可伤及不同的脏腑，产生不同的病理变化。如喜伤心，心伤则心跳神荡，精神涣散，思想不能集中，甚则精神失常等。七情过激虽可伤及五脏，但与心肝的关系尤为密切。心为五脏六腑之大主，一切生命活动都是五脏功能集中的表现，又必须接受心的统一主宰，心神受损必涉及其他脏腑。肝失疏泄，气机紊乱又是情志疾病发病机制的关键。

心主血而藏神；肝藏血而主疏泄；脾主运化而居中焦，为气机升降的枢纽、气血生化之源。故情志所伤为害，以心、肝、脾三脏和气血失调为多见。如过度惊喜或伤心，可导致心神不安而心悸、失眠、烦躁、惊慌不安、神志恍惚，甚至精神失常，出现哭笑无常、言语不休、狂躁妄动等症。郁怒不解则伤肝，影响肝的疏泄功能，出现胁肋胀痛、性情急躁、善太息，或咽中似有物梗阻，或因气滞血瘀而致妇女月经不调、痛经、闭经、癥瘕等。或因暴怒引起肝气上逆，损及血脉，血随气逆，发生大呕血或晕厥。若思虑过度，损伤于脾，使脾失健运，出现食欲不振、脘腹胀满等。七情所伤，心、肝、脾功能失调，可单独发病，也常相互影响，相兼为害，如思虑过度、劳伤心脾、郁怒不解、肝脾不调等。

此外，喜、怒、忧、思、恐等情

志活动失调，能够引起脏腑气机紊乱，郁而化火，出现烦躁、易怒、失眠、面赤、口苦，以及吐血、衄血等属于火的表现，称之为"五志化火"。情志失调又可导致"六郁"为病，即气郁而湿滞，湿滞而成热，热郁而生痰，痰滞而血不行，血滞而食不化。换言之，由气郁可致血郁、痰郁、湿郁、食郁为病。

影响脏腑气机

"百病皆生于气。"喜、怒、忧、思、悲、恐、惊，称为七气，即七情。七情之外，加之以寒热，称为九气。气贵冲和，运行不息，升降有常。气出入有序，升降有常，周流一身，循环无端，而无病。若七情变化，五志过极而发，则气机失调，或为气不周流而瘀滞，或为升降失常而逆乱。

七情致郁，或为气不周流而瘀滞，或为升降失常而逆乱。七情不舒，气机郁结，气滞而血瘀，气郁而聚湿生痰，化火伤阴。或在形躯，或在脏腑，变病多端。

七情损伤，使脏腑气机紊乱，血行失常，阴阳失调。不同的情志变化，其气机逆乱的表现也不尽相同。怒则气上，喜则气缓，悲则气消，思则气结，恐则气下，惊则气乱。

怒则气上：气上，气机上逆之意。怒为肝之志。凡遇事愤懑或事不遂意而产生一时性的激怒，一般不会致病。但如暴怒，则反伤肝，使肝气疏泄太过而上逆为病。肝气上逆，血随气升，可见头晕头痛、面赤耳鸣，甚者呕血或昏厥。肝气横逆，亦可犯脾而致腹胀、飧泄。飧泄又名水谷利，大便呈完谷不化样。若克胃则可出现呃逆、呕吐等。由于肝肾同源，怒不仅伤肝，还能伤肾。肾伤精衰，则现恐惧、健忘、腰脊软等症。肝为五脏之贼，故肝气

气机变化	对人体的影响
气机上逆	暴怒时气机上逆，严重者会呕血及泻下没有消化的食物。
气缓	喜则营卫之气运行通畅，但过喜可使心气涣散。
气消	过悲则心系拘急，肺叶举，上焦不通，营卫之气不散，热留于内而正气耗于外。
气下	大恐伤肾，肾精受损。上闭塞不通，下气无法上行，致使下部胀满。
气收、气泄	逢寒则肌肤腠理闭塞，营卫之气不能畅流，是为气收；受热则汗孔开，营卫之气随汗液而出，是为气泄。
气乱	大惊则心无依附，心神无归宿，心中疑虑不定。
气耗	过劳则气喘出汗，耗损体内和体表之气。
气结	久思则心气凝聚，心神归于一处，正气瘀滞而运行不畅。

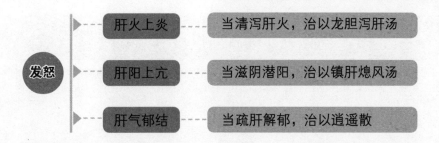

疏泄失常可影响各脏腑的生理功能而导致多种病变。

喜则气缓：气缓，心气弛缓之意。喜为心之志。包括缓和紧张情绪和心气涣散两个方面。在正常情况下，喜能缓和紧张情绪，使心情舒畅，气血和缓，表现为健康的状态。但是喜乐无极，超过正常限度，就可导致心的病变。暴喜伤心，使心气涣散，神不守舍，出现乏力、懈怠、注意力不集中，乃至心悸、失神，甚至狂乱等。

悲则气消：气消，肺气消耗之意。悲忧为肺之志。悲，是伤感而哀痛的一种情志表现。悲哀太过，往往通过耗伤肺气而涉及心、肝、脾等多脏的病变。如耗伤肺气，使气弱消减，意志消沉。可见气短胸闷、精神萎靡不振和懒惰等。

悲忧伤肝：肝伤则精神错乱，甚至筋脉挛急、胁肋不舒等。悲哀过度，还可使心气内伤，而致心悸、精神恍惚等。悲忧伤脾则三焦气机滞塞，运化无权，可现脘腹胀满、四肢痿弱等。

思则气结：气结，脾气郁结之意。思为脾之志，思考本是人的正常生理活动，若思虑太过，则可导致气结于中，脾气郁结，中焦气滞，水谷不化，而见胃纳呆滞、脘腹痞塞、腹胀便溏，甚至肌肉消瘦等。思发于脾而成于心，思虑太过，不但伤脾，也可伤心血，使心血虚弱，神失所养，而致心悸、怔忡、失眠、健忘、多梦等。

恐则气下：气下，精气下陷之意。恐为肾之志。恐，是一种胆怯、惧怕的心理作用。长期恐惧或突然意外惊恐，皆能导致肾气受损，所谓恐伤肾。过于恐怖，则肾气不固，气陷于下，可见二便失禁、精遗骨痿等症。恐惧伤肾，精气不能上奉，则心肺失其濡养，水火升降不交，可见胸满腹胀、心神不安、夜不能寐等症。

惊则气乱：气乱是指心气紊乱。心主血，藏神，大惊则心气紊乱，气血失调，出现心悸、失眠、心烦、气短，甚则精神错乱等症状。

惊与恐不同，自知者为恐，不知者为惊。惊能动心，亦可损伤肝胆，使心胆乱，而致神志昏乱，或影响胎儿，造成先天性癫痫。

情志波动，可致病情改变

脏腑气机的升降

气的运动称为"气机"，人体的气流行于全身各脏腑、经络等组织器官，时刻推动和激发着人体的各种生理活动。气运动的基本形式可以概括为升、降、出、入四个方面（如图所示）。气机调畅是生理活动正常的基础，气机不畅（如气滞、气逆等）是身体出现疾病时的表现。

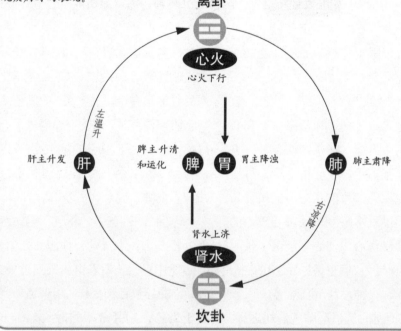

异常情志波动，可使病情加重或迅速恶化，如眩晕患者，因阴虚阳亢，肝阳偏亢，若遇恼怒，可使肝阳暴涨，气血并走于上，出现眩晕欲仆，甚则突然昏仆不语、半身不遂、口眼歪斜，发为中风。

总之，喜、怒、忧、思、悲、恐、惊七种情志，与内脏有着密切的关系。情志活动必须以五脏精气作为物质基础，而人的各种精神刺激只有通过有关脏腑的机能，才能反映情志的变化。故曰："人有五脏化五气，以生喜怒悲忧恐。"情志为病，内伤五脏，主要是使五脏气机失常、气血不和、阴阳失调而致病的。至于所伤何脏，有常有变。七情生于五脏，又各伤对应之脏，如喜伤心、怒伤肝、恐伤肾……此其常。但有时一种情志变化也能伤及几脏，如悲可伤肺、伤肝等，几种情志又同伤一脏，如喜、惊均可伤心，此其变。临床应根据具体表现，做具体分析，不能机械地对待。

饮食失宜

饮食是健康的基本条件。饮食所化生的水谷精微是化生气血，维持人体生长、发育，完成各种生理功能，保证生命生存和健康的基本条件。

正常饮食，是人体维持生命活动之气血阴阳的主要来源之一，但饮食失宜，常是导致许多疾病的原因。饮食物主要依靠脾胃消化吸收，如饮食失宜，首先可以损伤脾胃，导致脾胃的腐熟、运化功能失常，引起消化机能障碍；其次，还能生热、生痰、生湿，产生种种病变，成为疾病发生的重要原因。

饮食失宜包括饥饱无度、饮食不洁、饮食偏嗜等。饮食失宜能导致疾病的发生，为内伤病的主要致病因素之一。

饮食不节

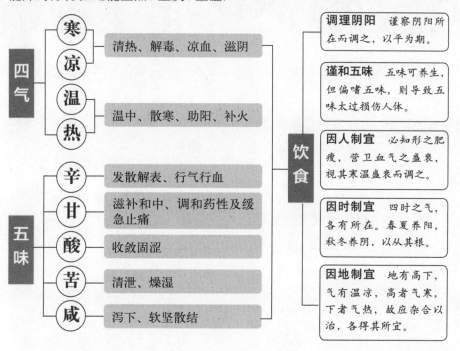

饮食贵在有节。进食定量、定时谓之饮食有节。

饥饱失常：饮食应以适量为宜，过饥过饱均可发生疾病。明显低于本人的适度饮食量，称为过饥；明显超过本人的适度饮食量，称为过饱。过饥，则摄食不足，化源缺乏，终致气血衰少。气血不足，则形体消瘦，正气虚弱，抵抗力降低易于继发其他病症。反之，暴饮暴食，过饱，超过脾胃的消化、吸收功能，可导致饮食阻滞，出现脘腹胀满、嗳腐吞酸、厌食、吐泻等食伤脾胃之病。故有"饮食自倍，肠胃乃伤"之说。

饮食无时：按固定时间，有规律地进食，可以保证消化、吸收功能有节奏地进行活动，脾胃则可协调配合，有张有弛，水谷精微化生有序，并有条不紊地输布全身。自古以来，就有一日三餐，"早饭宜好，午饭宜饱，晚饭宜少"之说。若饮食无时，亦可损伤脾胃，而变生他病。

饮食偏嗜

致气血化生无源，气血得不到足够的补充，久而久之即可导致脏腑机能衰弱而为病。或因正气不足，抗病不力，继发他病。

过饥

过饱

饮食失宜

偏寒偏热

不洁

损伤脾胃之气，则可导致脘腹胀痛拒按、厌食、嗳腐吞酸、泻下臭秽等症，此种病症多见于小儿。

可导致阴阳失调，或某些营养缺乏而发生疾病。

会引起多种胃肠道疾病，出现腹痛、吐泻、痢疾等。

饮食结构合理，五味调和，寒热适中，无所偏嗜，才能使人体获得各种需要的营养。若饮食偏嗜或膳食结构失宜，或饮食过寒过热，或饮食五味有所偏嗜，可导致阴阳失调，或某些营养缺乏而发生疾病。

种类偏嗜：饮食种类合理搭配，膳食结构合理，才能获得充足的营养，以满足生命活动的需要。人的膳食结构应该谷、肉、果、蔬齐全，且以谷类为主，肉类为辅，蔬菜为充，水果为助，调配合理，根据需要，兼而取之，才有益于健康。若结构不适，调配不宜，有所偏嗜，则味有所偏，脏有偏盛，从而导致脏腑功能紊乱。如过嗜酵酿之品，则导致水饮积聚；过嗜瓜果乳酥，则水湿内生，发为肿满泻痢。

寒热偏嗜：饮食宜寒温适中，否则多食生冷寒凉，可损伤脾胃阳气，寒湿内生，发生腹痛泄泻等症。偏食辛温燥热，可使胃肠积热，出现口渴、腹满胀痛、便秘，或酿成痔疮。

五味偏嗜：人的精神气血，都由五味资生。五味与五脏，各有其亲和性，如酸入肝，苦入心，甘入脾，辛入肺，咸入肾。如果长期嗜好某种食物，就会使该脏腑机能偏盛偏衰，久之可以按五脏间相克关系传变，损伤他脏而发生疾病。如多食咸味的东西，会使血脉凝滞，面色失去光泽；多食苦味的东西，会使皮肤干燥而毫毛脱落；多食辛味的东西，会使筋脉拘急而爪甲枯槁；多食酸味的东西，会使皮肉坚厚皱缩，口唇干薄而掀起；多食甘味的东西，则骨骼疼痛而头发脱落。此外，嗜好太过，可致营养不全，缺乏某些必要的营养，而殃及脏腑为病。例如，脚气病、夜盲症、瘿瘤等都是五味偏嗜的结果。所以，饮食五味应当适宜，平时饮食不要偏嗜，病时应注意饮食宜忌，食与病变相宜，能辅助治疗，促进疾病好转，反之，疾病就会加重。只有"谨和五味"才能"长有天命"。

饮食不洁

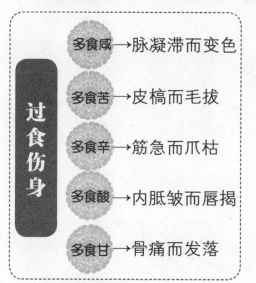

过食伤身

多食咸→脉凝滞而变色
多食苦→皮槁而毛拔
多食辛→筋急而爪枯
多食酸→内胝皱而唇揭
多食甘→骨痛而发落

进食不洁，会引起多种胃肠道疾病，出现腹痛、吐泻、痢疾等；或引起寄生虫病，如蛔虫、蛲虫、寸白虫等，临床表现为腹痛、嗜食异物、面黄肌瘦等症。若蛔虫窜进胆道，还可出现上腹部剧痛、时发时止，吐蛔，四肢厥冷的蛔厥证。若进食腐败变质有毒食物，可致食物中毒，常出现腹痛、吐泻，重者可出现昏迷或死亡。

▲ 劳逸失当

劳逸，包括过度劳累和过度安逸两个方面。正常的劳动和体育锻炼，有助于气血流通，增强体质。必要的休息，可以消除疲劳，恢复体力和脑力，不会使人致病。只有比较长时间的过度劳累，或体力劳动，或脑力劳动或房劳过度，过度安逸，完全不劳动不运动，才能成为致病因素而使人发病。

过劳

过劳是指过度劳累，包括劳力过度、劳神过度和房劳过度三个方面。

劳力过度：劳力过度主要指较长时期的不适当的活动和超过体力所能负担的过度劳力。劳力过度可以损伤内脏功能，致使脏气虚少，可出现少气无力、四肢困倦、懒于语言、精神疲惫、形体消瘦等，即所谓"劳则气耗"。

劳神过度：劳神过度指思虑劳神过度。劳神过度可耗伤心血，损伤脾气，出现心悸、健忘、失眠、多梦及纳呆、腹胀、便溏等症，甚则耗气伤血，使脏腑功能减弱，正气亏虚，乃至积劳成疾。

房劳过度：房劳过度是指性生活不节，房事过度。正常的性生活，一般不损伤身体，但房劳过度会耗伤肾精，可致腰膝酸软、眩晕耳鸣、精神萎靡，或男子遗精滑泄、性功能减退，甚或阳痿。

过逸

过逸是指过度安逸。不劳动，又不运动，使人体气血运行不畅，筋骨柔脆，脾胃呆滞，体弱神倦，或发胖臃肿，动则心悸、气喘、汗出等，还可继发其他疾病。

第三节　病理产物：病理性因素

在疾病发生和发展过程中，原因和结果可以相互交替和相互转化。由原始致病因素所引起的后果，可以在一定条件下转化为另一些变化的原因，成为继发性致病因素。痰饮、瘀血、结石都是在疾病过程中所形成的病理产物。它们滞留体内而不去，又可成为新的致病因素，作用于机体，引起各种新的病理变化，因其常继发于其他病理过程而产生，故又称"继发性病因"。

▲ 痰饮

痰饮的基本概念

痰饮的病因学含义：痰饮是机体水液代谢障碍所形成的病理产物。这种病理产物一经形成，就作为一种致病因素作用于机体，导致脏腑功能失调而引起各种复杂的病理变化，故痰饮是继发性病因之一。痰饮是致病因子和病理结果的统一体。一般来说，痰得阳气煎熬而成，炼液为痰，浓度较大，其质稠黏；饮得阴气凝聚而成，聚水为饮，浓度较小，其质清稀。故有"积水为饮，饮凝为痰"，"饮为痰之渐，痰为饮之化"，"痰热而饮寒"之说。

痰饮不仅指从呼吸道咳出来的痰液，更重要的是指痰饮作用于机体后所表现出来的症状和体征。这两方面，前者易于领会而后者却难以理解，但后者比前者更加重要。痰、饮、水、湿同源而异流，都是由于人体津液的运行、输布、传化失调而形成的一种病理产物，又是一种致病动因。四者皆为阴邪，具有阴邪的一般性质。湿聚为水，积水成饮，饮凝成痰，其中痰、饮、水三者的区别是：稠浊者为痰，清稀者为饮，更清者为水。

痰饮的形成

痰饮多由外感六淫，或饮食及七情所伤等，使肺、脾、肾及三焦等脏腑气化功能失常，水液代谢障碍，以致水津停滞而成。因肺、脾、肾及三焦与水液代谢关系密切，肺主宣降，敷布津液，通调水道；脾主运化水湿；肾阳主水液蒸化；三焦为水液运行之道路。故肺、脾、肾及三焦功能失常，均可聚湿而生痰饮。痰饮形成后，饮多留积于肠胃、胸胁及肌肤；痰则随气升降流行，内而脏腑，外而筋骨皮肉，泛滥横溢，无处不到。既可因病生痰，又可因痰生病，互为因果，为害甚广，从而形成各种复杂的病理变化。

痰饮的致病特点

阻碍经脉气血运行：痰饮随气流行，机体内外无所不至。若痰饮流注经络，易使经络阻滞，气血运行不畅，出现肢体麻木、屈伸不利，甚至半身不遂等。若结聚于局部，则形成瘰疬、痰核，或形成阴疽、流注等。"瘰疬"是指发生于颈部、下颌部的淋巴结结核。小者为瘰，大者为疬，以其形状累累如珠故名。"痰核"是指发生在颈项、下颌及四肢等部位的结块，不红不肿，不硬不痛，常以单个出现皮下，以其肿硬如核大，故名痰核。"疽"为发于肌肉筋骨间之疮肿。其漫肿平塌，皮色不变，不热少痛者为"阴疽"。"流注"指毒邪流走不定而发生于较深部组织的一种化脓性疾病。

阻滞气机升降出入：痰饮为水湿所聚，停滞于中，易于阻遏气机，使脏腑气机升降失常。例如，肺以清肃下降为顺，痰饮停肺，使肺失宣肃，可出现胸闷、咳嗽、喘促等。胃气宜降则和，痰饮停留于胃，使胃失和降，则出现恶心呕吐等。

影响水液代谢：痰饮本为水液代谢失常的病理产物，其一旦形成之后，便作为一种致病因素反过来作用于机体，进一步影响肺、脾、肾的水液代谢功能。如寒饮阻肺，可致宣降失常，水道不通；痰湿困脾，可致水湿不运；饮停于下，影响肾阳的功能，可致蒸化无力。从而影响人体水液的输布和排泄，使水液进一步停聚于体内，导致水液代谢障碍更为严重。

易于蒙蔽神明：痰浊上扰，蒙蔽清阳，则会出现头晕目眩、精神不振、痰迷心窍，或痰火扰心、心神被蒙，则可导致胸闷心悸、神昏谵妄，或引起癫狂痫等疾病。

症状复杂，变化多端：从发病部位言，饮多见于胸腹四肢，与脾胃关系较为密切。痰之为病，则全身各处均可出现，无处不到，与五脏之病均有关系，其临床表现也十分复杂。一般来说，痰之为病，多表现为胸部痞闷、咳嗽、痰多、恶心、呕吐腹泻、心悸、眩晕、癫狂、皮肤麻木、关节疼痛或肿胀、皮下肿块，或溃破流脓，久而不愈。饮之为害，多表现为咳喘、水肿、疼痛、泄泻等。总之，痰饮在不同的部位表现出不同的症状，变化多端，其临床表现，可归纳为咳、喘、悸、眩、呕、满、肿、痛八大症。

▲ 瘀血

瘀血的基本概念

瘀血，又称蓄血、恶血、败血、下血。瘀乃血液停积，不能活动之意。所谓瘀血，是指因血行失度，使机体某一局部的血液凝聚而形成的一种病理产物，这种病理产物一经形成，就成为某些疾病的致病因素而存在于体内。故瘀血又是一种继发性的致病因素。瘀血证则是由瘀血而引起的各种病理变化，临床上表现出一系列的症状和体征。

一般认为，因瘀致病的叫"血瘀"，因病致瘀的叫"瘀血"；先瘀后病者为病因，先病后瘀者为病理。这种区别似无重要的意义，故统称"瘀血"。

瘀血的形成

外伤：各种外伤，诸如跌打损伤、负重过度等，或外伤肌肤，或内伤脏腑，使血离经脉，停留体内，不能及时消散或排出体外，或血液运行不畅，从而形成瘀血。

出血：或因出血之后，离经之血未能排出体外而为瘀，所谓"离经之血为瘀血"。或因出血之后，专事止涩，过用寒凉，使离经之血凝，未离经之血郁滞不畅而形成瘀血。

气虚：载气者为血，运血者为气。气行血行，气虚运血无力，血行迟滞致瘀。或气虚不能统摄血液，血溢脉外而为瘀，此为因虚致瘀。

气滞：气行则血行，气滞血亦滞，气滞必致血瘀。

血寒：血得温则行，得寒则凝。感受外寒，或阴寒内盛，使血液凝涩，运行不畅，则成瘀血。

血热：热入营血，血热互结，或使血液黏滞而运行不畅，或热灼脉络，

血溢于脏腑组织之间，亦可导致瘀血。可见，寒热伤及血脉均可致瘀。

情绪和生活失宜：情志内伤，亦可导致血瘀，多因气郁而致血瘀。此外，饮食起居失宜也可导致血瘀而变生百病。

综上所述，瘀血的形成，主要有两个方面：一是由于气虚、气滞、血寒、血热等内伤因素，导致气血功能失调而形成瘀血；二是由于各种外伤或内出血等外伤因素，直接形成瘀血。

瘀血的致病特点

瘀血形成之后，不仅失去正常血液的濡养作用，而且反过来影响全身或局部血液的运行，产生疼痛、出血、经脉瘀塞不通、脏腑发生症积，以及"瘀血不去，新血不生"等不良后果。瘀血的病症虽然繁多，但临床表现的共同特点可概括为以下几点：

疼痛：一般多刺痛，固定不移，且多有昼轻夜重的特征，病程较长。

肿块：肿块固定不移，在体表色青紫或青黄，在体内为症积，较硬或有压痛。

出血：血色紫暗或夹有瘀块。

发绀：面部、口唇、爪甲青紫。

舌质紫暗：（或瘀点瘀斑）是瘀血最常见的也是最敏感的指征。

脉细涩沉弦或结代。

此外，面色黧黑、肌肤甲错、皮肤紫癜、精神神经症状（善忘、狂躁、

昏迷）等也较为多见。

常见瘀血病症

瘀血致病相当广泛，其临床表现因瘀阻的部位和形成瘀血的原因不同而异。瘀阻于心，可见心悸、胸闷心痛、口唇指甲青紫；瘀阻于肺，可见胸痛、咳血；瘀阻胃肠，可见呕血，大便色黑如漆；瘀阻于肝，可见胁痛痞块；瘀血攻心，可致发狂；瘀阻胞宫，可见少腹疼痛、月经不调、痛经、闭经、经色紫色成块，或见崩漏；瘀阻肢末，可成脱骨疽；瘀阻肢体肌肤局部，可见局部肿痛青紫。

▲ 结石

结石的概念

结石，是指停滞于脏腑管腔的坚硬如石的物质，是一种砂石样的病理产物。其形态各异，大小不一，停滞体内，又可成为继发的致病因素，引起一些疾病。

结石的形成

结石的成因较为复杂，机制亦不甚清楚。下列一些因素可能起着较重要的作用。

饮食不当：偏嗜肥甘厚味，影响脾胃运化，蕴生湿热，内结于胆，久则可形成胆结石；湿热下注，蕴结于下焦，日久可形成肾结石或膀胱结石。若空腹多吃柿子，影响胃的受纳通降，又可形成胃结石。此外，

某些地域的饮水中含有过量或异常的矿物及杂质等，也可能是促使结石形成的原因之一。

情志内伤：情欲不遂，肝气郁结，疏泄失职，胆气不达，胆汁郁结，排泄受阻，日久可煎熬而成结石。

服药不当：长期过量服用某些药物，致使脏腑功能失调，或药物潴留残存体内，诱使结石形成。

其他因素：外感六淫、过度安逸等，也可导致气机不利，湿热内生，形成结石。此外，结石的发生还与年龄、性别、体质和生活习惯有关。

结石的致病特点

结石停聚，阻滞气机，影响气血，损伤脏腑，使脏腑气机壅塞不通，而发生疼痛，为其基本特征。

多发于胆、胃、肝、肾、膀胱等脏腑。肝气疏泄，关系着胆汁的生成和排泄；肾的气化，影响尿液的生成和排泄，故肝肾功能失调易生成结石。且肝合胆，肾合膀胱，而胃、胆、膀胱等均为空腔性器官，结石易于停留，故结石为病，多为肝、胆结石，肾、膀胱结石和胃结石。也可发生于眼（角膜结石、前房结石）、鼻（鼻石）、耳（耳石）等部位。

病程较长，轻重不一：结石多半为湿热内蕴，日久煎熬而成，故大多数结石的形成过程缓慢而漫长。结石的大小不等，停留部位不一，其临床

表现各异。一般来说，结石小，病情较轻，有的甚至无任何症状；结石过大，则病情较重，症状明显，发作频繁。

阻滞气机，损伤脉络：结石为有形实邪，停留体内，势必阻滞气机，影响气血津液运行。可见局部胀闷酸痛等，程度不一，时轻时重。甚则结石损伤脉络而出血。

疼痛：结石引起的疼痛，以阵发性为多，亦呈持续性，或为隐痛、胀痛，甚或绞痛。疼痛部位常固定不移，亦可随结石的移动而有所变化。结石性疼痛具有间歇性特点，发作时剧痛难忍，而缓解时一如常人。

第四节 伤虫遗传：其他病因

在中医病因学中，除了外感病因、七情内伤和病理性因素以外，还有外伤、寄生虫、胎传等。因其不属外感内伤和病理因素，故称其为其他病因。

▲ 外伤

外伤的概念

外伤指因受外力如扑击、跌仆、利器等击撞，以及虫兽咬伤、烫伤、烧伤、冻伤等而致皮肤、肌肉、筋骨损伤的因素。

外伤的致病特点

枪弹、金刃、跌打损伤、持重努伤：这些外伤，可引起皮肤肌肉瘀血肿痛、出血，或筋伤骨折、脱臼。重则损伤内脏，或出血过多，可导致昏迷、抽搐、亡阳等严重病变。

烧烫伤：烧烫伤又称"火烧伤""火疮"等。烧烫伤多由沸水（油）、高温物品、烈火、电等作用于人体而引起，一般以火焰和热烫伤为多见。中医学在治疗烧烫伤方面积累了丰富的经验。我国在烧伤防治工作方面已取得了很大的成绩。

烧烫伤总以火毒为患。机体受到火毒的侵害以后，受伤的部位立即发生外证，轻者损伤肌肤，创面红、肿、热、痛，表面干燥或起水泡，剧痛。重度烧伤可损伤肌肉筋骨，痛觉消失，创面如皮革样，蜡白、焦黄或炭化、干燥。严重烧烫伤热毒炽盛，热必内侵脏腑，除有局部症状外，常因剧烈疼痛，火热内攻，体液蒸发或渗出，出现烦躁不安、发热、口干渴、尿少尿闭等，及至亡阴亡阳而死亡。

冻伤：冻伤是指人体遭受低温侵袭所引起的全身性或局部性损伤。冻伤在我国北方冬季常见。温度越低，受冻时间越长，则冻伤程度越重。全身性冻伤称为"冻僵"；局部性冻伤常根据受冻环境而分类，如"战壕足""水浸足"等，而指、趾、耳、鼻等暴露部位受寒冷影响，出现紫斑、水肿等，则称为"冻疮"。寒冷是造成冻伤的重要条件。

虫兽伤：虫兽伤包括毒蛇、猛兽、疯狗咬伤等。轻则局部肿疼、出血，重可损伤内脏，或出血过多，或毒邪内陷而死亡。

▲ 寄生虫

寄生虫的基本概念

寄生虫是动物性寄生物的统称。寄生虫寄居于人体内，不仅消耗人的气血津液等营养物质，而且能损伤脏腑的生理功能，导致疾病的发生。

寄生虫的致病特点

中医学早已认识到寄生虫能导致疾病的发生，诸如蛔虫、钩虫、蛲虫、绦虫（又称寸白虫）、血吸虫等。患病之人，或因进食被寄生虫虫卵污染的食物，或接触疫水、疫土而发病。由于感染的途径和寄生虫寄生的部位不同，临床表现也不一样。如蛔虫病，常可见胃脘疼痛，甚则四肢厥冷等，称之为"蛔厥"；蛲虫病可有肛门瘙痒之苦；血吸虫病，因血液运行不畅，久则水液停聚于腹，形成"蛊胀"。上述蛔虫、钩虫、绦虫等肠道寄生虫，其为病多有面黄肌瘦、嗜食异物、腹痛等临床特征。

▲ 胎传

胎传的基本概念

胎传是指禀赋与疾病由亲代经母体而传及子代的过程。禀赋和疾病经胎传使胎儿出生之后易于发生某些疾病，成为一种由胎传而来的致病因素。胎传因素引起的疾病称之为胎证、胎中病。胎寒、胎热、胎肥、胎弱、胎毒、解颅、五软等，均属胎疾范围。

胎传的致病特点

胎弱：胎弱，又称胎怯、胎瘦，为小儿禀赋不足，气血虚弱的泛称。胎儿禀赋的强弱主要取决于父母的体质。

胎弱的表现是多方面的，如皮肤脆薄、毛发不生、形寒肢冷、面黄肌瘦、筋骨不利、腰膝酸软，及五迟、五软、解颅等病症。

胎弱的主要病机为五脏气血阴阳不足。胎儿在母体能否正常生长发育，除与禀受于父母的精气有关外，还与母体的营养状态密切相关。如母体之五脏气血阴阳不足，必然会导致胎儿气血阴阳的不足，而出现五脏系统的病变。如禀肺气为皮毛，肺气不足，则皮薄祛寒，毛发不生；禀心气为血脉，心气不足，则血不华色，面无光彩；受脾气为肉，脾气不足，则肌肉不生，手足如消；受肝气为筋，肝气不足，则筋不束骨，关节不利；受肾气为骨，肾气不足，则骨节软弱，久不能行。

胎毒：胎毒指婴儿在胎妊期间受自母体毒火，因而出生后发生疮疹和遗毒等病的病因。胎毒多由父母恣食肥甘，或多郁怒悲思，或纵情淫欲，或梅疮等毒火蕴藏于精血之中，隐于母胞，传于胎儿而成。胎毒为病，一指胎寒、胎热、胎黄、胎搐、疮疹等；二指遗毒，又名遗毒烂斑，即先天性梅毒，系胎儿染父母梅疮遗毒所致。

由胎传因素而导致的疾病，包括遗传性疾病和先天性疾病。遗传性疾病是指生殖细胞或受精卵的遗传物质染色体和基因发生突变或畸变所引起的疾病，如某些出血性疾病（血友病）、癫狂痫（精神分裂症、癫痫）、消渴（糖尿病）、多指（趾）症、眩晕和中风（高血压病）、色盲、近视以及过敏性疾病等。此外，由于遗传的影响，可以使机体的抵抗力降低，或代谢的调节发生某种缺陷，或体质或反应性发生改变，从而使后代易于罹患某些其他的疾病。如糖尿病患者的后代，可能发生痛风或肥胖病，这与物质代谢调节障碍的遗传有关。

先天性疾病是指个体出生即表现出来的疾病。如主要表现为形态结构异常，则称为先天性畸形。如某些心悸（先天性心脏病）、原发性闭经（先天性无子宫、无卵巢等）、兔唇等，都属于先天性疾病。

胎传因素所导致的疾病，也是可以防治的。除早期诊治这类疾病外，早期预防显得更加重要，注意护胎与孕期卫生，对保证胎儿正常生长发育，避免发生胎传疾病，是十分重要的。

第二部分

中医诊断入门，看清疾病的真面目

第一章 中医诊病的核心：辨证

◎ 表里、寒热、虚实、阴阳八纲辨证，是辨证的总纲。表里是辨别疾病病位的纲领，寒热是辨别疾病性质的纲领，虚实是辨别人体正气强弱和病邪盛衰的纲领，阴阳是辨别疾病性质的总纲领。

第一节 中医辨证的总纲：阴阳表里寒热虚实

▲ 阴阳

阴阳是八纲辨证的总纲。在诊断上，可根据临床上证候表现的病理性质，将一切疾病分为阴、阳两个主要方面。阴阳，实际上是八纲的总纲，它可概括其他六个方面的内容，即表、热、实属阳；里、寒、虚属阴。故有人称八纲为"二纲六要"。

在临床上，由于表里寒热虚实之间有时是相互联系交织在一起的，不能截然划分。因此，阴证和阳证之间有时也不是截然分开的，往往出现阴中有阳、阳中有阴的复杂证候。

以阴阳命名的除了阴证、阳证以外，还有真阴不足，真阳不足及亡阴亡阳等证，兹分述如下。

阴证

凡符合"阴"的一般属性的证候，称为阴证。如里证、寒证、虚证概属阴证范围。

阴阳之气过盛对人体的影响

《黄帝内经》中用阴阳属性的原理诠释了人发热和发冷的原理。阳属热，阴属寒，如果阳气太盛，人就会发热，如果腠理闭塞，人又汗而不能出，就会烦闷；相反，如果人体内阴气太盛，就会恶寒、发冷。

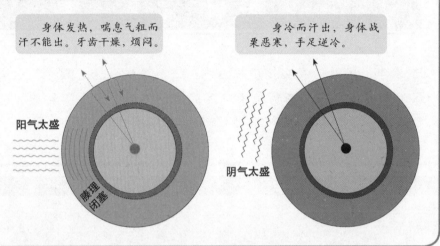

身体发热，喘息气粗而汗不能出。牙齿干燥，烦闷。

身冷而汗出，身体战栗恶寒，手足逆冷。

阳气太盛

腠理闭塞

阴气太盛

临床表现：不同的疾病，所表现的阴性证候不尽相同，各有侧重，一般常见为：面色暗淡，精神萎靡，身重蜷卧，形寒肢冷，倦怠无力，语声低怯，食欲缺乏，口淡不渴，大便稀溏，小便清长。舌淡胖嫩，脉沉迟，或弱或细涩。

证候分析：精神萎靡，乏力，声低是虚证的表现。形寒肢冷，口淡不渴，大便溏，小便清长是里寒的表现。舌淡胖嫩，脉沉迟，弱细涩均为虚寒舌脉。

阳证

凡符合"阳"的一般属性的证，称为阳证。如表证、热证、实证概属于阳证范围。

临床表现：不同的疾病表现的阳性证候也不尽相同。一般常见的有：面色红赤，恶寒发热，肌肤灼热，神烦躁动不安，语声粗浊或骂詈无常，呼吸气粗，喘促痰鸣，口干渴饮，大便秘结，奇臭，小便涩痛，短赤，舌质红绛，苔黄黑生芒刺，脉象浮数，洪大，滑实。

证候分析：阳证是表证、热证、实证的归纳。恶寒发热并见表证的特征。面色红赤，神烦躁动，肌肤灼热，口干渴饮为热证的表现。语声粗浊，呼吸气粗，喘促痰鸣，大便秘结等，又是实证的表现。舌质红绛，苔黄黑起刺，脉洪大数滑实均为实热之证。

阴证和阳证的鉴别，按四诊对照如下：

证型 四诊	阴证	阳证
望诊	色苍白或暗淡，身重蜷卧，倦怠无力，萎靡不振，舌质淡而胖嫩，舌苔润滑。	面色潮红或通红，喜凉，狂躁不安，口唇燥裂，舌质红绛，苔色黄或老黄，甚则燥裂，或黑而生芒刺。
闻诊	语声低微，静而少言，呼吸怯弱，气短。	语声壮厉，烦而多言，呼吸气粗，喘促痰鸣，狂言叫骂。
问诊	大便气腥臭，饮食减少，口中无味，不烦不渴，或喜热饮，小便清长短少。	大便或硬或秘，或有奇臭，恶食，口干，烦渴引饮，小便短赤。
切诊	腹痛喜按，身寒足冷，脉象沉微细涩，弱迟无力。	腹痛拒按，身热足暖，脉象浮洪数大滑实而有力。

阴阳消长是相对的，阳盛则阴衰，阴盛则阳衰。如诊得脉象洪大，舌红苔燥，兼见口渴、壮热等，便可知阳盛阴衰。如诊得脉象沉迟，舌白苔润，兼见腹痛，下利等证，便可知其阴盛阳衰。此外，阴阳错综复杂的变化，具体表现于表里寒热虚实等六纲中。

真阴不足

肾为人体阴阳之根本，当阴阳虚日久，或久病，会耗伤肾阴而致肾阴不足，即真阴不足。

临床表现：虚火时炎，面白颧赤，唇若涂丹，口燥，咽干心烦，手足心热，头晕眼花，耳鸣，腰腿酸软无力，骨蒸盗汗，做梦遗精，大便秘结，小便短少，及脉细数无力，舌红干少苔。

证候分析：病程日久，损伤阴精，累及真阴，阴不制阳，致虚火上炎，出现阴虚之证，故见面白颧赤，唇红，口燥，五心烦热，盗汗便秘，尿少，舌红干少苔，脉细数无力。同时由于病已伤及肾阴，故出现肾机能异常的症状。如肾生髓、主骨的功能失常，见头晕眼花、腰腿酸软无力，骨蒸；

耳失肾阴濡养则耳鸣如蝉，肾主生殖，虚热内扰精室，故做梦遗精。

真阳不足

肾为人体阴阳之根本，当阴阳虚日久，或久病，会耗伤肾阳而肾阳不足之证，即真阳不足。

临床表现：面色㿠白，形寒肢冷，唇舌色淡，口淡多涎，喘咳身肿，自汗，头眩，不欲食，腹大胫肿，大便溏薄或五更泄泻，阳痿早泄、精冷不育，或宫冷不孕，舌淡胖嫩，苔白滑，脉沉迟无力。

证候分析：病程日久，损伤阳气，累及真阳，阳不制阴，致阴寒内盛，出现阳虚之证，故见面色㿠白，形寒肢冷，唇舌色淡，口淡多涎，自汗，不欲食，舌淡胖嫩，苔白滑，脉沉迟无力。同时由于病已伤及肾中之阳，故出现肾机能异常的症状。如肾主纳气、主水的功能失常，则喘咳身肿，腹大胫肿。肾主生殖功能失常，则阳痿早泄，精冷不育，宫冷不孕；肾虚火衰，主二便的功能失常则五更泄泻。

亡阴

亡阴的根本原因是机体内大量脱失津液，从而导致亡阴。

临床表现：身热肢暖，烦躁不安，口渴咽干，唇干舌燥，肌肤皱瘪，小便极少，舌红干，脉细数无力。通常还以大汗淋漓主亡阴的特征，其汗温、咸而稀（吐、下之亡阴，有时可无大汗出）。

证候分析：阴液耗竭，失去濡润之功。故口渴咽干，唇干舌燥，肌肤皱瘪。津液化原告竭，故小便极少。阴虚则内热，故身热肢暖。虚热上犹则烦躁不安。舌红干，脉细数无力为津枯虚热之象。大汗淋漓多发生于原来为热病之患者，热邪逼迫则汗液外泄。也可见于治疗不当，发汗太过的病人。此时，大汗出既是亡阴之因，又是亡阴之证。

亡阳

亡阳的主要病因是阳气亡脱。因为气可随液脱，可随血脱，所以亡阳也常见于汗、吐、下太过以及大出血之后，同时，许多疾病的危笃阶段也可出现亡阳。

临床表现：大汗出、汗冷、味淡微黏、身凉恶寒、四肢厥冷、蜷卧神疲，口淡不渴，或喜热饮，舌淡白润，脉微欲绝。

证候分析：亡阳发生在各种原因所致的阳气虚弱以致亡脱的阶段。阳虚固摄无权，故腠理开而汗大出，汗冷，味淡微黏此乃亡阳的必备症状。阳虚则寒，故身凉恶寒、四肢厥冷。

人体机能活动低下，则见蜷卧神疲。口淡，舌淡白，脉微欲绝均为阳微虚寒之证。

亡阴亡阳证的鉴别

亡阴亡阳是疾病的危险证候，辨

证一差，或救治稍迟，死亡立见，亡阴与亡阳是两个性质不同的病症，由于阴、阳是依存互根的，所以亡阴可导致亡阳，而亡阳也可以致使阴液耗损。在临床上，宜分别亡阴、亡阳之主次，及时救治。

辨证 ＼ 证型	亡阴证	亡阳证
汗	汗热，味咸，不黏。	汗凉，味淡，微黏。
四肢	温和。	厥冷。
舌象	红干。	白润。
脉象	细数无力。	微细欲绝。
其他	身热，烦躁不安，口渴，喜冷饮。	身冷，蜷卧神疲，口淡，喜热饮。

▲ 表里

表里是辨别疾病病位内外和病势深浅的一对纲领。它是一个相对的概念。就躯壳与内脏而言，躯壳为表，内脏为里；就脏与腑而言，腑为表，脏为里；就经络与脏腑而言，经络为表，脏腑为里；等等。从病势深浅论，外感病者，病邪入里一层，病深一层；出表一层，病轻一层。这种相对概念的认识，在六经辨证和卫气营血辨证中尤为重要。以上是广义之表里概念。狭义的表里，是指身体的皮毛、肌腠、经络为外，这些部位受邪，属于表证；脏腑、气血、骨髓为内，这些部位发病，统属里证。表里辨证，在外感病辨证中有重要的意义。可以察知病情的轻重，明确病变部位的深浅，预测病理变化的趋势。表证病浅而轻，里证病深而重。表邪入里为病进，里邪出表为病退。了解病的轻重进退，就能掌握疾病的演变规律，取得治疗上的主动权，采取适当的治疗措施。

表证

表证是指六淫疫疠邪气经皮毛、口鼻侵入时所产生的证候。多见于外感病的初期，一般起病急，病程短。

表证有两个明显的特点。一是外感时邪，表证是由邪气入侵人体所引起；二是邪病轻。

表证的病位在皮毛肌腠，病轻易治。

临床表现：恶寒，发热，头身疼痛，舌苔薄白，脉浮，兼有鼻塞、流涕、咳嗽、喷嚏、咽喉痒痛等证。

证候分析：由于六淫邪气客于肌表，阻遏卫气的正常宣发，郁而发热。卫气受遏，失去温养肌表的功能。肌表得不到正常的温煦，故见恶寒。邪气瘀滞经络，使气血流行不畅，致头身疼痛。肺主皮毛，鼻为肺窍，邪气从皮毛、口鼻而入肺，肺系皆受邪气，肺气失宣，故鼻塞、流涕、咳嗽。喷嚏、咽喉痒痛诸证常常并见。邪气在表，未伤及里，故舌苔可无变化，仍以薄白为主。正气奋起抗邪，脉气鼓动于外，故脉浮。

里证

里证是疾病深在于里（脏腑、气血、骨髓）的一类证候。它与表征相对而言。多见于外感病的中、后期或内伤疾病。里证的成因，大致有三种情况：一是表邪内传入里，侵犯脏腑所致；二是外邪直接侵犯脏腑而成；三是七情刺激，饮食不节，劳逸过度等因素，损伤脏腑，引起功能失调，气血逆乱而致病。

里证的范围甚广，除了表证以外，其他疾病都可以说是里证。里证的特点也可归纳为两点：一是病位深在；二是里证的病情一般较重。

临床表现：里证病因复杂，病位广泛，症状繁多，常以或寒或热、或虚或实的形式出现，故详细内容见各章辨证。现仅举几类常见症脉分析如下：

壮热恶热或微热潮热，烦躁神昏，

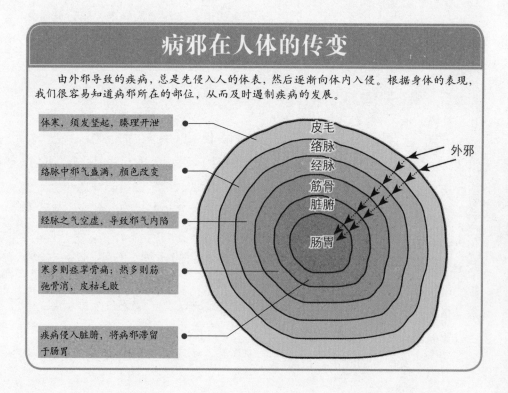

病邪在人体的传变

由外邪导致的疾病，总是先侵入人的体表，然后逐渐向体内入侵。根据身体的表现，我们很容易知道病邪所在的部位，从而及时遏制疾病的发展。

体寒，须发竖起，腠理开泄

络脉中邪气盛满，颜色改变

经脉之气空虚，导致邪气内陷

寒多则痉挛骨痛；热多则筋弛骨消，皮枯毛败

疾病侵入脏腑，将病邪滞留于肠胃

皮毛
络脉
经脉
筋骨
脏腑
肠胃

外邪

口渴引饮，或畏寒肢冷，蜷卧神疲，口淡多涎。大便秘结，小便短赤或大便溏泄，小便清长，腹痛呕恶，苔厚脉沉。

证候分析：以上所列仅是寒热虚实各里证中可能出现的一些常见症脉。就热型与寒象看，里证当是但热不寒或但寒不热，热可以是壮热恶热。微热潮热。壮热恶热是热邪入里，里热炽盛所致。微热潮热常见于内伤阴虚，虚火上炎。寒象表现为畏寒，得衣被可以缓解，此乃由于机体自身阳气不足或寒邪内侵，损伤阳气，阳虚生寒的结果。烦躁神昏是实热扰乱心神的表现。口渴引饮、小便短赤是实热耗伤津液。大便秘结由于热结肠道，津液枯竭，传导失司所致。阳气不足者，多见蜷卧神疲，虚寒者即见口淡多涎，脾虚不运者可见大便溏泄。

腹属阴，为脏腑所居之处，该部症状：腹痛呕吐，便秘溏泄，小便短赤或清长，均是里病的标志。苔厚脉沉均为疾病在内之证。

表证和里证的鉴别

辨别表证和里证，主要是审察其寒热、舌象、脉象等变化。一般说来，外感病中，发热恶寒同时并见的属表证，但热不寒，但寒不热的属里证，表证舌苔不变化，里证舌苔多有变化，脉浮主表证，脉沉主里证。

表证和里证的关系

人体的肌肤与脏腑，是通过经络的联系、沟通而表里相通的。疾病发展过程中，在一定的条件下，可以出现表里证错杂和相互转化，如表里同病，表邪入里，里邪出表等。

1. 表里同病

表证和里证在同一时期出现，称表里同病。这种情况的出现，除初病既见表证又见里证外，多因表证未罢，又及于里，或本病未愈，又加表病，如本有内伤，又加外感，或先有外感，又伤饮食之类。

表里同病的出现，往往与寒热、虚实互见。常见的表寒里热，表热里寒，表虚里实、表实里虚等，详见寒热虚实辨证。

2. 表里出入

表邪入里：凡病表证，表邪不解，内传入里，称为表邪入里。多因机体抗邪能力降低，或邪气过盛，或护理不当，或误治、失治等因素所致。例如，凡病表证，本有恶寒发热，若恶寒自罢，不恶寒而反恶热，并见渴饮，舌红苔黄，尿赤等症，便是表邪入里的证候。

里邪出表：某些里证，病邪从里透达于外，称为里邪出表。这是由于治疗与护理得当，机体抵抗力增强的结果。例如，内热烦躁，咳逆胸闷，继而发热汗出，或斑疹白㾦外透，这是病邪由里达表的证候。

表邪入里表示病势加重，里邪出表反映邪有去路，病势减轻，掌握表里出入的变化，对于推断疾病的发展转归，有重要意义。

▲ 寒热

寒热是辨别疾病性质的两个纲领。寒证与热证反映机体阴阳的偏盛与偏衰。阴盛或阳虚表现为寒证；阳盛或阴虚表现为热证。寒热辨证在治疗上有重要意义。

寒证

寒证，是疾病的本质属于寒性的

证候。可以由感受寒邪而致，也可以由机体自身阳虚阴盛而致。

由于寒证的病因与病位不同，又可分别出几种不同的证型。如感受寒邪，有侵犯肌表，有直中内脏，故有表寒、里寒之别。内寒的成因有寒邪入侵者，有自身阳虚者，故又有实寒、虚寒之分。这里先就寒证的共性进行分析。

临床表现：各类寒证的临床表现不尽一致，但常见的有：恶寒喜暖，面色㿠光，肢冷蜷卧，口淡不渴，痰涎、涕清稀，小便清长，大便稀溏，舌淡苔白润滑，脉迟或紧等。

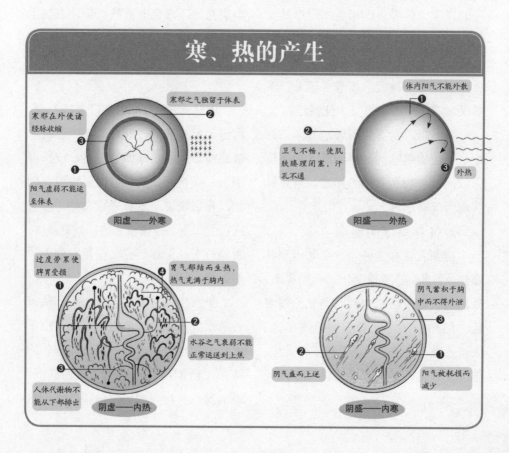

寒、热的产生

阳虚——外寒
阳盛——外热
阴虚——内热
阴盛——内寒

证候分析：阳气不足或为外寒所伤，不能发挥其温煦形体的作用，故见形寒肢冷，蜷卧，面色㿠光。阴寒内盛，津液不伤，所以口淡不渴。阳虚不能温化水液，以致痰、涎、涕、尿等排出物皆为澄澈清冷。寒邪伤脾，或脾阳久虚，则运化失司而见大便稀溏。阳虚不化，寒湿内生，则舌淡苔白而润滑。阳气虚弱，鼓动血脉运行之力不足，故脉迟；寒主收引，受寒则脉道收缩而拘急，故见紧脉。

热证

热证，是疾病的本质属于热性的证候。可以由感受热邪而致，也可以由机体自身阴虚阳亢而致。

根据热证的病因与病位的不同，亦可分别出几种不同的证型。如外感热邪或热邪入里，便有表热、里热之别。里热中，有实热之邪入侵或自身虚弱造成，则有实热和虚热之分。这里仅就热证的共性进行分析。

临床表现：各类热证的证候表现也不尽一致，但常见的有：恶热喜冷，口渴喜冷饮，面红目赤，烦躁不宁，痰、涕黄稠，吐血衄血，小便短赤，大便干结，舌红苔黄而干燥，脉数等。

证候分析：阳热偏盛，则恶热喜冷。火热伤阴，津液被耗，故小便短赤，津伤则需引水自救，所以口渴喜冷饮。火性上炎，则见面红目赤。热扰心神，则烦躁不宁。津液被阳热煎熬，则痰、涕等分泌物黄稠。火热之邪灼伤血络，迫血妄行，则吐血衄血。肠热津亏，传导失司，势必大便秘结。舌红苔黄为热证，舌干少津为伤阴，阳热亢盛，血行加速故见数脉。

寒证和热证的鉴别

寒证和热症有时不完全是全身症状，如发热是全身的，小溲黄赤可以与发热有关，也有仅属于膀胱有热。所以辨寒证和热证除一般者外，需要进一步分别上下。大概寒在上者，多为吞酸，泛清水，饮食不化，或心胸一片觉冷；热在上者，多为头胀目赤，咽喉肿痛，齿龈胀痛，口干喜凉。寒在下者，多为腹痛喜按，大便溏薄或泄泻，胫寒足冷；热在下者，多为大便困难闭结，小便浑黄，或短涩刺痛。这些症状有的只见于上，或只见于下，有的上下俱热，或上下俱寒，有的上热下寒，或上寒下热。也有肠胃病中，能出现胃热肠寒，或为胃寒肠热的现象，必须分析清楚。

▲ 虚实

虚实是辨别邪正盛衰的两个纲领。虚指正气不足；实指邪气盛实。虚证反映人体正气虚弱而邪气也不太盛。实证反映邪气太盛，而正气尚未虚衰，邪正相争剧烈。虚实辨证，可以掌握病者邪正盛衰的情况，为治疗提供依据，实证宜攻，虚证宜补。只有辨证准确，才能攻补适宜，免犯虚虚实实之误。

虚证

虚证是对人体正气虚弱各种临床表现的病理概括。虚证的形成，有先天不足，后天失养和疾病耗损等多种原因。

由于虚证的临床表现相当复杂，在此，仅介绍一些共同的、有规律性的表现。

临床表现：各种虚证的表现极不一致，很难全面概括，常见有的：面色淡白或萎黄，精神萎靡、身疲乏力，心悸气短，形寒肢冷，自汗，大便滑脱，小便失禁，舌淡胖嫩，脉虚扤迟，或为五心烦热，消瘦颧红，口咽干燥，盗汗潮热，舌红少苔，脉虚红数。

证候分析：虚证病机主要表现在伤阴或伤阳两个方面。若伤阳者，以阳气虚的表现为主。由于阳失温运与固摄无权，所以见面色淡白，形寒肢冷，神疲乏力，心悸气短，大便滑脱，小便失禁等现象。若伤阴者，以阴精亏损的表现为主。由于阴不制阳，失去濡养、滋润的功能，故见手足心热，心烦心悸，面色萎黄或颧红，潮热盗汗现象。阳虚则阴寒盛，故舌胖嫩，脉虚沉迟；阴虚则阳偏亢，故舌红干少苔，脉细数。

五实与五虚

五实，指的是五脏邪气实。五虚，指的是五脏正气虚。这两种情况都可导致人的死亡，但也有可以治愈的。详见下图：

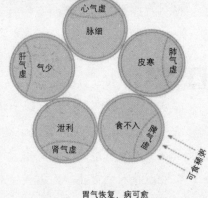

胃气恢复，病可愈

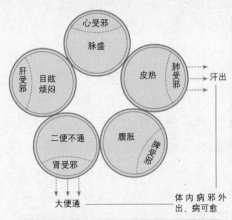

五实

五脏同时感受了邪气，可致人死亡。但是，如果出现了虚箭头所示的现象，疾病就会好转。

五虚

五脏同时气虚，可致人死亡。但是，如果出现了虚箭头所示的现象，疾病就会好转。

实证

实证是对人体感受外邪，或体内病理产物堆积而产生的各种临床表现的病理概括。实证的成因有两个方面：一是外邪侵入人体，二是脏腑功能失调以致痰饮、水湿、瘀血等病理产物停积于体内所致。随着外邪性质的差异，致病之病理产物的不同，而有各自不同的证候表现。

由于实证的表现也是多处多样的，所以也只介绍一些共同的、带一般性的问题。

临床表现：由于病因不同，实证的表现亦极不一致，而常见的表现为：发热，腹胀痛拒按，胸闷，烦躁，甚至神昏谵语，呼吸气粗，痰涎壅盛，大便秘结，或下利，里急后重，小便不利，淋漓涩痛，脉实有力，舌质苍老，舌苔厚腻。

证候分析：邪气过盛，正气与之抗争，阳热亢盛，故发热，实邪扰心，或蒙蔽心神，故烦躁甚则神昏谵语；邪阻于肺，则宣降失常而胸闷，喘息气粗。痰盛者尚可见痰声辘辘。

实邪积肠胃则腑气不通，大便秘结，腹胀满痛拒按。湿热下攻，可见下痢里急后重，水湿内停，气化不得，所以小便不利。湿热下注膀胱，致小便淋漓涩痛。邪正相争，搏击于血脉，故脉盛有力。湿热蒸腾则舌苔多见厚腻。

虚证和实证的鉴别

辨别表证和里证，主要是审察其寒热、舌象、脉象等变化。一般说来，外感病中，发热恶寒同时并见的属表证，但热不寒，但寒不热的属里证，表证舌苔不变化，里证舌苔多有变化，脉浮主表证，脉沉主里证。

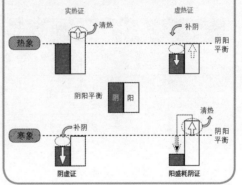

虚实病症的表现与治疗原则

人体内阴阳平衡被打乱会出现或寒或热的症状，热证又分为实热和虚热，寒证又分为阴虚和阳盛阴虚。如图所示：

第二节 三阴三阳最重要：六经辨证

六经辨证，始见于《伤寒论》，是东汉医学家张仲景在《素问·热论》等篇的基础上，结合伤寒病症的传变特点所创立的一种论治外感病的辨证方法。六经的名称为：太阳、阳明、少阳，称作三阳；太阴，少阴，厥阴，称作三阴。其中三阳病症以六腑的病变为基础；三阴病症以五脏的病变为基础。所以说六经病症基本上概括了脏腑和十二经的病变。运用六经辨证，不仅仅局限于外感病的诊治，对内伤杂病的论治，也同样具有指导意义。

络脉诊病

络脉色青	寒凝血瘀
络脉色赤	有热
络脉时赤时黑时青	寒热错杂
手鱼际部络脉色青	胃中有寒
手鱼际部络脉色赤	胃中有热
手鱼际部络脉色黑	痹证

▲ 太阳病症

太阳病症，是指邪自外入或病由内发，致使太阳经脉及其所属脏腑功能失常所出现的临床证候。太阳，是阳气旺盛之经，主一身之表，统摄营卫，为一身之藩篱，包括足太阳膀胱经和手太阳小肠经。外邪侵袭人体，大多从太阳而入，卫气奋起抗邪，正邪相争，太阳经气不利，营卫失调而发病；病由内发者，系在一定条件下，疾病由阴转阳，或由表出里。由于病人体质和病邪转变的不同，同是太阳经证，却又有中风与伤寒的区别。

太阳经证

太阳经证，是指太阳经受外邪侵袭、邪在肌表，经气不利而出现的临床证候。可分为太阳中风证和太阳伤寒证。

1. 太阳中风证

太阳中风证，是指风邪袭于肌表，卫气不固，营阴不能内守而外泄出现的一种临床证候。

临床上亦称之为表虚证。

临床表现：发热，汗出，恶风，头痛，脉浮缓，有时可见鼻鸣干呕。

证候分析：太阳主表，统摄营卫。今风寒外袭肌表，以风邪为主，腠理疏松，故有恶风之感；卫为阳，功主卫外，卫受病则卫阳浮盛于外而发热；正由于卫阳浮盛于外，失其固外开合的作用，因而营阴不能有内守而汗自出；汗出肌腠疏松，营阴不足，故脉浮缓。鼻鸣干呕，则是风邪壅滞而影响及于肺胃使然。此证具有汗出，脉浮缓的特征，故又称为表虚证。

这是对太阳伤寒证的表实而言，并非绝对的虚证。

2. 太阳伤寒证

太阳伤寒证，是指寒邪袭表，太阳经气不利，卫阳被束，营阴郁滞所表现出的临床证候。

临床表现：发热，恶寒，头项强痛，体痛，无汗而端，脉浮紧。

证候分析：寒邪袭表，卫阴被郁，温煦失职，故出现恶寒；卫阳浮盛于外，势必与邪相争，卫阳被遏，故出现发热，伤寒临床所见，多为恶寒发热并见。风寒外袭，腠理闭塞，所以无汗；寒邪外袭，太阳经气不利，故出现头项强痛；正气欲向外而寒邪束于表，故见脉浮紧；呼吸喘促乃由于邪束于外，肌腠失宣，影响及肺，肺气不利所致。因其无汗，故称之为表实证。

太阳腑证

太阳腑证，是指太阳经邪不解，内传入腑所表现出的临床证候。

1. 太阳蓄水证

太阳蓄水证，是指外邪不解，内舍于太阳膀胱之腑，膀胱气化失司，水道不能而致蓄水所表现出的临床证候。

临床表现：小便不利，小腹胀满，发热烦渴、渴欲饮水，水入即吐，脉浮或浮数。

证候分析：膀胱主藏津液，化气行水，因膀胱气化不利，既不能布津上承，又不能化气行水，所以出现烦渴，小便不利。水气上逆，停聚于胃，拒而不纳，故水入即吐。本证的特点是"小便不利，烦渴欲饮，饮入则吐"。

2. 太阳蓄血证

太阳蓄血证，是指外邪入里化热，随经深入下焦，邪热与瘀血相搏结于膀胱少腹部位所表现出的临床证候。

临床表现：少腹急结，硬满疼痛，如狂或发狂，小便自利或不利，或大便色黑，舌紫或有瘀斑，脉沉涩或沉结。

证候分析：外邪侵袭太阳，入里化热，营血被热邪煎灼，热与蓄血相搏于下焦少腹，故见少腹拘急，甚则硬满疼痛。心主血脉而藏神，邪热上扰心神则如狂或发狂。若瘀血结于膀胱，气化失司，轻则小便自利，重则小便不利，溺涩而痛。瘀血停留胃肠，则大便色黑。

郁热阻滞，脉道不畅，故脉沉涩或沉结。本证妇女多见，除上述表现外，常兼有经血不调，痛经或经闭等瘀热阻于胞宫。

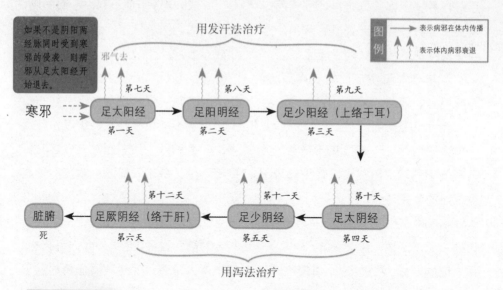

如果不是阴阳两经脉同时受到寒邪的侵表，则病邪从足太阳经开始退去。

用发汗法治疗

图例　→表示病邪在体内传播　↑表示体内病邪衰退

邪气去

寒邪 ⇢ 足太阳经 → 足阳明经 → 足少阳经（上络于耳）
第一天　第七天　　第二天　第八天　　第三天　第九天

脏腑 ← 足厥阴经（络于肝） ← 足少阴经 ← 足太阴经
死　第六天　第十二天　　第五天　第十一天　　第四天　第十天

用泻法治疗

▲ 阳明病症

阳明病症，是指太阳病未愈，病邪逐渐亢盛入里，内传阳明或本经自病而起邪热炽盛，伤津成实所表现出的临床证候。为外感病的极期阶段，以身热汗出，不恶寒，反恶热为基本特征。病位主要在肠胃，病性属里、热、实。根据邪热入里是否与肠中积滞互结，而分为阳明经证和阳明腑证。

阳明经证

阳明经证，是指阳明病邪热弥漫全身，充斥阳明之经，肠中并无燥屎内结所表现出的临床证候。又称阳明热证。

临床表现：身大热，大汗出，大渴引饮，脉洪大；或见手足厥冷，喘促气粗，心烦谵语，舌质红、苔黄腻。

证候分析：本证以大热、大汗、大渴脉洪大为临床特征。邪入阳明，燥热亢盛，充斥阳明经脉，故见大热；邪热熏蒸，迫津外泄故是大汗；热盛煎熬津液，津液受损，故出现大渴引饮。热甚阳亢，阳明为气血俱多之经，热迫其经，气血沸腾，故脉现洪大；热扰心神，神志不宁，故出现心烦谵语；热邪炽盛，阴阳之气不能顺接，阳气一时不能外达于四末，故出现手足厥冷，所谓"热甚厥亦甚"正是此意；舌质红、苔黄腻皆阳明热邪偏盛所致。

阳明腑证

阳明腑证，是指阳明经邪热不解，由经入腑，或热自内发，与肠中糟粕互结，阻塞肠道所表现出的临床证候。又称阳明腑实证。临床时症以"痞、满、燥、实"为其特点。

临床表现：日晡潮热、手足汗出，脐腹胀满疼痛，大便秘结，或腹中转矢气，甚者谵语，狂乱，不得眠，舌苔多厚黄干燥，边尖起芒刺，甚至焦黑燥裂。脉沉迟而实；或滑数。

证候分析：本证较经证为重，往往是阳明经证进一步的发展。阳明腑实证热邪型多为日晡潮热，即午后三至五时热较盛，而四肢禀气于阳明，腑中实热，弥漫于经，故手中汗出；阳明证大热汗出；或误用发汗使津液外泄，于是肠中干燥，热与糟粕充斥肠道，结而不通，则脐腹部胀满疼痛，大便秘结；燥矢内结，结而不通，气从下矢，则腹中矢气频转。邪热炽盛上蒸而熏灼心宫，出现谵语，狂乱，不得眠等症。热内结而津液被劫，故苔黄干燥，起芒刺或焦黑燥裂。燥热内结于肠，脉道壅滞而邪热又迫急，故脉沉迟而实或滑数。

▲ 少阳病症

少阳病症，是指人体受外邪侵袭，邪正分争于表半里之间，少阳枢机不利所表现出的临床证候。少阳病从其病位来看，是已离太阳之表，而又未入阳明之里，正是半表半里之间，因而在其病变的机转上属于半表半里的热证。可由太阳病不解内传，或病邪直犯少阳，或三阴病阳气来复，转入少阳而发病。

临床表现：往来寒热，胸胁苦满，默默不欲饮食，心烦喜呕，口苦，咽干，目眩，苔薄白、脉弦。

证候分析：本证以往来寒热、胸胁苦满，心烦口苦呕恶为其主症。邪犯少阳，邪正交争于半表半里，故见往来寒热；少阳受病，胆火上炎，灼伤津液，故见口苦、咽干；胸胁是少阳经循行部位，邪热壅于少阳，往脉阻滞，气血不和，则胸胁苦满。肝胆疏泄不利，影响及胃，胃失和降，则见呕吐，默默不欲饮食。少阳木郁，水火上逆，则心中烦扰；肝胆受病，气机郁滞，故见脉弦。

▲ 太阴病症

太阴病症，是指邪犯太阴，脾胃机能衰弱所表现出的临床证候。太阴病中之"太阴"主要是指脾（胃）而言。可由三阳病治疗失当，损伤脾阳，也可因脾气素虚，寒邪直中而起病。

临床表现：腹满而吐，食不下，自利，口不渴，时腹自痛。或舌苔白腻，脉沉缓而弱。

证候分析：太阴病总的病机为脾胃虚寒，寒湿内聚。脾土虚寒，中阳不足，脾失健运，寒湿内生，湿滞气机则腹满；寒邪内阻，气血运行不畅，故腹痛阵发；中阳不振，寒湿下注，则腹泻便溏，甚则下利清谷，下焦气化未伤，津液尚能上承，所以太阴病口不渴；寒湿之邪，弥漫太阴，故舌苔白腻，脉沉缓而弱。

▲ 少阴病症

少阴病症，是指少阴心肾阳虚，虚寒内盛所表现出的全身性虚弱的一类临床证候。少阴病症为六经病变发展过程中最危险的阶段。病至少阴，心肾机能衰减，抗病能力减弱，或从阴化寒或从阳化热，因而在临床上有寒化、热化两种不同证候。

少阴进化证

少阴进化证，是指心肾水火不济，病邪从水化寒，阴寒内盛而阳气衰弱所表现出的临床证候。

临床表现：无热恶寒，脉微细，但欲寐，四肢厥冷，下利清谷，呕不能食，或食入即吐；或脉微欲绝，反不恶寒，甚至面赤。

证候分析：阳虚失于温煦，故恶寒蜷卧，四肢厥冷；阳气衰微，神气失养，故呈现"但欲寐"神情衰倦的状态；阳衰寒盛，无力鼓动血液运行，故见脉微细；肾阳虚无力温运脾阳以助运化，故下利清谷；若阴寒极盛，将残阳格拒于上，则表现为阳浮于上的面赤"戴阳"假象。

少阴热化证

少阴热化证，是指少阴病邪从火化热而伤阴，致阴虚阳亢所表现出的临床证候。

临床表现：心烦不寐，口燥咽干，小便短赤、舌红，脉细数。

证候分析：邪入少阴，从阳化热，热灼真阴，肾阴亏，心火亢，心肾不交，故出现心烦不寐；邪热伤津，津伤而不能上承，故口燥咽干；心火下移小肠，故小便短赤；阴伤热灼，内耗营阴，故舌红而脉细数。

▲ 厥阴病症

厥阴病症，是指病至厥阴，机体阴阳调节功能发生紊乱，所表现出的寒热错杂，厥热胜复的临床证候。为六经病症的较后阶段。厥阴病的发生，一为直中，系平素厥阳之气不足，风寒外感，直入厥阴；二为传经，少阴病进一步发展传入厥阴；三为转属，少阳病误治，失治，阳气大伤，病转厥阴。

临床表现：消渴、气上冲心，心中疼热，饥不欲食，食则吐蛔。

证候分析：本证为上热下寒，胃热肠寒证。上热，多指邪热犯于上焦，此处应包括胃，患者自觉热气上冲于脘部甚至胸部，时感灼痛，此属肝气挟邪热上逆所致；热灼津液，则口渴多饮；下寒，多指肠道虚寒，此处亦应包括胃。胃肠虚寒，纳化失职，则不欲食；蛔虫喜温而恶寒，肠寒则蛔动，逆行于胃或胆道，则可见吐蛔。此证反映了厥阴病寒热错杂的特点。

▲ 六经病的传变

传变是疾病本身发展过程中固有的某些阶段性的表现，也是人体脏腑经络相互关系发生紊乱而依次传递的表现。一般认为："传"是指疾病循着一定的趋向发展；"变"是指病情在某些特殊条件下发生性质的转变。六经病症是脏腑，经络病理变化的反映，人体是一个有机的整体，脏腑经络密切相关，故一经的病变常常会涉及另一经，从而表现出合病，并病及传经的病证候。

合病

两经或三经同时发病，出现相应的证候。而无先后次第之分。如太阳经病症和阳明经病证同时出现，称"太阳阳明合病"；三阳病同病的为"三阳合病"。

并病

凡一经之病，治不彻底，或一经之证未罢，又见他经证候的，称为并病。无先后次第之分。如少阳病未愈，进一步发展而又涉及阳明，称"少阳阳明并病"。

传经

病邪从外侵入，逐渐向里传播由这一经的证候转变为另一经的证候，称为"传经"。传经与否，取决于体质的强弱，感邪的轻重，治疗的当否三个方面。如邪盛正衰，则发生传变，正盛邪退，则病转痊愈。身体强壮者，病变多传三阳；体质虚弱者，病变多

传三阴。此外，误汗、误下，也能传入阳明，更可以不经少阳、阳明而经传三阴。但三阴病也不一定从阳经传来，有时外邪可以直中三阴。传经的一般规律有：

（1）循经传：就是按六经次序相传。如太阳病不愈，传入阳明，阳明不愈，传入少阳；三阳不愈，传入三阴，首传太阴，次传少阴，终传厥阴。一说有按太阳—少阳—阳明—太阴—厥阴—少阴相传者。

（2）越经传：是不按上述循经次序，隔一经或隔两经相传。如太阳病不愈，不传少阳，而传阳明，或不传少阳、阳明而直传太阴。越经传的原因，多由病邪旺盛，正气不足所致。

（3）表里传：即是相为表里的经相传。例如太阳传入少阴，少阳传入厥阴，阳明传入太阴，是邪盛正虚由实转虚，病情加剧的证候，与越经传含义不同。

直中

凡病邪初起不从阳经传入，而径中阴经，表现出三阴证候的为直中。

以上所述，都属由外传内，由阳转阴。此外，还有一种里邪出表，由阴转阳的阴病转阳证。所谓阴病转阳，就是本为三阴病而转变为三阳证，为正气渐复，病有向愈的征象。

第三节 外感温热病之纲：三焦辨证

三焦辨证，是外感温热病辨证纲领之一，为清代医家吴鞠通所倡导。它是根据《黄帝内经》关于三焦所属部位的概念，大体将人体躯干所隶属的脏器，划分为上、中、下三个部分。从咽喉至胸膈属上焦；脘腹属中焦；下腹及二阴属下焦，并在《伤寒论》六经分证和叶天士卫气营血分证的基础上，结合瘟病的传变规律特点而总结出来的。

▲ 上焦病症

上焦病症，是指温热病邪，侵袭人体从口鼻而入，自上而下，一开始就出现的肺卫受邪的证候。温邪犯肺以后，它的传变有两种趋势，一种是"顺传"，指病邪由上焦传入中焦而出现中焦足阳明胃经的证候；另一种为"逆传"；即从肺经而传入手厥阴心包经，出现"逆传心包"的证候。

临床表现：微恶风寒，身热自汗，口渴或不渴而咳，午后热甚；脉浮数或两寸独大；邪入心包，则舌蹇肢厥，神昏谵语。

证候分析：邪犯上焦，肺合皮毛而主表，故恶风寒。肺病不能化气，气郁则身热。肺气不宣，则见咳嗽。

午后属阴，浊阴旺于阴分，故午后身热。温热之邪在表，故脉浮数。邪在上焦，故两寸独大。

温邪逆传心包，舌为心窍，故舌蹇；心阳内郁，故肢厥；热迫心伤，神明内乱，故神昏谵语。

▲ 中焦病症

中焦病症，是指温病自上焦开始，顺传至于中焦，表现出的脾胃证候。若邪从燥化，或为无形热盛，或为有形热结，表现出阳明失润，燥热伤阴的证候。若邪从湿化，郁阻脾胃，气机升降不利，则表现出湿温病证。因此，在证候上有胃燥伤阴与脾经湿热的区别。

胃燥伤阴证

是指病入中焦，邪从燥化，出现阳明燥热的证候。

临床表现：身热面赤，腹满便秘，口干咽燥，唇裂舌焦，苔黄或焦燥，脉象沉涩。

证候分析：阳热上炎，则身热面赤。燥热内盛，热迫津伤，胃失所润，则见身热腹满便秘，口干咽燥，唇裂苔黄或焦燥。气机不畅，津液难以输布，故脉沉涩。

本证病机与临床表现和六经辨证中的阳明病证基本相同。但本证为感受温邪，传变快，人体阴液消耗较多。

脾经湿热证

是指湿温之邪，郁阻太阴脾经而致的证候。

临床表现：面色淡黄，头身重病，汗出热不解，身热不畅，小便不利，大便不爽或溏泄，苔黄滑腻，脉细而濡数，或见胸腹等处出现白菩。

证候分析：太阴湿热，热在湿中，郁蒸于上，则面色淡黄，头重身痛。湿热缠绵不易分解，故汗出热不解，湿热困郁，阻滞中焦，脾运不健，气失通畅，故小便不利，大便不爽或溏泄。湿性黏滞，湿热之邪留恋气分不解，郁蒸肌表，则见身热不畅，白菩透露，苔黄滑腻，脉细而濡数，均为湿热郁蒸之象。

▲ 下焦病症

下焦病症，是指温邪久留不退，劫灼下焦阴精，肝肾受损，而出现的肝肾阴虚证候。

临床表现：身热面赤，手足心热甚于手足背，口干，舌燥，神倦耳聋，脉象虚大；或手足蠕动心中詹詹大动，神倦脉虚，舌绛少苔，甚或时时欲脱。

证候分析：湿病后期，病邪深入下焦，真阴耗损，虚热内扰，则见身热面赤，手中心热甚于手足背，口干，舌燥等阴虚内热之象。阴精亏损，神失所养则神倦。阴精不得上荣清窍则耳聋，肝为刚脏，属风木而主筋，赖肾水以涵养。真阴被灼，水亏木旺。筋失所养而拘挛则出现手脚蠕动甚或痉挛。阴虚水亏，虚风内扰则心中詹詹大动。至于脉虚，舌绛苔少，甚或欲脱，均为阴精耗竭之虚象。

▲ 三焦病症的传变规律

三焦病的各种证候，标志着温病病变发展过程中的三个不同阶段。其中上焦病证候，多表现于温病的初期阶段；中焦病证候，多表现于温病的极期阶段；下焦病证候多表现于温病的末期阶段。其传变一般多由上焦手太阴肺经开始，由此而传入中焦，进而传入下焦为顺传；如感受病邪偏重，抵抗力较差的病人，病邪由肺卫传入手厥阴心包经者为逆传。

三焦病的传变，取决于病邪的性质和受病机体抵抗力的强弱等因素，如病人体质偏于阴虚而抵抗力较强的，感受病邪又为温热、温毒、风温、瘟疫、冬瘟，若顺传中焦，则多从燥化而为阳明燥化证；传入下焦，则为肝肾阴虚之证。如病人体质偏于阳虚而抵抗力较弱者，感受病邪又为寒湿，若顺传中焦，则多从湿化，而为太阴湿化证；传入下焦，则为湿久伤阳之证。唯暑兼湿热，传入中焦可从燥化，也可以湿化；传入下焦，既可伤阴，也可伤阳，随其所兼而异。

三焦病的传变过程，虽然有自上而下，但这仅指一般而言，也并不是固定不变的。有的病犯上焦，经治而愈，并无传变；有的又可自上焦径传下焦，或由中焦再传肝肾的，这又与六经病的循经传、越经传相似。有初起即见中焦太阴病证症状的，也有发病即见厥阴症状的。这又与六经病证中的直中相类似。此外，还有两焦症状互见和病邪弥漫三焦的，这又与六经的合病、并病相似。

第四节 卫气营血辨证

卫气营血辨证，是清代医学家叶天士首创的一种论治外感温热病的辨证方法。

四时温热邪气侵袭人体，会造成卫气营血生理功能的失常，破坏了人体的动态平衡，从而导致温热病的发生。此种辨证方法是在伤寒六经辨证的基础上发展起来的，又弥补了六经辨证的不足，从而丰富了外感病辨证学的内容。

卫、气、营、血，即卫分证、气分证、营分证、血分证这四类不同证候。当温热病邪侵入人体，一般先起于卫分，邪在卫分郁而不解则传变而入气分，气分病邪不解，以致正气虚弱，津液亏耗，病邪乘虚而入营血，营分有热，动血耗阴势必累及血分。

▲ 卫气营血证候分类

温热病按照卫气营血的方法来辨证，可分为卫分证候、气分证候、营分证候和血分证候四大类。四类证候标志着温热病邪侵袭人体后由表入里的四个层次。卫分主皮毛，是最浅表的一层，也是温热病的初期。气分主肌肉，较皮毛深入一层。营血主里，营主里之浅，血主里之深。

卫分证候

卫分证候，是指温热病邪侵犯人体肌表，致使肺卫功能失常所表现的证候。其病变主要累及肺卫。

临床表现：发热与恶寒并见，发热较重，恶风（寒）较轻。风温之邪犯表，卫气被郁，奋而抗邪，故发热、微恶风寒。风温伤肺，故咳嗽，咽喉肿痛。风热上扰，则舌边尖红。风邪在表，故脉浮，苔薄，兼热邪则脉数。

气分证候

气分证候，是指温热病邪内入脏腑，正盛邪实，正邪剧争，阳热亢盛的里热证候。为温热邪气由表入里，由浅入深的极盛时期、由于邪入气分及所在脏腑、部位的不同，所反映的证候有多种类型，常见的有热壅于肺、热扰胸膈、热在肺胃、热迫大肠等。

临床表现：发热不恶寒反恶热，舌红苔黄，脉数；常伴有心烦、口渴、面赤等症。若兼咳喘、胸痛、咯吐黄稠痰者，为热壅于肺；若兼心烦懊恼坐卧不安者，为热扰胸膈；若兼自汗、喘急、烦闷、渴甚，脉数而苔黄燥者为热在肺胃；若兼胸痞、烦渴、下利、谵语者，为热迫大肠。

证候分析：温热病邪，入于气分，

正邪剧争，阳热亢盛，故发热而不恶寒，尿赤、舌红、苔黄、脉数，邪不在表，故不恶寒而反恶热；热甚津伤故口渴；热扰心神故心烦。热壅于肺，气机不利，故咳喘、胸痛；肺热炼液成痰，故痰多黄稠。热扰胸膈，郁而不达故烦闷懊恼，坐卧不宁。热在肺胃，热在于肺，肺热郁蒸，则自汗、喘急；热在于胃，胃在津液被热所灼，则烦闷，渴甚而脉数，苔黄燥。肺胃之热下迫大肠，肠热炽甚，热结旁流，则胸痞烦渴而下利、谵语。

营分证候

营分证候，是指温热病邪内陷的深重阶段表现的证候。营行脉中，内通于心，故营分证以营阴受损，心神被扰的病变为其特点。

临床表现：身热夜甚，口渴不甚，心烦不寐，甚或神昏谵语，斑疹隐现，舌质红绛，脉象细数。

证候分析：邪热入营，灼伤营阴，真阴被劫，故身热灼手，入夜尤甚，口干反不甚渴，脉细数。营分有热，热势蒸腾，故舌质红绛。若热窜血络，则可见斑疹隐隐。心神被扰，故心烦不寐，神昏谵语。

血分证候

血分证候，是指温热邪气深入阴分，损伤精血津液的危重阶段所表现出的证候。也是卫气营血病变最后阶段的证候。典型的病理变化为热盛动血，心神错乱。病变主要累及心、肝、肾三脏。临床以血热妄行和血热伤阴多见。

1. 血热妄行证：是指热入血分，损伤血络而表现的出血证候。

临床表现：在营分证的基础上，更见烦热躁扰，昏狂，谵妄，斑疹透露，色紫或黑，吐衄，便血，尿血，舌质深绛或紫。脉细数。

证候分析：邪热入于血分，较诸热闭营分更为重。血热扰心，故躁扰发狂；血分热极，迫血妄行，故见出血诸症；由于热炽甚极故昏谵而斑疹紫黑。血中热炽，故舌质深绛或紫。

实热伤阴耗血，故脉见细数。热入营分和血热妄行二者在麻疹和舌象上的主要区别为：前者热灼于营，斑疹隐隐，舌质红绛，为病尚浅；后者热灼于血，斑疹透紫色或紫黑，舌深绛或紫。

2. 血热伤阴证：是指血分热盛，阴液耗伤而见的阴虚内热的证候。

临床表现：持续低热、暮热朝凉、五心烦热、口干咽燥、神倦耳聋、心烦不寐、舌上少津、脉虚细数。

证候分析：邪热久羁血分，劫灼阴液，阴虚则阳热内扰，故低热，或暮热朝凉，五心烦热；阴精耗竭，不能上荣清窍，故口干、舌燥、舌上少津，耳聋失聪；阴精亏损，神失所养，故神倦；精血不足，故脉虚细；阴虚内热，则见脉数。

卫气营血证候鉴别表

证候		症状	舌苔	脉象
卫分		发热，微恶风寒，口渴，头痛咳嗽，咽喉肿痛	舌边尖红	浮数
气分证		发热不恶寒反恶热，口渴甚，或咳喘痰黄，或心烦懊恼，或壮热大汗	舌红苔黄	数
营分证		身热夜甚，口渴不甚，心烦不寐，甚或神昏谵语，斑疹隐现	舌苔绛	细数
血分证候	血热妄行证	烦热狂躁，谵妄，斑疹透露，吐衄，便血，尿血	舌质深绛或紫	细数
	血热伤阴证	低热，暮热朝凉，五心烦热，口干，神倦，耳聋，心烦不寐	舌体瘦小少津	虚细数

▲ **卫气营血证候的传变规律**

在外感温热病过程中，卫气营血的证候传变，有顺传和逆传两种形式。

顺传

外感温热病多起于卫分，渐次传入气分、营分、血分，即由浅入深，由表及里，按照卫－气－营－血的次序传变，标志着邪气步步深入，病情逐渐加重。

逆传

即不依上述次序传变，又可分为两种：一为不循经传，如在发病初期不一定出现卫分证候，而直接出现气分、营分或血分证候；一为传变迅速而病情重笃为逆传，如热势弥漫，不但气分、营分有热，而且血分受燔灼出现气营同病，或气血两燔。

第五节　辨证论治的关键环节：病机

病机，是指疾病发生、发展、变化及其结局的机理。以阴阳五行、气血津液、藏象、经络、病因和发病等基础理论，探讨和阐述疾病发生、发展、变化和结局的机理及其基本规律，即病机学说。

人体禀赋有强弱之分，病因有外感、内伤之异，发病部位有脏腑、经络、诸窍之别，病机又可分为外感热病病机、脏腑病机、经络病机、诸窍病机等。尽管病机分类繁多，阴阳失调则是疾病的基本病机，人体的一切皆可分阴阳。如脏腑，脏为阴，腑为阳；如气血，血为阴，气为阳；如水火，水为阴，火为阳；如寒热，寒为阴，热为阳；如动静，静为阴，动为阳；如升降，降为阴，升为阳；如表里，里为阴，表为阳等。阳偏盛则热，阴偏盛则寒，阳偏衰则寒，阴偏衰则热，所以阴阳的偏盛偏衰就会出现寒热的病变，寒与热是阴阳失调的主要表现，也是辨别一切疾病属性的两大纲领。病邪入侵，正气奋起抗邪，就形成了邪正的相争，或正盛而邪退，或邪去正亦衰，或邪盛而正衰……邪正相争贯穿了疾病的全过程，主要出现虚与实的病理变化。凡邪正斗争剧烈，出现一系列

有余的证候，称为实证；凡正气不足，抗邪能力低下，出现一系列虚弱、无力和不足的证候，称为虚证。《素问•通评虚实论》载："邪气盛则实，精气夺则虚。"所谓邪盛，主要指外感热病的初期和中期，或食积、痰饮、虫积、瘀血停聚的病症；所谓正虚，主要表现在气、血、津液的亏损和脏腑生理功能的减弱，多见于素体虚弱，或大病后期，或长期慢性病气血耗伤的病人，可见虚与实是邪正盛衰的病机反映。因此，病性具体表现在寒热虚实的不同属性上。在归纳疾病的病机时，明辨寒热虚实至关重要。

在疾病的演变过程中，寒热虚实的病理变化可结合人体的脏腑、经络、诸窍、形体等部位进行分析，以找出病症的具体病机。人的生命活动是以五脏为中心的，掌握脏腑病机十分重要，要了解脏腑病机，必须了解各脏腑生理功能的特点，了解病变过程中脏腑之间的相互影响，了解脏腑与经络、诸窍、形体的关系，以便综合分析、探本求源。气血是脏腑功能的物质基础，阴阳失调是脏腑功能失调的集中体现，故分析脏腑病机，应当围绕气血阴阳，明辨寒热虚实，这样才能得

其要领。例如，肝的病机颇为复杂，但绳之以气血阴阳、寒热虚实，结合肝主疏泄和藏血的生理功能，以及肝与脾胃、肾等脏腑相关的情况，自不难做出分析。肝疏泄不足，胸胁闷痛，精神抑郁，疲乏无力，病机为肝气虚；畏寒肢冷，神疲胆怯，巅顶头痛等，病机为肝阳虚；面唇无华，爪甲淡白，头晕目眩，肢麻筋挛，病机为肝血虚；面红，烦热，咽干，两目干涩，或见拘挛、震颤，病机为肝阴虚；伴见腰酸，下肢无力，病机为肝肾阴虚；肝气失于宣通，脘胁阻闷，得嗳气稍舒，两胁、少腹胀痛，病机为肝气郁结；伴见纳呆、食少，食后腹胀，或腹痛作泄，乃肝失疏泄，影响脾之运化，病机为木（肝）不疏土（脾）；嗳气频作，脘胁疼痛，呕逆，泛酸，乃肝气横逆，影响胃的通降功能，病机为肝气犯胃；面红目赤，头痛头胀，急躁易怒，舌红，脉弦数，病机为肝火上炎；头晕目眩，手足蠕动，或抽搐，或肢体痉挛，病机为肝风内动等。

病机随着疾病的不断变化而演变。如虚实，邪气侵袭，伤害正气，病机由实转虚；正虚不运，痰饮、瘀血等病理产物内生，病机又由虚转化为虚实夹杂，称之为因虚致实。又如寒热，感受寒邪，初起可表现为寒证，但寒邪久郁会生热，病机也随之演变为寒郁化热；而热病过程中，因正气受损，或过用寒凉之药等因素，亦可转化为寒证。了解这些病理演变，对临床合理使用温凉补泻等法是很有意义的。

第二章　四诊合参：通过身体"读"出疾病

◎ 望诊、闻诊、问诊和切诊，称作四诊。四诊必须结合连用，互相参证，才能全面了解病情，为辨证和治疗提供充分的依据。

第一节　望诊

望诊是四诊之一。是运用视觉，观察病者的神色、形态、舌象、大小便和其他排泄物等的方法，对小儿还包括诊指纹。

面诊图

面部色泽、斑点等的变化都是五脏六腑健康状况的外在表现。通过观察自己面部的不同部位的变化，可以把握自身的健康状况，做到对疾病早发现、早治疗。

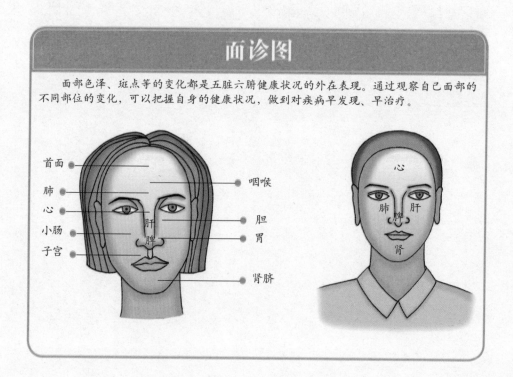

▲ 望神

望神就是观察人体生命活动的外在表现，即观察人的精神状态和机能状态。望神应重点观察病人的精神、意识、面目表情、形体动作、反应能力等，尤应重视眼神的变化。望神的内容包括得神、失神、假神，此外神气不足、神志异常等也应属于望神的内容。

得神

得神又称有神，是精充气足神旺的表现；在病中，则虽病而正气未伤，是病轻的表现，预后良好。

得神的表现是：神志清楚，语言清晰，面色荣润含蓄，表情丰富自然；目光明亮，精彩内含；反应灵敏，动作灵活，体态自如；呼吸平稳，肌肉不削。

失神

失神又称无神，是精损气亏神衰的表现。病至此，已属重笃，预后不良。

失神的表现是：精神萎靡，言语不清，或神昏谵语，循衣摸床，撮空理线，或猝倒而目闭口开；面色晦暗，表情淡漠或呆板；目暗睛迷，精神呆滞；反应迟钝，动作失灵，强迫体位；呼吸气微或喘；周身大肉已脱。

假神

假神是垂危患者出现的精神暂时好转的假象，是临科的预兆，并非佳兆。

假神的表现是：久病重病之人，本已失神，但突然精神转佳，目光转亮，言语不休，想见亲人；或病至语声低微断续，忽而响亮起来；或原来面色晦暗，突然颧赤如妆；或本来毫无食欲，忽然食欲增强。

假神与病情好转的区别在于：假神的出现比较突然，其"好转"与整个病情不相符，只是局部的和暂时的。由无神转为有神，是整个病情的好转，有一个逐渐变化的过程。

假神之所以出现，是由于精气衰竭已极，阴不敛阳，阳虚无所依附而外越，以致暴露出一时"好转"的假象。这是阴阳即将离绝的危候，古人比作"残灯复明""回光返照"。

得神、少神、失神、假神鉴别表

观察项目	得神	少神	失神	假神
神志语言	神志清楚，语言清晰	精神不振，懒言	表情淡漠，语言错乱，或神昏谵语	突然神志清醒，言语不休，想见亲人
两目	有神	乏神	晦暗	突然目光转亮，浮光外露
呼吸	平稳	少气	气微或喘促	
面色形体	面色荣润，肌肉不削	面色少华，倦怠乏力，肌肉松软	面色无华，形体羸瘦	面色无华，两颧泛红如妆
动作反应	动作自如，反应灵敏	动作迟缓	动作艰难，反应迟钝	
饮食	饮食正常	饮食减少	饮食减少	突然食饮增进

神气不足

神气不足是轻度失神的表现，与失神状态只是程度上的区别。它介于有神和无神之间，常见于虚证患者，所以更为多见。

神气不足的临床表现是：精神不振，健忘困倦，声低懒言，怠惰乏力，动作迟缓，等等。多属心脾两亏，或肾阳不足。

神志异常

神志异常也是失神的一种表现，但与精气衰竭的失神则有本质上的不同。一般包括烦躁不安，以及癫、狂、痫等。这些都是由特殊的病机和发病规律所决定的，其失神表现并不一定意味着病情的严重性。

烦躁不安，即指心中烦热不安，手足躁扰不宁的症状。烦与躁不同，烦为自觉症状，如烦恼，躁为他觉症状，如躁狂、躁动等。多与心经有火有关。可见于邪热内郁、痰火扰心、阴虚火旺等证。

癫病表现为淡漠寡言，闷闷不乐，精神痴呆，喃喃自语，或哭笑无常，多由痰气郁结，阻蔽神明所致，亦有神不守舍，心脾两虚者。

狂病多表现为疯狂怒骂，打人毁物，妄行不休，少卧不饥，甚则登高而歌，弃衣而走。

多因肝郁化火，痰火上扰神明所致。

痫病表现为突然昏倒，口吐涎沫，四肢抽搐，醒后如常。多由肝风挟痰，上窜蒙蔽清窍，或属痰火扰心，引动肝风。

▲ 望色

望色就是医者观察患者面部颜色与光泽的一种望诊方法。颜色就是色调变化，光泽则是明度变化。古人把颜色分为五种，即青、赤、黄、白、黑，称为五色诊。五色诊的部位既有面部，又包括全身，所以有面部五色诊和全身五色诊称望色，但由于五色的变化，在面部表现最明显，因此，常以望面色来阐述五色诊的内容。

望面色要注意识别常色与病色。

常色

常色是人在正常生理状态时的面部色泽。常色又有主色、客色之分。

主色：所谓主色，是指人的基本肤色、面色。由于民族、禀赋、体质不同，每个人的肤色不完全一致。我国人民属于黄色人种，一般肤色都呈微黄，所以古人微黄为正色。在此基础上，有些人可有略白、较黑、稍红等差异。

客色：人与自然环境相应，由于生活条件的变动，人的面色、肤色也相应变化叫作客色。例如，随四时、昼夜、阴晴等天时的变化，面色亦相应改变。再如，由于年龄、饮食、起居、寒暖、情绪等变化，也可引起面色变化，也属于客色。

总之，常色有主色、客色之分，

其共同特征是：明亮润泽、隐然含蓄。

病色

病色是指人体在疾病状态时的面部颜色与光泽，可以认为除上述常色之外，其他一切反常的颜色都属病色。病色有青、黄、赤、白、黑五种。现将五色主病分述如下：

青色：主寒证、痛证、瘀血证、惊风证、肝病。青色为经脉经阻滞，气血不通之象。寒主收引主凝滞，寒盛而留于血脉，则气滞血瘀，故面色发青。经脉气血不通，不通则痛，故痛也可见青色。肝病气机失于疏泄，气滞血瘀，也常见青色。肝病血不养筋，则肝风内动，故惊风（或欲作惊风），其色亦青。如面色青黑或苍白淡青，多属阴寒内盛；面色青灰，口唇青紫，多属心血瘀阻，血行不畅；小儿高热，面色青紫，以鼻柱，两眉间及口唇四周明显，是惊风先兆。

黄色：主湿证、虚证。因脾主运化，若脾失健运，水湿不化；或脾虚失运，水谷精微不得化生气血，致使肌肤失于充养，则见黄色。如面色淡黄憔悴称为萎黄，多属脾胃气虚，营血不能上荣于面部所致；面色发黄而且虚浮，称为黄胖，多属脾虚失运，湿邪内停所致；黄而鲜明如橘皮色者，属阳黄，为湿热熏蒸所致；黄而晦暗如烟熏者，属阴黄，为寒湿郁阻所致。

赤色：主热证。气血得热则行，热盛而血脉充盈，血色上荣，故面色赤红。热证有虚实之别。实热证，满面通红；虚热证，仅两颧嫩红。此外，若在病情危重之时，面红如妆者，多为戴阳证，是精气衰竭，阴不敛阳，虚阳上越所致。

白色：主虚寒证，血虚证。白色为气血虚弱不能荣养机体的表现。阳气不足，气血运行无力，或耗气失血，致使气血不充，血脉空虚，均可呈现白色。如面色㿠光而虚浮，多为阳气不足；面色淡白而消瘦，多属营血亏损；面色苍白，多属阳气虚脱，或失血过多。

黑色：主肾虚证、水饮证、寒证、痛证及瘀血证。黑为阴寒水盛之色。由于肾阳虚衰，水饮不化，气化不行，

《黄帝内经》论述面部色泽变化归纳表

五色	五脏	常人		病人	
		有华无病	无华将病	有华主生（善色）	无华病危（恶色）
赤	心	如白裹朱	如赭	如鸡冠	如衃血
白	肺	如鹅羽	如盐	如豕膏	如枯骨
黄	脾	如罗裹雄黄	如黄土	如蟹腹	如枳实
青	肝	如苍璧之泽	如蓝	如翠羽	如草兹
黑	肾	如重漆色	如地苍	如乌羽	如炲

阴寒内盛，血失温养，经脉拘急，气血不畅，则面色黧黑。面黑而焦干，多为肾精久耗，虚火灼阴，眼眶周围色黑，多见于肾虚水泛的水饮证；面色青黑，且剧痛者，多为寒凝瘀阻。

▲ 望舌

望舌是通过观察舌象进行诊断的望诊方法之一。舌象是由舌质和舌苔两部分的色泽形态所构成的形象。所以望舌主要是望舌质和望舌苔。

舌和舌苔

望舌诊病是中医长期实践积累的独特察病手段，主要观察舌质和舌苔，舌质是舌的肌肉部分，舌苔是舌面附着的苔状物，舌质可以反映五脏的虚实，舌苔可以察外邪侵入人体的深浅，正常人是淡红舌，薄白苔。异常则有很多种情况，一般从颜色和舌苔两个角度进行综合判定。通常情况下，舌质红主热，舌质淡白主虚、主寒，紫舌主瘀血，黄苔主里证、热证，白苔

人体舌息图

中医认为，心开窍于舌，即"舌为心之苗"，心和舌之间有着密切的关系。了解舌不同部位和脏腑的对应关系，可以更好地掌握自身的健康状况。

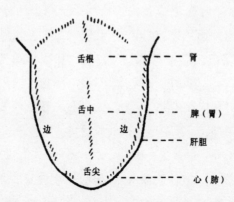

主表证、寒证，苔黄而厚腻是湿热或痰热，苔薄病情轻，苔厚病情重，舌苔由薄增厚，表示病进，由厚变薄表示病退。

望舌质

舌质是指舌的本体，舌苔是指舌面上的苔垢。检查舌质主要是看舌尖

和舌两边的颜色，因为上面没有舌苔覆盖，较易看清舌质的本色。正常舌质呈淡红色，不深不浅，生机盎然。患病时，血液的成分或浓度有所改变，舌的色泽也会有所改变。

舌色较正常舌色浅淡，白多红少，甚至全无血色，称为淡白舌。此乃阳

气低下所致。阳气不足，生化阴血的功能减弱，血液运行无力，致使血液不能充分营运于舌中，故舌色浅淡而白。为气血双亏，可见于贫血症。此外，淡白舌还常见于营养不良、慢性肾炎、内分泌腺功能不足等疾病。

舌色较淡红舌深，甚至呈鲜红色者，称为红舌。临床主热证，常见于高热症或化脓性感染症。如高热不退，舌质由红转绛，患者神态不安，要预防败血症。

舌色深红，舌上生刺类似杨梅，称为"杨梅舌"。多见于时疫，为诊断猩红热典型舌象。还可见于高热持续几天以上的患者。

舌的两侧发红多为肝胆热盛，常见于高血压、甲状腺功能亢进或发热。

舌尖发红，常因工作时间过长，经常失眠，心火过亢，致使消耗过多，体内缺乏维生素或其他营养物

质所致。

青紫舌，青紫舌总由于血液瘀滞之故。如舌黏膜下血管严重缺氧或血液循环障碍，可出现青紫舌。青紫舌常见于慢性支气管炎、肺部疾病、充血性心力衰竭、肝硬化等疾病。值得注意的是，青紫舌不是一种疾病的特殊症状，许多妇科疾病和胃肠疾病也会出现青紫舌。中医认为，青紫主要与血瘀有关，可以用活血化瘀的方法进行治疗。当瘀血化去后，舌质颜色即可恢复正常。

望苔色

舌苔白厚而滑：多是寒湿、痰饮和水肿。在一些慢性支气管炎、哮喘、支气管扩张病人中，常可见到这种现象。这些病人常会大量咳吐痰液。

舌苔色黄：在舌上常有一层厚厚的黄苔，多半是浅表性胃炎，也许是胃溃疡又复发了。黄色的深浅与

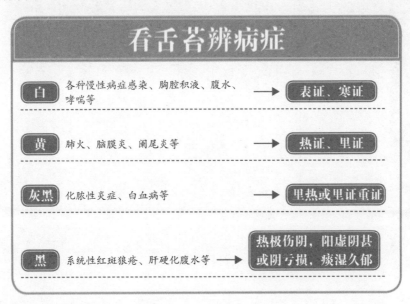

看舌苔辨病症

白	各种慢性病症感染、胸腔积液、腹水、哮喘等	→	表证、寒证
黄	肺火、脑膜炎、阑尾炎等	→	热证、里证
灰黑	化脓性炎症、白血病等	→	里热或里证重证
黑	系统性红斑狼疮、肝硬化腹水等	→	热极伤阴，阳虚阴甚或阴亏损，痰湿久郁

临床常见舌象辨证简表

舌象		简称	主病
舌质	舌苔		
淡红	薄白	淡红舌，薄白苔	健康人；风寒表证；病势轻浅
	白苔	舌尖红，白苔	风热表证；心火亢盛
	白似积粉	淡红舌，积粉苔	瘟疫初起；或有内痈
	白腐	淡红舌，白腐苔	痰食内停；胃浊蕴热
	黄白相间	淡红舌，黄白苔	外感表证将要传里化热
	白腻而厚	淡红舌，白厚腻苔	浊痰饮内停；食积胃肠；寒湿痹证
	薄黄	淡红舌，薄黄苔	里热轻证
	黄干少津	淡红舌，黄干苔	里热伤津化燥
	黄腻	淡红舌，黄腻苔	里有湿热，痰热内蕴，食积化热
	灰黑湿润	淡红舌，灰黑润苔	寒证；阳虚
鲜红	白而干燥	红舌，白干苔	邪热入里伤津
	白而浮垢	红舌，白垢苔	正气亏虚；湿热未净
	白黏	红舌，白黏苔	里热证，津液已伤
	薄黄少津	红舌，薄黄干苔	气分热盛，阴液耗损
	厚黄少津	红舌，黄腻苔	湿热内蕴；痰热互结
	黄腻	红瘦舌，黑干苔	津枯血燥
	白而干燥	红舌，白干苔	邪热入里伤津
绛红	焦黄干燥	绛舌，焦黄苔	邪热深重；胃肠热结
	黑而干燥	绛舌，黑干苔	热极伤阴
	无苔	绛舌，无苔	热入血分；阴虚火旺
青紫	黄燥	紫舌，黄燥苔	热极津枯
	焦黑而干	紫舌，苔黑干焦	热毒深重，津液大伤
	白润	紫舌，白润苔	阳衰寒盛；气血凝滞
淡白	无苔	淡白舌，无苔	久病阳衰；气血俱虚
	透明	淡白舌，无苔	脾胃虚寒
	边薄白中无	淡白舌，中剥苔	气血两虚；胃阴不足
	白	淡白舌，白苔	阳气不足；气血虚弱
	白腻	淡白舌，白腻苔	脾胃虚弱；痰湿停聚
	灰黑润滑	淡白舌，黑润苔	阳虚内寒；痰湿内停

危重舌象辨证简表

舌象名称	舌象表现	临床意义
猪腰舌	舌面无苔，如去膜的猪腰	热病伤阴，胃气将绝，病危
镜面舌	舌深绛无苔而光滑如镜	胃气、胃阴枯竭
	舌色㿠光如镜，毫无血色，也称㿠光舌	营血大亏，阳气将脱，病危
破皮舌	舌粗糙有刺，如鲨鱼皮，或干燥枯裂	津液枯竭，病危
干荔舌	舌敛缩而无津，形如干荔肉	热极津枯，病危
火柿舌	舌如火柿色，或色紫而干晦如猪肝色	内脏败坏，病危
赭带墨	舌质色赭带墨	肾阴将绝，病危
雪花舌	舌质白色如雪花片	危候
瘦薄无苔舌	舌体瘦小薄嫩，光而无苔	胃气将绝，难治
囊缩卷舌	舌体卷缩，兼阴囊缩入	厥阴气绝，难治
舌强语謇	舌体强直，转动不灵，且语言謇涩	中风痰厥阻络，难治
蓝舌而苔黑或白	舌质由淡紫转蓝，舌苔由淡灰转黑，或苔白如霉点、糜烂	病危重，难治

炎症的轻重成正比。胃热伤津者亦可见黄苔。

舌苔呈灰色：舌苔呈灰色是先有体弱再兼热性病，或久病兼消化不良症的征象。

舌苔呈褐色：舌苔呈褐色常见于肠梗阻。

舌苔色黑：多见于滥用各种广谱抗生素的人。因为抗生素把寄生在舌苔上的正常细菌都消灭了，对抗生素不敏感的霉菌，便趁机大量繁殖。霉菌大多是棕黑色的，于是舌苔也就发黑了。所以不可滥用抗生素，也不要没弄清楚病因连续使用抗生素。

中医认为体内邪热内炽，热极化火、灼伤津液而见黑燥苔；若体内肾阳不足，阴寒极盛，亦可见黑苔且湿润。此外，临床常见患有肺癌、胃癌、食管癌及经常使用化疗和放疗的病人，由于津液枯竭，血象低，可出现干燥绛紫质的黑舌苔；有些攫性病，诸如尿毒症、恶性肿瘤等，在病情恶化时也会出现黑苔，是病情危急的征象。

以上讲的是苔色与人体疾病的关系。此外，苔色的变化，还可推断病势的吉凶。如舌苔由白转黄，显示病邪由表入里，病情由轻转重，性质由寒转热。反之，舌苔由黄转白则是好的兆头。

第二节　闻诊

闻诊包括听声音和嗅气味两个方面的内容，是医者通过听觉和嗅觉了解由病体发出的各种异常声音和气味，以诊察病情。闻诊也是一种不可缺少的诊察方法，是医者获得客观体征的一个重要途径。

▲ 听声音

听声音，主要是听患者言语气息的高低、强弱、清浊、缓急等变化，以及咳嗽、呕吐、呃逆、嗳气等声响的异常，以分辨病情的寒热虚实。

发声异常

在患病时，若语声高亢洪亮，多言而躁动，多属实证、热证。若感受风、寒、湿诸邪，声音常兼重浊。若语声低微无力，少言而沉静，多属虚证、寒证或邪去正伤之证。

音哑与失声：语声低而清楚称音哑，发音不出称失声。临床发病往往先见音哑，病情继续发展则见失声，故二者病因病机基本相同，当先辨虚实。新病多属实证，因外感风寒或风热袭肺，或因痰浊壅肺，肺失清肃所致。久病多属虚证，因精气内伤，肺肾阴虚，虚火灼金所致。

鼻鼾：鼻鼾是指气道不利时发出的异常呼吸声。正常人在熟睡时亦可见鼾声。若鼾声不绝，昏睡不醒，多见于高热神昏或中风入脏之危证。

呻吟、惊呼：呻吟是因痛苦而发出的声音。呻吟不只是身痛不适。由于出乎意料的刺激而突然发出喊叫声，称惊呼。骤发剧痛或惊恐常令人发出惊呼。小儿阵发惊呼，声尖惊恐，多是肝风内动，扰乱心神之惊风证。

语言异常

"言为心声"，故语言异常多属心的病变。一般来说，沉默寡言者多属虚证、寒证；烦躁多言者，多属实证、热证。语声低微，时断时续者，多属虚证；语声高亢有力者多属实证。

呼吸异常与咳嗽

呼吸异常与咳嗽是肺病常见的症状。肺主呼吸，肺功能正常则呼吸均匀，不出现咳嗽、咯痰等症状。当外邪侵袭或其他脏腑病变影响于肺，就会使肺气不利而出现呼吸异常和咳嗽。

呼吸异常主要表现为喘、哮、上气、短气、气微、气粗等现象。

咳嗽是肺病中最常见的症状，是肺失肃降，肺气上逆的表现。"咳"是指有声无痰；"嗽"是指有痰无声；

"咳嗽"为有声有痰。现在临床上并不区分，统称为"咳嗽"。咳嗽一症，首当鉴别外感内伤。一般说来，外感咳嗽，起病较急，病程较短，必兼表证，多属实证；内伤咳嗽，起病缓慢，病程较长或反复发作，以虚证居多，咳嗽之辨证，要注意咳声的特点，如咳声紧闷，多属寒湿，咳声清脆多属燥热等。如咳嗽昼甚夜轻者，常为热为燥；夜甚昼轻者，多为肺肾阴亏。若无力作咳，咳声低微者，多属肺气虚。此外，对咳嗽的诊断，还须参考痰的色、量等不同表现和兼见症状以鉴别寒热虚实。

呕吐、嗳气与呃逆

呕吐：有声有物称为呕；有物无声称为吐，如吐酸水、吐苦水等；干呕是指欲吐而无物有声，或仅呕出少量涎沫。临床统称为呕吐。

由于导致胃气上逆的原因不同，故呕吐的声响形态亦有区别，从而可辨病症的寒、热、虚、实。如吐势徐缓，声音微弱者，多属虚寒呕吐；而吐势较急，声音响亮者，多为实热呕吐。虚证呕吐多因脾胃阳虚和胃阴不足所致。实证呕吐多是邪气犯胃、浊气上逆所致。多见于食滞胃脘、外邪犯胃、痰饮内阻、肝气犯胃等证。

嗳气：俗称"打饱嗝"，是气从胃中上逆出咽喉时发出的声音。饱食之后，偶有嗳气不属病态。嗳气亦当

分虚实。虚证嗳气，其声多低弱无力。多因脾胃虚弱所致。实证嗳气，其声多高亢有力，嗳后腹满得减。多为食滞胃脘，肝气犯胃、寒邪客胃而致。

呃逆：俗称"打咯忒"。是胃气上逆，从咽部冲出，发出的一种不由自主的冲击声，为胃气上逆，横膈拘挛所致。呃逆临床需分虚、实、寒、热。一般呃声高亢，音响有力的多属实、属热；呃声低沉，气弱无力的多属虚、属寒。实证往往发病较急，多因寒邪直中脾胃或肝火犯胃所致。虚证多因脾肾阳衰或胃阴不足所致。正常人在刚进食后，或遇风寒，或进食过快均可见呃逆，往往是暂时的，大多能自愈。

叹息：又称"太息"，是指病人自觉胸中憋闷而长嘘气，嘘后胸中略舒的一种表现。是因气机不畅所致。以肝郁和气虚多见。

▲ 嗅气味

嗅气味，主要是嗅患者病体、排出物、病室等的异常气味。以了解病情，判断疾病的寒热虚实。

病体气味

口臭：是指患者张口时，口中发出臭秽之气。多见于口腔本身的病变或胃肠有热之人。口腔疾病致口臭的，可见于牙疳、龋齿或口腔不洁等。胃肠有热致口臭的，多见胃火上炎，宿

食内停或脾胃湿热之证。

汗气：因引起出汗的原因不同，汗液的气味也不同。外感六淫邪气，如风邪袭表，或卫阳不足，肌表不固，汗出多无气味。气分实热壅盛，或久病阴虚火旺之人，汗出量多而有酸腐之气。痹证若风湿之邪久羁肌表化热，也可汗出色黄而带有特殊的臭气。阴水患者若出汗伴有"尿臊气"则是病情转危的险候。

鼻臭：是指鼻腔呼气时有臭秽气味。其因有三：一是鼻涕，如鼻流黄浊黏稠腥臭之涕、缠绵难愈、反复发作，是鼻渊。二是鼻部溃烂，如梅毒、疠风或癌肿可致鼻部溃烂，而产生臭秽之气。三是内脏病变，如鼻呼出之气带有"烂苹果味"，是消渴病之重症。若呼气带有"尿臊气"，则多见于阴水患者，病情垂危的险症。

身臭：身体有疮疡溃烂流脓水或有狐臭、漏液等均可致身臭。

排出物气味

排出物的气味，患者也能自觉。因此，对于排出物如痰涎、大小便。妇人经带等的异常气味，通过问诊，可以得知。一般而言，湿热或热邪致病，其排出物多混浊而有臭秽，难闻的气味；寒邪或寒湿邪气致病，其排出物多清稀而无特殊气味。

呕吐物气味臭秽，多因胃热炽盛。若呕吐物气味酸腐，呈完谷不化之状，则为宿食内停。

呕吐物腥臭，挟有脓血，可见于胃痈。若呕吐物为清稀痰涎，无臭气或腥气为脾胃有寒。

嗳气酸腐，多因胃脘热盛或宿食停滞于胃而化热。嗳气无臭多因肝气犯胃或寒邪客胃所致。

小便臊臭，其色黄混浊，属实热证。若小便清长，微有腥臊或无特殊气味，属虚证、寒证。

大便恶臭，黄色稀便或赤白脓血，为大肠湿热内盛。小儿大便酸臭，伴有不消化食物，为食积内停。大便溏泻，其气腥者为脾胃虚寒。

矢气败卵味，多因暴饮暴食，食滞中焦或肠中有宿屎内停所致。矢气连连，声响不臭，多属肝郁气滞，腑气不畅。月经或产后恶露臭秽，因热邪侵袭胞宫。带下气臭秽，色黄，为湿热下注。带下气腥，色白，为寒湿下注。

病室气味

病室的气味由病体本身及其排出物等发出。瘟疫病开始即有臭气触人，轻则盈于床帐，重的充满一室。室内有血腥味，多是失血证。室内有腐臭气味，多有浊腐疮疡。室内有尸臭气味，是脏腑败坏。室内有尿臊气，多见于水肿病晚期。室内有烂苹果气味，多见于消渴病。

第三节 问诊

诊病必须了解病人的生活习惯、精神状态以及发病、转变的情况，必要时还得了解其家族史及个人的以往病史。一般在临症上都以发病过程和自觉症状为主要的问诊内容，问诊时有一定的程序，张景岳曾作十问歌："一问寒热二问汗，三问头身四问便，五问饮食六问胸，七聋八渴俱当辨，九因脉色察阴阳，十从气味章神见，再兼服药参机变；妇女尤必问经期，迟速闭崩皆可见；再添片语告儿科，天花麻疹全占验。"

▲ 寒热

问寒热是询问患者有无冷与热的感觉。寒，即怕冷的感觉；热，即发热。患者体温高于正常，或者体温正常，但全身或局部有热的感觉，都称为发热。寒热的产生，主要取决于病邪的性质和机体的阴阳盛衰两个方面。因此，通过问患者寒热感觉可以辨别病变的寒热性质和阴阳盛衰等情况。

寒与热是临床常见症状，问诊时应注意询问患者有无寒与热的感觉，二者是单独存在还是同时并见，还要注意询问寒热症状的轻重程度、出现的时间、持续时间的长短、临床表现特点及其兼症等。

但寒不热

在通常的情况下，患者只有怕冷的感觉而无发热者，即为但寒不热。可见于外感病初起尚未发热之时，或者寒邪直中脏腑经络，以及内伤虚证等。根据患者怕冷感觉的不同特点，临床又分别称为恶风、恶寒、寒战、畏寒等。

恶风：是患者遇风则有怕风颤抖的感觉，避风则缓。多为外感风邪所致。风邪在表，卫分受损，则失其温分肉司开阖的作用，故遇风有冷感而避之可缓。此外，恶风还可见于素体肺卫气虚肌表不固者。

恶寒：是患者时时觉冷，虽加衣覆被近火取暖仍不能解其寒。多为外感病初起，卫气不能外达，肌表失其温煦而恶寒。此时虽加及衣火，仍不能使肌体的阳气宣达于表，故得温而寒冷感无明显缓解。可见于多种外感病的初期阶段，病性多属于实。

寒战：患者恶寒的同时伴有战栗者，称为寒战，是恶寒之甚。其病机、病性与恶寒同。

应注意，外感病中恶风、恶寒、寒战症状独立存在的时间很短，很快就会出现发热症状，成为恶寒发热或寒热往来。亦有少数病例存在时间较长，一般亦必然会出现发热。这些对于掌握疾病的进程有一定帮助。

畏寒：是患者自觉怕冷，但加衣被近火取暖可以缓解，称为畏寒，多为里寒证。机体内伤久病，阳气虚于内。或寒邪过盛，直中于里损伤阳气，温煦肌表无力而出现怕冷的感觉。

此时若加衣近火，防止阳气的耗散，或以热助阳，使阳气暂时恢复，肌表得温，畏寒即可缓解。

但热不寒

患者但觉发热而无怕冷的感觉者，称为但热不寒。可见于里热证，由于热势轻重、时间长短及其变化规律的不同，临床上有壮热、潮热、微热之分。

壮热：即患者身发高热（体温超过39℃），持续不退，属里实热证。为风寒之邪入里化热或温热之邪内传于里，邪盛正实，交争剧烈，里热炽盛，蒸达于外所致。

潮热：即患者定时发热或定时热甚，有一定规律，如潮汐之有定时。外感与内伤疾病中皆可见有潮热。由于潮热的热势高低、持续时间不同，临床上又有分阳明潮热、湿温潮热和阴虚潮热。

微热：即患者发热时间较长，热势较轻微，体温一般不超过38℃，又称长期低热。可见于温病后期，内伤气虚、阴虚、小儿夏季热等病症中。温病后期，余邪未清，余热留恋，患者出现微热持续不退。

由气虚而引起的长期微热，又称为气虚发热。其特点是长期发热不止，热势较低，劳累后发热明显增重。其主要病机是因脾气虚，中气不足，无力升发敷布阳气，阳气不能宣泄而郁于肌表，故发热。劳则气耗，中气益虚，阳气更不得敷布，故郁热加重。

小儿夏季热：小儿在气候炎热时发热不已，至秋凉时不治自愈，亦属微热。是小儿气阴不足（体温调节机能尚不完善），不能适应夏令炎热气候所致。

恶寒发热

恶寒与发热感觉并存称恶寒发热。它是外感表证的主要症状之一。

出现恶寒发热症状的病理变化，是外感表证初起，外邪与卫阳之气相争的反映。外邪束表，郁遏卫阳，肌表失煦故恶寒。卫阳失宣，郁而发热。如果感受寒邪，可导致束表遏阳之势加重，恶寒症状显著；感受热邪，助阳而致阳盛，发热症状显著。

询问寒热的轻重不同表现，常可推断感受外邪的性质。如恶寒重，发热轻，多属外感风寒的表寒证。发热重，恶寒轻，多属外感风热的表热证。恶寒、发热，并有恶风、自汗、脉浮缓，多属外感表虚证。恶寒发热，兼有头痛、身痛、无汗、脉浮紧是外感表实证。有时根据寒热的轻重程度，亦可推测邪正盛衰。一般地说，邪轻正盛，恶寒发热皆轻；邪盛正实，恶寒发热皆重；邪盛正虚，恶寒重，发热轻。

▲ 问汗

问汗时要询问病人有无出汗、出汗的时间、部位、汗量有多少、出汗的特点、主要兼症以及出汗后症状的变化。常见有以下几种情况：

无汗

外感内伤，新病久病都可见有全身无汗。外感病中，邪郁肌表，气不得宣，汗不能达，故无汗。属于卫气的调节功能失常。当邪气入里，耗伤营阴，亦无汗，属于津枯，而汗液生成障碍。内伤久病，无汗，病机复杂，可为肺气失于宣达，为汗的调节功能障碍；亦可为血少津亏，汗失生化之源，故无汗。

有汗

汗与寒热有密切关系，如外感发热无汗是伤寒，有汗是伤风，汗出热减是病渐衰，汗后热反增高是邪渐入里。虚证中的阴虚盗汗，汗后感觉疲乏；阳虚自汗，汗后感觉身冷。更有表证发汗，汗出不止，热骤降而恶寒转甚，称为亡阳，有虚脱危险；也有发汗战栗，汗出类似虚脱而安卧脉静，

称为战汗，是疾病转机之征，不必惊惶。若汗出如珠如油，四肢厥冷，脉伏，为垂亡之象，称作绝汗。

局部汗

头汗：指患者仅头部或头颈部出汗较多，多因上焦邪热或中焦湿热上蒸，逼津外泄；或病危虚阳浮越于上所致。

半身汗：指半侧身体有汗，或半侧身体经常无汗，或上或下，或左或右。可见于中风先兆、中风症、痿症、截瘫等病。多因患侧经络闭阻，气血运行不调所致。

手足汗：指手心、足心出汗较多。多因热邪郁于内或阴虚阳亢，逼津外出而达于四肢所致。

▲ 头部

头痛

整个头部或头的前后、两侧部位的疼痛，皆称头痛。无论外感内伤皆可引起头痛。外感多由邪犯脑府，经络瘀滞不畅所致，属实。内伤多由脏腑虚弱，清阳不升，脑府失养，或肾精不足，髓海不充所致，属虚。脏腑功能失调产生的病理产物如痰饮、瘀血阻滞经络所致的疼痛，则或虚实或实，或虚夹杂。凡头痛较剧，痛无休止，并伴有外感表现者，为外感头痛。如头重如裹，肢重者属风湿头痛。凡头痛较轻，病程较长，时痛时止者，多

为内伤头痛。如头痛隐隐，过劳则甚，属气虚头痛。如头痛隐隐，眩晕面白，属血虚头痛。头脑空痛，腰膝酸软，属肾虚头痛。如头痛晕沉，自汗便溏，属脾虚头痛。凡头痛如刺，痛有定处，属血瘀头痛。凡头痛如裹，泛呕眩晕，属痰浊头痛。凡头胀痛，口苦咽干，属肝火上炎头痛。

凡头痛，恶心呕吐，心下痞闷，食不下，属食积头痛。

头部不同部位的疼痛，一般与经络分布有关，如头颈痛属太阳经病，前额痛属阳明经病，头侧部痛属少阳经病，头顶痛属厥阴经病，头痛连齿属少阴经病。

头晕

是指患者自觉视物昏花旋转，轻者闭目可缓解，重者感觉天旋地转，不能站立，闭目亦不能缓解。因外邪侵入或脏腑功能失调引起经络阻滞，清阳之气不升或风火上扰，造成邪干脑府或脑府失养而头晕。临床常见风火上扰头晕；阴虚阳亢头晕，心脾血虚头晕，中气不足头晕，肾精不足头晕和痰浊中阻头晕等。

▲ 问周身

胁痛

胁痛是指胁一侧或两侧疼痛。因胁为肝胆所居，又是肝胆经脉循行分布之处，故胁痛多属肝胆及其经脉的病变。胁胀痛、太息易怒者，多为肝气郁结所致；胁肋灼痛，多为肝火瘀滞；胁肋胀痛，身目发黄，多为肝胆湿热蕴结，可见于黄疸病；胁部刺痛、固定不移，为瘀血阻滞，经络不畅所致；胁痛，患侧肋间饱满，咳唾引痛是饮邪停留于胸胁所致，可见于悬饮病。

胃脘痛

如胃脘冷痛，疼势较剧，得热痛减，属寒邪犯胃。胃脘灼痛，多食善饥，口臭便秘者，属胃火炽盛。胃脘胀痛，嗳气不舒，属胃腑气滞，多是肝气犯胃所致；胃脘刺痛，固定不移，属瘀血胃痛；胃脘胀痛，嗳腐吞酸，厌食为食滞胃脘。胃脘隐痛，呕吐清水，属胃阳虚；胃脘灼痛嘈杂，饥不欲食，属胃阴虚。

腹痛

如大腹隐痛、便溏、喜温喜按，属脾胃虚寒。小腹胀痛，小便不利多为癃闭，病在膀胱。小腹刺痛，小便不利，为膀胱蓄血。少腹冷痛，牵引阴部，为寒凝肝脉。绕脐痛，起包块，按之可移者，为虫积腹痛。

凡腹痛暴急剧烈、胀痛、拒按，得食痛甚者，多属实证；凡腹痛徐缓、隐痛、喜按、得食痛减者，多属虚证；凡腹痛得热痛减者，多属寒证；凡腹痛，痛而喜冷者，多属热证。

腰痛

根据疼痛的性质可以判断致病的原因。如腰部冷痛，以脊骨痛为主，活动受限，多为寒湿痹证。腰部冷痛，小便清长，属肾虚。腰部刺痛，固定不移，属闪挫跌扑瘀血。

根据疼痛的部位，可判断邪留之处。如腰脊骨痛，多病在骨；如腰痛以两侧为主，多病在肾；如腰脊痛连及下肢者，多病在下肢经脉。腰痛连腹，绕如带状，多病在带脉。

背痛

根据疼痛的部位及性质，可以判断疼痛的病位和病因。如背痛连及头项，伴有外感表证，是风寒之邪客于太阳经；背冷痛伴畏寒肢冷，属阳虚；脊骨空痛，不可俯仰，多为精气亏虚，督脉受损。

四肢痛

四肢痛，多由风寒湿邪侵犯经络、肌肉、关节，阻碍其气血运行所致。亦有因脾虚、肾虚者。根据疼痛的部位及性质可以判断病变的原因、部位。如四肢关节痛、串痛，多为风痹；四肢关节痛，周身困重多为湿痹；四肢关节疼痛剧烈，得热痛减为寒痹；四肢关节灼痛，喜冷，或有红肿，多为热痹；如足跟或胫膝隐隐而痛，多为肾气不足。

周身痛

周身痛是指四肢、腰背等处皆有疼痛感觉。根据疼痛的性质及久暂，可判断病属外感或内伤。如新病周身酸重疼痛，多伴有外感表证，属外邪束表；若久病卧床周身疼痛，属气血亏虚，经脉不畅。

▲ 大便

健康人一般一日或两日大便一次，为黄色成形软便，排便顺利通畅，如受疾病的影响，其消化功能失职则有黏液及未消化食物等粪便。气血津液失调，脏腑功能失常，即可使排便次数和排便感觉等出现异常。

便次异常

便次异常，是排便次数增多或减少，超过了正常范围，有便秘与泄泻之分。

便秘：即大便秘结。指粪便在肠内滞留过久，排便间隔时间延长，便次减少，通常在四至七天以上排便一次，称为便秘。其病机总由大肠传导功能失常所致。可见于胃肠积热，气机郁滞、气血津亏、阴寒凝结等证。

溏泻：又称便溏或泄泻，即大便稀软不成形，甚则呈水样，排便间隔时间缩短，便次增多，日三四次以上。总由脾胃功能失调、水停肠道、大肠传导亢进所致。可见于脾虚、肾阳虚、肝郁乘脾、伤食、湿热蕴结大肠，感受外邪等证。

排便感觉异常

排便感觉异常，是指排便时有明显不适感觉，病因病机不同，产生的感觉亦不同。

肛门灼热：是指排便时肛门有烧灼感。其病机由大肠湿热蕴结而致。可见于湿热泄泻、暑湿泄泻等证。

排便不爽：即腹痛且排便不通畅爽快，而有滞涩难尽之感。多由肠道气机不畅所致。可见于肝郁犯脾、伤食泄泻、湿热蕴结等证。

里急后重：即腹痛窘迫，时时欲泻，肛门重坠，便出不爽。紧急而不可耐，称里急；排便时，便量极少，肛门重坠，便出不爽，或欲便又无，称后重，二者合而称之里急后重。

滑泻失禁：即久泻不愈，大便不能控制，呈滑出之状，又称"滑泻"。多因久病体虚，脾肾阳虚衰，肛门失约而致。可见于脾阳虚衰、肾阳虚衰，或脾肾阳衰等证。

肛门气坠：即肛门有重坠向下之感，甚则肛欲脱出。多因脾气虚衰，中气下陷而致。多见于中气下陷证。

▲ 小便

健康人在一般情况下，一昼夜排尿量约为1000～1800毫升，尿次白天3～5次，夜间0～1次。排尿次数、尿量，可受饮水、气温、出汗、年龄等因素的影响而略有不同。受疾病的影响若机体的津液营血不足，气化功能失常，水饮停留等，即可使排尿次数、尿量及排尿时的感觉出现异常情况。

尿量异常

尿量异常，是指昼夜尿量过多或过少，超出正常范围。

尿量增多：多因寒凝气机，水气不化，或肾阳虚衰，阳不化气，水液外泄而量多。可见于虚寒证，肾阳虚证及消渴病中。

尿量减少：可因机体津液亏乏，尿液化源不足或尿道阻滞或阳气虚衰，气化无权，水湿不能下入膀胱而泛溢于肌肤而致。可见于实热证、汗吐下证、水肿病及癃闭、淋证等病症之中。

排尿次数异常

排尿次数增多：又叫小便频数，总由膀胱气化功能失职而致。多见于下焦湿热、下焦虚寒、肾气不固等证。

排尿次数减少：可见于癃闭，在排尿异常中介绍。

排尿异常

排尿异常是指排尿感觉和排尿过程发生变化，出现异常情况，如尿痛、癃闭、尿失禁、遗尿、尿闭等。

小便涩痛：即排尿不畅，且伴有急迫灼热疼痛感，多为湿热流入膀胱，灼伤经脉，气机不畅而致。可见于淋证。

癃闭：小便不畅，点滴而出为癃，小便不通，点滴不出为闭，一般多统称为癃闭。病机有虚有实。实者多为湿热蕴结、肝气郁结或瘀血、结石阻塞尿道而致。虚者多为年老气虚，肾阳虚衰，膀胱气化不利而致。

余沥不尽：即小便后点滴不禁。多为肾气不固所致。

小便失禁：是指小便不能随意识控制而自行遗出。多为肾气不足，下元不固；下焦虚寒，膀胱失煦，不能制约水液而致。若患者神志昏迷，而小便自遗，则病情危重。

遗尿：是指睡眠中小便自行排出，俗称尿床。多见于儿童。其基本病机为膀胱失于约束。可见于肾阴、肾阳不足，脾虚气陷等证。

▲ 饮食

问口渴与饮水

口渴多饮：即病人口渴明显，饮水量多，是津液大伤的表现。多见于实热证，消渴病及汗吐下后。

渴不多饮：即病人虽有口干或口渴感觉，但又不想喝水或饮水不多。是津液轻度损伤或津液输布障碍的表现。可见于阴虚、湿热、痰饮、瘀血等证。

临床上口渴与饮水的辨证应根据口渴的特点、饮水的多少和有关兼症来加以综合分析。

问食欲与食量

食欲减退，患者不欲食，食量减少，多见于脾胃气虚、湿邪困脾等证。

厌食，多因伤食而致。若妇女妊娠初期，厌食呕吐者，为妊娠恶阻。

饥不欲食，是患者感觉饥饿而又不想进食，或进食很少，亦属食欲减退范畴。可见于胃阴不足证。

多食易饥，是患者食欲亢进，食量较多，食后不久即感饥饿，又称为"消谷善饥"，临床多伴有身体逐渐消瘦等症状。可见于胃火亢盛、胃强脾弱等证。亦可见于消渴病。

偏嗜

偏嗜是指嗜食某种食物或某种异物。其中偏嗜异物者，又称异嗜，若小儿异嗜，喜吃泥土、生米等异物，多属虫积。若妇女已婚停经而嗜食酸味，多为妊娠。

询问食欲与食量时，还应注意进食情况如何。如病人喜进热食，多属寒证；喜进冷食多属热证。进食后稍安，多属虚证；进食后加重，多属实证或虚中夹实证。疾病过程中，食欲渐复，表示胃气渐复，预后良好；反之，食欲渐退，食量渐减，表示胃气渐衰，预后多不良。若病重不能食，突然暴食，食量较多，是脾胃之气将绝的危象，称"除中"。实际上是中气衰败，死亡前兆，属"回光返照"的一种表现。

口味

口味，是指病人口中的异常味觉。口淡乏味，多因脾胃气虚而致。口甜，多见于脾胃湿热证；口黏腻，多属湿困脾胃；口中泛酸，可见于肝胆蕴热证；若口中酸腐，多见于伤食证；口苦，属热证的表现，可见于火邪为病和肝胆郁热之证；口咸，多属肾病及寒证。

▲ 胸部

是指胸部正中或偏侧疼痛的自觉症状。胸居上焦，内藏心肺，所以胸病以心肺病变居多。

胸痛

胸病总由胸部气机不畅所致。胸痛、潮热盗汗，咳痰带血者，属肺阴虚证，因虚火灼伤肺络所致。胸痛憋闷，痛引肩臂者，为胸痹。多因心脉气血运行不畅所致。可见于心阳不足、痰浊内阻或气虚血瘀等证。胸背彻痛剧烈、面色青灰、手足青至节者，为真心痛，是因心脉急骤闭塞不通所致。胸痛、壮热面赤，喘促鼻煽者，为热邪壅肺，肺失宣降所致。胸痛、潮热盗汗，咳痰带血者，属肺阴虚证，因虚火灼伤肺络所致。胸闷咳喘，痰白量多者，属痰湿犯肺，因脾虚聚湿生痰，痰浊上犯所致。胸胀痛、走窜、太息易怒者，属肝气郁滞，因情志郁结不舒，胸中气机不利所致。胸部刺痛、固定不移者，属血瘀。

胸闷

胸部有堵塞不畅，满闷不舒的感觉，称为胸闷，亦称"胸痞""胸满"，多因胸部气机不畅所致。由于可造成胸部气机不畅的原因很多，因此，胸闷一症可出现于多种病症之中。

心悸怔忡

在正常的条件下，患者即自觉心跳异常，心慌不安，不能自主，称为心悸。若因惊而悸称为惊悸。心悸多为自发，惊悸多因惊而悸。怔忡是心悸与惊悸的进一步发展，心中悸动较剧、持续时间较长，病情较重。引起心悸的原因很多，主要是心神浮动所致。如心阳亏虚，鼓动乏力；气血不足，心失所养；阴虚火旺，心神被扰；水饮内停，上犯凌心；痰浊阻滞，心气不调；气滞血瘀，扰动心神等皆可使心神不宁而出现心悸、惊悸或怔忡的症状。

▲ 问听觉

耳鸣

患者自觉耳内鸣响，如闻蝉鸣或潮水声，或左或右，或两侧同时鸣响，或时发时止，或持续不停，称为耳鸣。临床有虚实之分，若暴起耳鸣声大，用手按而鸣声不减，属实证，多因肝胆火盛所致；渐觉耳鸣，声音细小，以手按之，鸣声减轻，属虚证，多由肾虚精亏，髓海不充，耳失所养而成。

耳聋

耳聋即病人听觉丧失的症状，常由耳鸣发展而成。新病突发耳聋多属实证，因邪气蒙蔽清窍，清窍失养所致，渐聋多属虚证，多因脏腑虚损而成。一般而言，虚证多而实证少，实证易治，虚证难治。

重听

重听是听声音不清楚，往往引起错觉，即听力减退的表现。多因肾虚或风邪外入所致。

问睡眠

睡眠与人体卫气循行和阴阳盛衰有关。在正常情况下，卫气昼行于阳经，阳气盛，则人醒；夜行于阴经，阴气盛，则入睡。问睡眠，应了解病人有无失眠或嗜睡，睡眠时间的长短、入睡难易、有梦无梦等。临床常见的睡眠失常有失眠、嗜睡。

失眠

失眠又称"不寐""不得眠"，是指经常不易入睡，或睡而易醒，不易再睡，或睡而不酣，易于惊醒，甚至彻夜不眠的表现。其病机是阳不入阴，神不守舍。气血不足，神失所养；阴虚阳亢，虚热内生；肾水不足，心火亢盛等，皆可扰动心神，导致失眠，属虚痰火、食积、瘀血等邪火上扰，心神不宁，亦可出现失眠，属实证。可见于心脾两虚、心肾不交、肝阳上亢、痰火扰心、食滞胃腑等证。

嗜睡

嗜睡，又称多眠，是指神疲困倦，睡意很浓，经常不自主地入睡。其轻者神志清楚，呼之可醒而应，精神极度疲惫，困倦易睡，或似睡而非睡的状态，称为"但欲寐"。如日夜沉睡，呼应可醒，神志朦胧，偶可对答，称为"昏睡"。嗜睡则为神气不足而致。湿邪困阻，清阳不升；脾气虚弱，中气不足，不能上荣，皆可使精明之府失于清阳之荣，故出现嗜睡。可见于湿邪困脾、脾气虚弱等证。如若心肾阳衰，阴寒内盛神气不振，可出现似睡非睡的但欲寐，可见于心肾阳衰证。若邪扰清窍，热蔽心神，即可出现神志朦胧，昏睡不醒，可见于温热病，热入营血，邪陷心包之证，也可见于中风病。大病之后，精神疲惫而嗜睡，是正气未复的表现。

外耳

平时看到的耳朵其实只是耳朵最外面的接收装置——耳郭，其功能是将虫、尘埃和其他杂物粘住，阻止其进入听觉器官内部。

中耳

从外耳往里就是中耳，其功能就是传导声音。中耳包括鼓室、咽鼓管等，咽鼓管为中耳与鼻咽部的通道，中耳与外界空气压力可通过咽鼓管取得平衡。

内耳

人的内耳有一个很像钢琴键盘的东西，就是听觉中心。内耳由一系列复杂的管腔所组成，亦称迷路，位于颞部，有骨迷路和膜迷路之分。

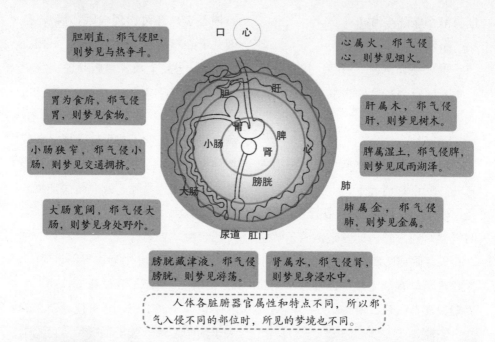

胆刚直，邪气侵胆，则梦见与热争斗。

心属火，邪气侵心，则梦见烟火。

胃为食府，邪气侵胃，则梦见食物。

肝属木，邪气侵肝，则梦见树木。

小肠狭窄，邪气侵小肠，则梦见交通拥挤。

脾属湿土，邪气侵脾，则梦见风雨湖泽。

大肠宽阔，邪气侵大肠，则梦见身处野外。

肺属金，邪气侵肺，则梦见金属。

膀胱藏津液，邪气侵膀胱，则梦见游荡。

肾属水，邪气侵肾，则梦见身浸水中。

人体各脏腑器官属性和特点不同，所以邪气入侵不同的部位时，所见的梦境也不同。

▲ 问经带

妇女有月经、带下、妊娠、产育等生理特点，发生疾病时，常能引起上述方面的病理改变。因此，对青春期开始之后的女性患者，除了一般的问诊内容外，还应注意询问其经、带等情况，作为妇科或一般疾病的诊断与辨证依据。

问月经

应注意询问月经的周期，行经的天数，月经的量、色、质，有无闭经或行经腹痛等表现。

1. 经期

经期即月经的周期，是指每次月经相隔的时间，正常约为 28 ～ 32 天。经期异常主要表现为月经先期、月经后期和月经先后不定期。

月经先期：月经周期提前八九天以上，称为月经先期。多因血热妄行，或气虚不摄而致。

月经后期：月经周期错后八九天以上，称月经后期。多因血寒、血虚、血瘀而致。

月经先后不定期：月经超前与错后不定，相差时间多在八九天以上者，称为月经先后不定期，又称月经紊乱。多因情志不舒，肝气郁结，失于条达，气机逆乱，或者脾肾虚衰，气血不足，冲任失调，或瘀血内阻，气血不畅，经期错乱，故月经先后不定期。

2. 经量

月经的出血量，称为经量，正常平均约为 50 毫升，可略有差异。经量的异常主要表现为月经过多和月经过少。

月经过多：每次月经量超过 100 毫升，称为月经过多。多因血热妄行，瘀血内阻，气虚不摄而致。

月经量少：每次月经量少于 30 毫升，称为月经过少。多因寒凝，经血不至，或血虚，经血化源不足，或血瘀，经行不畅而致。

3. 崩漏

指妇女不规则的阴道出血。临床以血热、气虚最为多见。血得热则妄行，损伤冲任，经血不止，其势多急骤。脾虚，中气下陷，或气虚冲任不固，血失摄纳，经血不止，其势多缓和。此外，瘀血也可致崩漏。

4. 经闭

成熟女性，月经来潮，或来而中止，停经三月以上，又未妊娠者，称闭经或经闭。经闭是由多种原因造成的，其病机总不外经络不能，经血闭塞，或血虚血枯，经血失其源泉，闭而不行。可见于肝气郁结、瘀血，湿盛痰阻、阴虚、脾虚等证。

闭经应注意与妊娠期、哺乳期、绝经期等生理性闭经，或者青春期、更年期，因情绪、环境改变而致一时性闭经及暗经加以区别。

5. 经行腹痛

经行腹痛是在月经期，或行经前后，出现小腹部疼痛的症状，亦称痛经。多因胞脉不利，气血运行不畅，或胞脉失养所致。可见于寒凝、气滞血瘀、气血亏虚等症。若行经腹痛，痛在经前者属实，痛在经后者属虚；按之痛甚为实，按之痛减为虚；得热痛减为寒，得热痛不减或益甚为热；绞痛为寒，刺痛、钝痛、闷痛为血瘀；隐隐作痛为血虚；持续作痛为血滞；时痛时止为气滞，胀痛为气滞血瘀；气滞为主则胀甚于痛，瘀血为主则痛甚于胀。

问带下

应注意量的多少，色、质和气味等。凡带下色白而清稀、无臭，多属虚证、寒证；带下色黄或赤，稠黏臭秽，多属实证、热证；若带下色白量多，淋漓不绝，清稀如涕，多属寒湿下注；带下色黄，黏稠臭秽，多属湿热下注；若白带中混有血液，为赤白带，多属肝经郁热。

▲ 问小儿

小儿科古称"哑科"，不仅问诊困难，而且不一定准确。问诊时，若小儿不能述说，可以询问其亲属。问小儿，除了一般的问诊内容外，还要注意询问出生前后情况，喂养情况、生长发育情况及预防接种情况，传染病史及传染病接触史。

第四节 切诊

▲ 脉诊（切脉）

脉诊即切脉，是医生用手指切按患者的脉搏，感知脉动应指的形象，以了解病情、判断病症的诊察方法。中医脉学理论渊深博奥，中医脉诊操作简便易行，是中医诊断学中独具特色的一种诊断方法。

脉为血府，贯通周身，五脏六腑的气血都要通过血脉周流全身，当机体受到内外因素刺激时，必然影响到气血的周流，随之脉搏发生变化，医者可以通过了解脉位的深浅，搏动的快慢、强弱（有力无力）、节律（齐否），脉的形态（大小）及血流的流利度等不同表现而测知脏腑、气血的盛衰和邪正消长的情况以及疾病的表里、虚实、寒热。如病变在肌表时呈现浮脉；病变在脏腑时，呈现沉脉；阴证病候时阳气不足，血行缓慢，呈现迟脉；阳证病候时血流加速，呈现数脉等。脉诊是中医辨证的一个重要方法，前人在长期的实践中积累了丰富的经验，是中医独特的诊法。但在临诊中也有脉证不符的特殊情况，如阳证反见阴脉，阴证反见阳脉，因此把脉诊作为唯一的诊断方法是非常片面的，必须强调四诊合参，才能了解疾病全貌，做出正确的诊断。

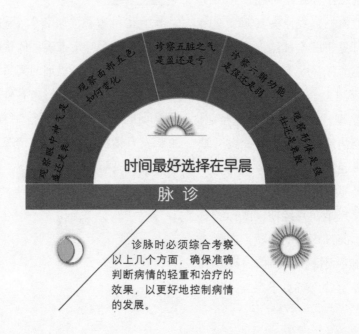

观察眼中神气是盛还是衰

观察面部五色如何变化

诊察五脏之气是盈还是亏

诊察六腑功能是强还是弱

观察形体气色是壮还是虚

时间最好选择在早晨

脉诊

诊脉时必须综合考察以上几个方面，确保准确判断病情的轻重和治疗的效果，以更好地控制病情的发展。

六部定位脉诊法

《黄帝内经》中将腕至肘的分为三部分，内侧和外侧，左手和右手，共六部分。这六部分分别对应体内不同的位置，通过切这六部分的脉可以诊断疾病所在的部位。

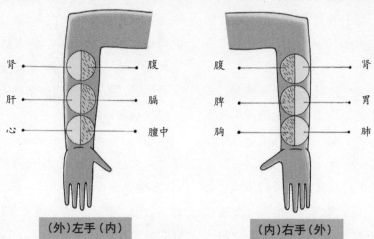

肾　腹
肝　膈
心　膻中

（外）左手（内）

腹　肾
脾　胃
胸　肺

（内）右手（外）

注：现在许多人认为，右臂中部外侧对应脾，内侧对应胃。本书尊重《黄帝内经》原文："中附上……右，外以候胃，内以候脾。"

（1）切脉的部位。一般取寸口脉，即桡动脉腕后浅表部分。

（2）切脉的方法。切脉时让病人取坐位或仰卧位，伸出手臂置于与心脏近于同一水平线，手掌向上，前臂放平，以使血流通顺。

切成人脉，以三指定位，先用中指按在高骨（桡骨茎突）部位的桡动脉定关，继续以食指在关前（远心端）定寸，然后用无名指在关后（近心端）定尺，三指应呈弓形斜按在同一水平，以指腹按触脉体。三指的疏密应以病人的高矮适当调整，如患者身体较高，医生三指排列可松一些，而病人身体较矮，则三指排列可紧一些，同时要三指排列整齐，否则影响脉形的准确性。

小儿寸口部位狭小，不能容纳三指，可用一指（拇指）定关法，而不细分三部。3岁以下的小儿，可用望指纹代替切脉。

切脉时运用三种指力，开始轻度用力，在皮肤为浮取，名为举；然后中度用力，在肌肉为中取，名为寻；再重度用力，在筋骨为沉取，名为按。根据临床需要，可用举、寻、按或相反的顺序反复触按，也可分部以一指直按的方法体会。

寸、关、尺三部，每部有浮、中、沉三候，称为三部九候。

（3）寸口脉分候脏腑情况。寸口脉的不同部位，反映不同部位，反映不同脏腑的功能情况，以寸关尺分候相应的脏腑，这是前人的经验，在诊病时有一定的参考意义，但在临诊时仍需全盘考虑。

（4）切脉应注意的事项

医者须全神贯注，仔细按触，反复细心体验，防止主观臆测，粗枝大叶，时间也不能过于短促（每次诊脉时间不应少于50秒）。

注意内外因素对脉象的影响。如小儿脉较成人脉软而数，妇女脉较男子脉细弱而略数，胖人脉较瘦人脉沉。夏天脉较洪大，冬天脉较沉小。剧烈运动后脉洪数，酒后脉数，精神刺激和某些药物也可引起脉象的暂时变化。

有些人因桡动脉解剖位置的差异，脉不见于寸口部而于拇指腕侧处，称为反关脉；从尺部斜向手背，称为斜飞脉。

（5）正常脉象。健康人的脉象称为正常脉象，一般是不浮不沉，不大不小，不强不弱，不快不慢，均匀和缓，节律整齐，又称为平脉或缓脉。平脉至数清楚，一息（即一呼一吸）之间四至五次（相当于每分钟72～80次），节律、强弱一致。脉象受体内外因素的影响而发生生理的或暂时的变化，也属正常。如年龄越小，脉跳越快，婴儿脉急数，每分钟120～140次，五六岁儿童常为一息六至，每分钟90～110次；青壮年体强，脉多有力，年老人体弱，脉来较弱，成年人女性较成年男性脉细弱而略快，瘦人脉较浮，胖人脉多沉，重体力劳动、剧烈运动、长途步行、饮酒饱餐、情绪激动则脉多快而有力，饥饿时则脉较弱。

（6）异常脉象与临床意义。在中医学有关脉学的专著中所记载的病脉有28种，然而根据脉位、脉率、脉力、脉形、脉流的流利度及节律等划分的脉象往往是混合构成，有些病脉是两个以上单一脉复合组成的。常见病脉有浮脉、沉脉、迟脉、数脉、虚脉、实脉、滑脉、洪脉、细脉、弦脉、结代脉等。

（7）相兼脉。凡两种或两种以上的单因素脉相兼出现，复合构成的脉象即称为"相兼脉"。

因为位、数、形、势都从某一个方面论脉，而诊脉时必须从多方面进行综合考察，论脉位不可能不涉及脉数、脉势、脉形，其余亦然。如数脉必须考察脉势有力和无力、脉位浮沉、脉形洪细，就会有数而有力、数而无力、浮数、沉数、洪数、细数等多种脉象，其结果是单因素脉象几乎没有。由此可见，相兼脉包括28脉中的复合脉，以及28脉中两种或两种以上

脉象

脉象学说，是我国医学中一门独特的技术。古代医学家在医疗实践中，总结出了丰富的脉象知识，通过不同的脉象来反映人体脏腑的健康状态。

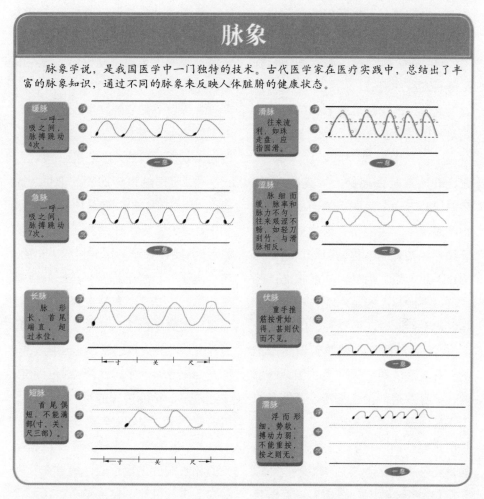

的脉象相兼同时出现。

脉象的相兼只要不是性质完全相反的脉，一般均可出现。相兼脉的主病，往往就是各种单因素脉象主病的综合。

（8）真脏脉。真脏脉是在疾病危重期出现的无胃、无神、无根的脉象，是病邪深重、元气衰竭、胃气已败的征象，故又称"败脉""绝脉""死脉""怪脉"。根据真脏脉的主要形态特征，大致可以分成三类。随着医疗技术的不断提高，通过不断研究和临床实践，对真脏脉亦有新的认识，其中有一部分是由于心脏器质性病变所造成的，但不一定是无药可救的死证，应仔细观察，尽力救治。

▲ 触诊

触诊是医生对病人肌肤、四肢、胸腹等病变部位进行触摸按压，分辨其温、凉、润、燥、软、硬、肿胀、包块及病人对按压的反应，如疼痛、喜按、拒按等，以推断疾病的部位和性质。

(1) 皮肤触诊辨别温凉润燥及肿胀等。皮肤的温凉，一般可以反映体温的高低，但需注意热邪内闭时胸腹灼热而四肢、额部不甚热，甚至皮肤欠温；皮肤的润燥，可以反映有汗、无汗和津液是否耗伤，如皮肤湿润，多属津液未伤；皮肤干燥而皱缩，是伤津脱液，气阴大伤；久病皮肤十分干燥，触之刺手，称为肌肤甲错，为阴血不足、瘀血内结。皮肤按之凹陷成坑，不能即起的是水肿；皮肤臃肿，按之应手而起者，为气肿、虚胖。

(2) 四肢触诊。四肢欠温是阳虚的一种表现；四肢厥冷是亡阳或热邪内闭；身发热而指尖独冷，可能是亡阳虚脱或热闭痉厥的先兆；手足心热是阴虚发热的一种表现。此外，四肢触诊还应注意检查四肢的瘫痪或强直。

(3) 胸部触诊。诊虚里，可辨疾病的轻重。虚里的跳动（即心尖搏动），在胸部左乳下第4、5肋间，内藏心脏，为诸脉之本。凡按之应手，动而不紧，不缓不急，是宗气积于胸中，为无病之征。其动微而不显的，为宗气内虚。若动而应衣，为宗气外泄之象。若动甚仅是一时性的，不久即复原，则多见于惊恐或大醉后。正常情况下胖人虚里跳动较弱，瘦人虚里跳动较强，不表示病态。按心下，即按胸骨以下部分的软硬、有无压痛，心下按之硬而痛的，是结胸，属实；按之濡软而不痛的，多是痞证，属虚。

(4) 腹部触诊辨病变的部位、腹痛及癥瘕积聚的性质。病变在脘腹（中上腹）属胃，在两胁下（左右侧腹）属肝胆，在脐周围属胃或大小肠，在小腹属肝、膀胱或肾。按压后疼痛减轻的（喜按），多属虚痛；按压后疼痛加剧的（拒按），多属实痛、热痛。腹部有块状物，按之软，甚至能散的，称之为瘕或聚，多属气滞；部位固定，按之较坚，不能消失的称为癥积，多属瘀血、痰、水等实邪结聚而成。

(5) 按腧穴。脏腑病变可以在相应的体表穴位出现反应，通过在经络腧穴上进行触诊，发现结节、条索状物、痛点或反应过敏点，可以作为某些疾病的辅助诊断。如肝炎病人在期门和肝俞有压痛，胆囊疾病患者在胆俞有压痛，胃及十二指肠溃疡患者在足三里有压痛，急性阑尾炎患者在阑尾（足三里下一寸）有明显压痛等。

第三章 扶正祛邪：治疗疾病的具体方法

◎ 中医学治疗疾病的总则，概而言之，就是治病求本，以平为期，知常达变，因势利导。

第一节 扶正和祛邪

▲ 扶正祛邪的概念

扶正

扶正培补正气以愈病的治疗原则，就是使用扶助正气的药物，或其他疗法，并配合适当的营养和功能锻炼等辅助方法，以增强体质，提高机体的抗病力，从而驱逐邪气，以达到战胜疾病、恢复健康的目的。

祛邪

祛邪是消除病邪以愈病的治疗原则，就是利用驱除邪气的药物，或其他疗法，以祛除病邪，达到邪去正复，恢复健康的目的。所谓"实者泻之"就是这一原则的具体应用。

▲ 扶正祛邪的应用

扶正和祛邪是相互联系的两个方面，扶正是为了祛邪，通过增强正气的方法，驱邪外出，从而恢复健康，即所谓"正盛邪自祛"。祛邪是为了扶正，消除致病因素的损害而达到保护正气，恢复健康的目的，即所谓"邪去正自安"。扶正与祛邪是相辅相成的两个方面。因此运用扶正祛邪的治则时，要认真仔细分析正邪力量的对比情况，分清主次，决定扶正或祛邪，或决定扶正祛邪的先后。一般情况下，扶正用于虚证，祛邪用于实证；若属虚实错杂证，则应扶正祛邪并用，但这种兼顾并不是扶正与祛邪各半，乃是要分清虚实的主次缓急，以决定扶正祛邪的主次、先后。总之，应以"扶正不致留邪，祛邪不致伤正"为度。具体情况如下：

扶正

扶正适用于以正虚为主，而邪不盛实的虚证。如气虚、阳虚证，宜采取补气、壮阳法治疗；阴虚、血虚证，宜采取滋阴、养血法治疗。

祛邪

适用于以邪实为主，而正未虚衰的实证。临床上常用的汗法、吐法、下法、清热、利湿、消导、行气、活血等法，都是在这一原则指导下，根据邪气的不同情况制定的。

先攻后补

即先祛邪后扶正。适用于虽然邪盛、正虚，但正气尚可耐攻，以邪气盛为主要矛盾，若兼顾扶正反会助邪的病症。如瘀血所致的崩漏证，因瘀血不去，出血不止，故应先活血化瘀，然后再进行补血。

先补后攻

即先扶正后祛邪。适用于正虚邪实的虚实错杂证而正气虚衰不耐攻的情况。此时先祛邪更伤正气，必须先用补法扶正，使正气渐渐恢复到能承受攻伐时再攻其邪。如臌胀病，当正气虚衰为主要矛盾，正气又不耐攻伐时，必须先扶正，待正气适当恢复，能耐受攻伐时再泻其邪，才不致发生意外事故。

攻补兼施

即扶正与祛邪并用。适用于正虚邪实，但二者均不甚重的病症。具体运用时必须区别正虚邪实的主次关系，灵活运用。如以正虚为主要矛盾，单纯用补法又恋邪，单纯攻邪又易伤正，此时则应以扶正为主兼祛邪。如气虚感冒，则应以补气为主兼解表。若以邪实为主要矛盾，单攻邪又易伤正，单补正又易恋邪，此时治当以祛邪为主兼扶正。

第二节 正治与反治

▲ 正治

概念

所谓正治，就是逆其证候性质而治的一种治疗法则，故又称"逆治"。正治是临床最常用的一种治疗法则。

应用

适用于疾病的本质和现象相一致的病症。由于疾病的性质有寒热虚实之别，所以正治法就有寒者热之，热者寒之，虚者补之，实者泻之之分。

寒者热之：是指寒性病变出现寒象，用温热药治疗，即以热治寒。如表寒证用辛温解表法，里寒证用辛热温里法等。

热者寒之：是指热证现热象，要用寒凉的药物治疗。如表热证用辛凉解表法，里热证用苦寒清热法。

虚者补之：是指虚证见虚象，用补益的药物补其虚。如阳虚证用壮阳法，阴虚证用滋阴法。

实者泻之：是指实证见实象，则用泻法，泻其邪。如食积之证用消导法，水饮停聚证用逐水法，血瘀证用活血化瘀法，虫积证用驱虫法等。

▲ 反治

概念

所谓反治，是顺从疾病假象而治的一种治疗法则。即采用方药或措施的性质顺从疾病的假象，与疾病的假象相一致，故又称"从治"。究其实质，是在治病求本法则指导下，针对疾病的本质而进行治疗的方法，故仍然是"治病求本"。

应用

适用于疾病的征象与本质不完全一致的病症。用于临床，一般具有以下几种：

热因热用：指用热性药物治疗具有假热症状的病症之法。适用于真寒假热证，即阴寒内盛，格阳于外，形成里真寒外假热的证候。治疗时针对疾病的本质，用热性药物治其真寒，真寒一去，假热也就随之消失了。这种方法对其假象来说就是以热治热的"热因热用"。

如阴盛格阳证，由于阴寒内盛，阳气被格拒于外，临床既有下利清谷、四肢厥逆、脉微欲绝等真寒之征，又反见身热、面赤等假热之象。因其本质是寒，热象是假，所以就不能用"热者寒之"的方法，而应用温热药治其真寒，里寒一散，阳气得复，而表现于外的假热，亦随之消失，这就是"以热治热"的具体运用。

寒因寒用：是指用寒性药物治疗具有假寒症状的病症之法。适用于里热炽盛，阳盛格阴的真热假寒证。如热厥证，因阳盛于内，格阴于外，只现四肢厥冷的外假寒症状，但壮热、口渴、便燥、尿赤等热证是疾病的本质，故用寒凉药治其真热，假寒自然就消失了。这种治法，对其假寒的症状来说，就是"以寒治寒"的反治法。

塞因塞用：是用补益的药物治疗具有闭塞不通症状的病症之法。适用于因虚而致闭塞不通的真虚假实证。如脾胃虚弱，气机升降失司所致的脘腹胀满等症，治疗时应采取补脾益胃的方法，恢复脾升胃降之职，气机升降正常，脘腹胀满自除。这种以补开塞之法，就是塞因塞用。

通因通用：是用通利的药物治疗具有实性通泄症状的病症之法。适用于真实假虚之候，如食积腹泻，治以消导泻下；瘀血所致的崩漏，治以活血化瘀等，这种以通治通的方法，就是通因通用。

正治与反治，都是针对疾病的本质而治的，同属于治病求本的范畴。但是，正治与反治的概念有别，并且，就各自采用的方药的性质、效用与疾病的本质、现象间的关系而言，方法上有逆从之分。此外，它们的适用病症有别：病变本质与临床表现相符者，采用正治；病变本质与临床表现的属性不完全一致者，则适于用反治。由于在临床上，大多数疾病的本质与其征象的属性是相一致的，因而，正治是最常用的一种治疗法则。

第三节 治本和治标

标即枝末、树梢，非根本之谓；本即草木之根本，根基。一般而言，从医患关系来说，病人为本，医生为标，即病为本，人为标；从邪正关系来说，人体的正气为本，致病的邪气为标；从病因与症状的关系来说，病因为本，症状为标；从疾病先后来说，旧病为本，新病为标，先病为本，后病为标；从疾病的部位来说，病在内在下为本，病在外在上为标；从现象和本质来说，本质为本，现象为标。可见，标本不是绝对的，而是相对的，有条件的。针对临床病症中标本主次的不同，而采取"急则治标，缓则治本"的法则，以达到治病求本的目的，此即所谓标本先后的基本治则。标本理论对于正确分析病情，辨别病症的主次、本末、轻重、缓急，予以正确的治疗，具有重要的指导意义。

缓则治本：缓则治本的原则，一般适用于慢性疾病，或当病势向愈，正气已虚，邪尚未尽之际。如内伤病其来也渐，且脏腑之气血已衰，必待脏腑精气充足，人体正气才能逐渐恢复。因此，治宜缓图，不可速胜。

急则治标：急则治标的原则，一般适用于卒病且病情非常严重，或疾病在发展过程中，出现危及生命的某些证候时。如治暴病不宜缓，初病邪未深入，当急治以去其邪，邪去则正气不伤，病人易于恢复。又如大失血病变，出血为标，出血之因为本，但其势危急，故常以止血治标为首务，待血止后再治出血之因以图本。先病为本，后病为标，诸病皆先治本，唯独中满和小大不利两证先治其标。因中满之病，其邪在胃。胃为五脏六腑之大源，胃病中满，则药物和水谷之气，俱不能运行，而脏腑皆失其养，其病情更急，故当先治其标。名曰治标实则是治疗脏腑的大本，亦为治本。而大小不利者，因二便不通，病情危急，虽为标病，必先治之。但须注意，小大不利当是急证的大小便不通，如"关格"之类。若为一般病情，可酌情处理，不一定先治。

必须指出，所谓"急则治其标，缓则治其本"，不能绝对化。急的时候也未尝不须治本，如亡阳虚脱时，急用回阳救逆的方法，就是治本；大出血之后，气随血脱时，急用独参汤益气固脱也是治本。不论标本，急者先治是一条根本原则。同时，缓的时候也不是不可治标，脾虚气滞病人，用理气药兼治其标更有别于单纯补脾。

标本同治：也就是标本兼顾。标本同治适用于标病和本病俱急之时。如痢疾患者，饮食不进是正气虚（本），下痢不止是邪气盛（标）。此时标本俱急，须以扶正药与清化湿热药同时并用，这就是标本同治。又如脾虚气滞病人，脾虚为本，气滞为标，既用人参、白术、茯苓、甘草等健脾益气以治本，又配伍木香、砂仁、陈皮等理气行滞以治标。标本兼治的原则，运用非常广泛，诸如补散并用之参苏饮，消补兼行之枳术丸，攻补兼施之增液承气汤，等等。根据病情的需要，标本同治，不但并行不悖，更可相得益彰。综上所述，一般来说，凡病势发展缓慢的，当从本治；发病急剧的，首先治标；标本俱急的，又当标本同治。总之，临床上必须以"动"的观点来处理疾病，善于抓住主要矛盾，借以确定治疗的先后缓急。

第四节　调整阴阳

所谓调整阴阳，是针对机体阴阳偏盛偏衰的变化，采取损其有余，补其不足的原则，使阴阳恢复于相对的平衡状态。从根本上讲，人体患病是阴阳间协调平衡遭到破坏，出现了偏盛偏衰的结果，故调整阴阳，"以平为期"是中医治疗疾病的根本法则。

▲ 损其有余

损其有余，又称损其偏盛，是指阴或阳的一方偏盛有余的病症，应当用"实则泻之"的方法来治疗。

抑其阳盛："阳盛则热"所致的实热证，应用清泻阳热，"治热以寒"的法则治疗。

损其阴盛：对"阴盛则寒"所致的实寒证，应当温散阴寒，"治寒以热"，用"寒者热之"的法则治疗。

由于阴阳是互根的，"阴盛则阳病"，"阳盛则阴病"。在阴阳偏盛的病变中，如其相对一方有偏衰时，则当兼顾其不足，配以扶阳或滋阴之法。

▲ 补其不足

补其不足，是指对于阴阳偏衰的病症，采用"虚则补之"的方法予以治疗的原则。病有阴虚、阳虚、阴阳两虚之分，其治则有滋阴、补阳、阴阳双补之别。

阳病治阴，阴病治阳：阳病治阴适于阴虚之证，阴病治阳适用于阳虚之候。"阴虚则热"所出现的虚热证，采用"阳病治阴"的原则，滋阴以制阳亢。"阳虚则寒"所出现的虚寒证，采用"阴病治阳"的原则，阴虚者补阴，阳虚者补阳，以平为期。

阳中求阴，阴中求阳：根据阴阳互根的理论，临床上治疗阴虚证时，在滋阴剂中适当佐以补阳药，即所谓"阳中求阴"。治疗阳虚证时，在助阳剂中，适当佐以滋阴药，即谓"阴中求阳"。因阳得阴助而生化无穷，阴得阳升而泉源不竭。故临床上治疗血虚证时，在补血剂中常佐以补气药；治疗气虚证时，在补气剂中也常佐以补血药。

阴阳双补：由于阴阳是互根的，所以阴虚可累及阳，阳虚可累及阴，从而出现阴阳两虚的病症，治疗时当阴阳双补。由于阴阳是辨证的总纲，疾病的各种病理变化都可用阴阳失调加以概括。因此从广义来讲，解表攻里、升清降浊、补虚泻实、调理气血等治疗方法，都属于调整阴阳的范围。

第五节　调和气血

人之生以气血为本，人之病无不伤及气血。所谓调和气血，是根据气和血的不足及其各自功能的异常，以及气血互用的功能失常等病理变化，采取"有余泻之，不足补之"的原则，使气顺血和，气血协调。它是中医治疗疾病的重要原则，适于气血失调之候。

气属阳，血属阴。气血的生成与运行，又依赖于脏腑经络的正常生理活动，所以调和气血又须与燮理阴阳、调整脏腑密切结合起来。

▲ 气病治则

中医学认为，气具有温煦、气化、推动、防御和固摄之功。气之为用，无所不至，一有不调，则无所不病。气有不调之处，即病本所在之处。气病之治则，概而言之，即气虚则补，气滞则疏，气陷则升，气逆则降，气脱则固，气闭则开。

气虚则补：气虚系指元气亏乏，脏腑功能衰退，抗病能力低下的病理变化。肺主一身之气，脾为后天之本，气血生化之源，故补气主要是补脾肺之气，而尤以培补中气为重；先天之精气，依赖于肾藏精气的生理功能，才能充分发挥先天之精气的生理效应。故气虚之极，又要从补肾入手。

气为血之帅，血为气之母，二者互根互用，故补气又常与补血相结合：气虚为阳虚之渐，阳虚为气虚之极，故在极度气虚时又当与补阳同用。

补气药易于壅滞，一般情况下，痰湿内盛者，不宜使用，但必要时可补气与化痰、祛湿兼施。又有气虚不运而生胀满者，用塞因塞用之法，亦应稍佐理气之品。

气滞则疏：气滞即气机郁滞不畅。多因情志失调，或痰湿食积、瘀血等停聚于内，影响气的流通，导致局部或全身的气机不畅，从而引起某些脏腑，经络的功能障碍。因为人体的气机升降出入多与肝主疏泄、肺主宣降、脾主升清、胃主降浊，以及小肠大肠主泌别传导功能有关，故气滞多与肺、肝、脾、胃等脏腑功能失调有关。肝主疏泄，调畅气机，若肝失条达，气机郁结，郁则气滞。所以，气滞之病又以肝气郁滞为先。

治疗气滞，定当理气行气。所谓调气、舒气、理气、利气、行气，虽名称不同，轻重不一，但总以"疏气令调"为期。

因气滞有或在形躯，或在脏腑，或因寒，或因热，或因虚，或因实之异，故不可一味破气、行气，应根据脏腑经络之寒热虚实而调之。用苦寒泄热而不损胃，用辛温理气而不破气，用滑润濡燥涩而不滋腻气机，用宣通而不拔苗助长。疏气药大多辛香而燥，大剂或久用能耗气、散气和消耗津液，对血虚、阴虚以及火旺等，均当慎用。

气陷则升：气陷，即气虚升举无力，而反下陷，失于摄纳的一种病理变化。多因禀赋不足，或久病体虚，使脏器之维系、气液之统摄等受到损害，当升者不能升，当固者不能固，而导致各种气虚下陷之候。陷者举之，故气陷当用升气之法。升气之法主要用于中气下陷而见囟陷、胞睑下垂、脱肛、滑泄不止，以及冲任不固所致崩中漏下、带下、阴挺、胎动不安等。

气逆则降：气逆是指气机升降失常，脏腑之气逆而上冲的病理变化。气逆多见于肺、胃、肝等脏腑。肺气逆则咳嗽胸闷；胃气逆则恶心嗳气；肝气逆则头痛而晕、胸胁胀满，甚则昏厥；肾气（冲气）逆则奔豚。气逆则降气，降气又称顺气、平气。气逆于上，以实为主，亦有虚者。降气法，适于实证，且宜暂用，不可久图。若因虚而逆者，补其虚而气自降，不得用降气之品。

气脱则固：气脱是气的内守固摄作用过弱，而致气的外越散脱的一种病理变化。多因气虚至极而成。由于体内气血津液遭到严重损耗，以致脏腑的功能衰竭，阴阳失其相互为根之常，因而有脱绝危亡之险。脱有缓急，故临床上有虚脱和暴脱之分。凡汗出亡阳、精滑不禁、泻痢不止、大便不固、小便自遗、久嗽亡津者，属于气脱。虚者补之，涩可固脱。故气脱者每于补气固本之中加入收涩之品，以补而涩之。若属暴脱者，固涩无效，应当补阳助阴，使阴固阳潜。固涩法常与补法同用，又据证之寒热而与温法或清法同用。因气属阳，故气脱之治，多温补与固涩同用。

气闭则开：气闭是由于浊邪外阻，或因气郁之极，甚至气的外出亦为所阻，从而出现突然闭厥的病理变化。临床上以突然昏倒，不省人事，或伴有四肢厥冷为主要特征。闭则宣开，因清窍闭塞而昏厥，故又称开窍。开窍有温开、凉开之分。气闭有虚实之分，实则邪未减而正未衰，治当开其闭；而虚则为内闭外脱之候，当予以补气养血，回阳固脱之晶。切勿但见气饥闭塞，不分虚实，一律用辛香走窜、通关开窍之药，以避免犯虚虚实实之弊。

▲ 血病治则

血为水谷之精华，出于中焦，生

于脾；宣于肺，统于心，藏于肝，化精于肾，功司濡养、滋润，调和五脏，洒陈六腑，维持着生命活动的正常进行，临床上，血之为病，证有血虚、血瘀、出血、血寒、血热之分。其治疗则有补、行、止、凉之异。

血虚则补：血虚是指血液不足或血的濡养功能减退的一种病理变化。心主血，肝藏血，脾生血统血，肾精可化而为血，所以血虚多与心肝脾肾有密切关系。气为阳，血为阴，气能生血，血能载气，根据阳生阴长的理论，血虚之重证，于补血方内常配入补气药物，可收补气生血之效。血虚与阴虚常常互为因果，故对血虚而兼有阴虚者常配伍补阴之品，以加强其作用。补血药多滋腻，可妨碍消化，故对湿滞中焦、脘腹胀满、食少便溏者慎用。如必须应用，则应：与健脾和胃药同用，以免助湿碍脾，影响脾胃之健运。

血脱则固：下血不止，崩中漏下，诸大出血，皆属血脱，用涩以固脱。凡脱则散而不收，故用酸涩温平品，以敛其耗伤。凡治血脱者，于止涩药中加入气药。例如，大失血又当用固脱益气之法。气能行血，血能载气，所以血脱必然导致气脱，即气随血脱，并非单纯的血脱，甚则阴竭阳脱，出现亡阳亡阴之危候。

血瘀则行：血瘀是指血液运行迟缓和不流畅的病理状态。祛瘀又称消瘀：在具体运用活血化瘀法时，应注意以下原则：（1）辨证精确。运用活血化瘀法，除正确地掌握瘀血的诊断指征外，还必须分清其病位之表里脏腑经络、病性之寒热、病势之或虚或实，方能收到预期效果。如活血化瘀虽是治疗血证的总则，但瘀血有轻重缓急之分。故活血化瘀又有"和血行瘀""活血化瘀""破血逐瘀"之别。一般来说，应根据瘀血程度的轻重，分别按和血行瘀、活血化瘀、破血逐瘀三法之序，先轻后重。切勿不分轻重，动辄破瘀攻逐，虽能取决于一时，但瘀去而正伤。（2）掌握药性。活血化瘀疗法的作用是通过具有活血化瘀功效的药物和方剂来体现的。因此，必须掌握药物的特性。其一，寒者热之，热者寒之，是中医治病的基本原则，血瘀之因有寒热之分。因此，要根据药物之寒热温凉分别选用。其二，活血化瘀药物除具有通行血脉、调畅血气、祛除瘀滞的共同功效外，每味药还可兼有行气、养血、凉血、止血、消症、通络、利水、疗伤、消痈等不同作用。其三，某些活血化瘀药物，对疾病或病变部位具有敏感性。如消症除痞之三棱、莪术、阿魏，治疗肿块之黄药子、刘寄奴，瘀血在上部用川芎，下部牛膝，瘀血入心用郁金，在肝用泽兰，等等。掌握这些药性，选药组方可恰到好处。

熟悉配伍：血瘀往往是由多种原因而引起的，所以活血化瘀必须根据辨证的结果，视具体情况配合其他疗法，才能充分发挥它的功效。临床常用的配伍有：理气行气、补气益气，补血养血、止血消症、凉血温经、清热解毒等。

血寒则温：血寒是指寒邪侵袭经络，气血流行不畅，或素体阳虚，虚寒内生，而致气血凝滞而言，以寒痛为其临床特征。以温经散寒药通经活络，和血行血之品相配伍。

血热则凉：血热是脏腑火热炽盛，热迫血分，或外感温热邪气侵入血分的一种病理变化，以出血和热象为临床特征。热者寒之，故血热多选用清热凉血和凉血止血之品治之。血得寒则凝，得温则行。所以应用凉血止血和清热凉血等寒凉药物，要中病即止，不可过剂。出血而有明显瘀滞者，不宜一味大剂寒凉止血，必要时配合活血行血药，旨在避免留瘀之患。热盛必伤阴，除配伍有养阴作用的清热凉血和凉血止血之品外，亦可加入养阴之药。

出血则止：凡血液不循常道，上溢于口鼻，下出于二阴，或溢于肌肤者，统称为出血，出血宜止血。气为血帅，血随气行，或火旺而气逆血溢，或寒凝而气滞血瘀，亦有气虚挟寒者，但出血以属热者为多。此外，内有瘀血，血脉阻滞，流行不畅，导致血不循经，亦可发生出血。出血之病机以气为主，贯通寒热虚实。止血还必须分清出血的部位，因为咳血、衄血、吐血、便血、尿血、阴道出血，不仅有寒热虚实之异，而且所累脏腑也不尽一致。因此，止血必须辨证施治，切勿一味止血，即"见血休治血"之谓，忌用大剂寒凉或固涩，出血虽以属热者为多。但血证初起，应禁用大剂凉血止血，寒凉药亦不可久用，以防止瘀血内停，损伤脾阳，脾愈伤则血愈不归经。更忌单纯用收涩止血之品，对出血而兼血瘀证尤需如此，切勿"闭门留寇"，关于炭剂止血的应用：炭剂止血是中医治疗出血的重要措施。素有"红遇黑则止"之说，但不能凡见出血，不分病之虚实，药之寒热，皆炒炭投之。

使用炭剂止血的一般规律是：实热火证之出血，须苦寒之药以直折其火，热清则血自宁。虚热火旺之出血，宜滋阴清热降火，用甘寒、咸寒以滋阴清热，炭剂焦苦有伤津耗液之虞，故不宜使用炭剂。出血之虚寒者，当用温热之晶，而寒凉药则不相宜。若寒热错杂，虚实并见之失血，用药宜寒热兼顾，虚实并进，止血之剂不论寒药与热药，均可炒炭而用。临床用炭剂止血，须权衡利弊，正确使用才能体现炭剂止血之妙用。

▲ 气血同病治则

气非血不和，血非气不运，气属阳，血属阴，一阴一阳，互相维系。由于气血之间的关系非常密切，生理上相互依存，病理上常相互影响，终致气血同病。气对血有温煦、化生、推动、统摄作用。气虚无以生化必致血虚，推动、温煦之功减弱必致血瘀，统摄无权必致出血，气滞则血因之而瘀，气机逆乱则血亦随之而上逆或下陷。此为气病及血。同样，血病亦可及气，如血虚无以载气，则血亦随之而少，血瘀则气亦随之而滞，血脱则气无所附，必随之脱逸，乃至亡阴、亡阳之危候。气血关系失调，常常表现为气血同病，故治疗则应调整两者之间的关系，从而使气血关系恢复正常状态。

气病治血：气血互相维附，气虚则血弱，气滞则血瘀，气陷则血下，气逆则血乱，气温而血滑，气寒而血凝。气病则血随之亦病，这就是气病治血的理论依据。总之，治气不治血，非其治也。气虚宜"精中求气"，气郁宜兼顾其耗阴血滞，气逆宜求于气血冲和，这是治疗气病的重要原则。

血病治气：气病血必病，血病气必伤，气血两者，和则俱和，病则同病。治血必治气，气机调畅，血病始能痊愈。

血虚者，补其气而血自生。血虚补气之法，以健脾益气、温养心气、补益肾气为主。因为脾能健运，化源充足，血脉充盈。心生血，水谷精气赖心阳之温煦，才能变化而赤为血。肾阳为一身诸阳之本，肾精赖真火之蒸化方能化而为血；血滞者，行其气而血自调。气有一息之不运，则血有一息之不行。气行则血行，气滞则血瘀，血瘀气亦滞。故治疗血瘀必须重视调气。因气虚、气滞均可致瘀，且血之运行与心、肺、肝、脾等有密切关系。所谓调气又有疏肝理气、宣畅肺气、温通心气和补益元气之分，其中尤以调肝气为最。肝主疏泄，疏通气机，促进气血之运行。若肝郁气滞，疏泄失职，气滞则血瘀。所以必用疏肝理气之药物，疏通气机，气行则血亦行，不治瘀自化。

血溢者，调其气而血自止。血随气行，气和则血循经，气逆则血乱溢，气虚、气实、气寒、气热均属气失冲和之列。故治血必调气，气和则血宁。临证时，应综观全局，燮理阴阳，俾阴平阳秘，气调血和，则其病自愈。

第六节 八法

确定病症后，紧接着的便是选择治疗方法。治法分发汗、催吐、攻下、和解、清凉、温热、消导和滋补等，简称为汗、吐、下、和、清、温、消、补八法。这八法针对病因、症状和发病的部位，指出了治疗的方向，在临症上灵活运用，还能产生更多的法则。

▲ 解表法

解表法是通过发汗，开泄腠理，逐邪外出的一种治法，又称汗法。解表法广泛适用于邪遏肌表的病症。

▲ 清热法

清热法，是运用具有清热作用的寒凉药物，以治疗热性病症的一种治法，又称清法。清热法广泛应用于温热病邪所引起的各种病症。

▲ 攻下法

攻下法是通过通便、下积、泻实、逐水以攻逐邪实，荡涤肠胃，排除积滞的治法，又称下法。下法广泛应用于燥屎、积滞、实热及水饮等里实证。

▲ 和解法

和解法是通过调和、协调的方式治疗表里间、脏腑间病变的治法，又称和法。和法的内容非常丰富，应用也很广泛，习惯上将和解少阳、调和肝脾、调理胃肠视为和法的应用范围。

▲ 温里法

温里法是使用温热类药物祛除寒邪和补益阳气的一种治法，又称温法。温法广泛应用于寒邪中脏，凝滞经络，阳气衰微等证，从而达到补益阳气而祛邪治病的目的。

▲ 补益法

补益法是用具有补益作用的药物，治疗人体阴阳气血之不足或某一脏腑之虚损的治法，又称补法。补法广泛适用于阴、阳、气、血、津液及脏腑等各种虚证。

▲ 消导（消散）法

即通过消导和散结，使积聚之实邪渐消缓散的一种治法，又称消法。消法广泛应用于饮食停滞，癥积肿块，痰核瘰疬，结石疮痈等病症。

▲ 理气法

理气法是调理气机的一种治法。

适用于气机失调的病症。主要适用于肝气郁结引起的气滞病症，肺冒失降引起的气逆病症，脾气不升而引起的气陷病症。

▲ 理血法

即通过调理血分治疗瘀血内阻和各种出血的一种治法。适用于血行不畅或瘀血内阻所致的一类病症；各种出血病症，如咯血、衄血、吐血、便血、尿血等。

▲ 固涩法

固涩法是通过收敛固涩，控制气血津精滑脱的一种治法，又称涩法。本法非治本之法，故应审证求因，标本兼顾，如阳虚自汗，应收敛与补气温阳并用；阴虚盗汗，应收敛与滋阴同用。

▲ 开窍法

开窍法是通过开闭通窍以苏醒神志为主的一种治法。多适用于邪实神昏的闭证，但临证还应结合病情，适当选用清热、通便、凉肝、熄风、辟秽等法。

▲ 镇痉法

镇痉法是通过平肝熄风、祛风通络等措施以解除肢体抽搐、震颤、拘挛、口眼歪斜、头目眩晕等病症的一种治法，又称熄风法。

适风有内外之分，外风宜散，祛风解痉属治外风之法；内风宜息，清热熄风、镇肝熄风、养血熄风均属治内风之法。但若外风引动内风，或内风兼有外风，临证时又可兼顾治疗。

第三部分

中医方剂入门，寻找治病的良方

第一章 怎样看懂方剂：
组成和剂型

◎ 多种药物配成的处方，称作方剂。方剂的组成有一定的法度，称作方制。所以，方剂是用单味药物治疗的进一步发展。它的特点是：具有综合作用，治疗范围较广，并能调和药物的毒性，减少或避免不良反应。

第一节 君臣佐使

方剂由多味药物组合而成。要组织好一首有效方剂，必须重视两个主要环节，一是熟练的配伍技巧，二是组方的基本结构。一般而言，一首方剂的基本结构包括君、臣、佐、使四部分。君、臣、佐、使的组方理论，首见于《黄帝内经》，如《素问·至真要大论》说："主病之谓君，佐君之谓臣，应臣之谓使。"明代何伯斋对其具体职能做了进一步的阐述："大抵药之治病，各有所主。主治者，君也。辅治者，臣也。与君药相反而相助者，佐也。引经及治病之药至病所者，使也。"

▲ 君药

君药是方剂中治疗主证，起主要作用的药物，按照需要，可用一味或几味。李东垣曾说："假如治风则用防风为君，治寒则用附子为君，治湿则用防己为君，清上焦则用黄连为君，清中焦则用黄芩为君。"

▲ 臣药

有两种意义：一是辅助君药加强治疗主病或主证的药物，二是针对重要的兼病或兼证起主要治疗作用的药物。

如麻黄汤中的桂枝就是帮助麻黄发汗解表的，所以它在麻黄汤中是臣药。臣药在一个方剂内，不限定只有一味，一味君药可以有几味臣药；如果一方中有两个君药，还能用较多的臣药来配伍。

麻黄汤方

麻黄汤中臣桂枝，杏仁甘草四般施，
发汗解表宣肺气，伤寒表实无汗宜。

药物组成： 麻黄（去节）6克，桂枝4克，杏仁（去皮尖）9克，甘草（炙）3克。

功能主治： 外感风寒。恶寒发热，头痛身疼，无汗而喘，舌苔薄白，脉浮紧。

用法用量： 水煎服。

方义方解： 方中麻黄苦辛性温，归肺与膀胱经，善开腠发汗，祛在表之风寒；宣肺平喘，开闭郁之肺气，故本方用以为君药。由于本方证属卫郁营滞，单用麻黄发汗，只能解卫气之闭郁，所以又用透营达卫的桂枝为臣药，解肌发表，温通经脉，既助麻黄解表，使发汗之力倍增；又畅行营阴，使疼痛之症得解。二药相须为用，是辛温发汗的常用组合。杏仁降利肺气，与麻黄相伍，一宣一降，以恢复肺气之宣降，加强宣肺平喘之功，是为宣降肺气的常用组合，为佐药。炙甘草既能调和麻、杏之宣降，又能缓和麻、桂相合之峻烈，使汗出不致过猛而耗伤正气，是使药而兼佐药之用。四药配伍，表寒得散，营卫得通，肺气得宣，则诸症可愈。

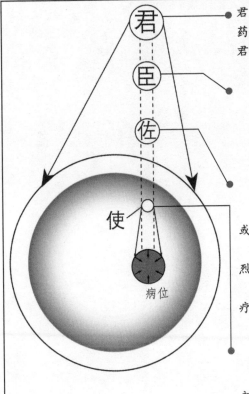

君药就是在治疗疾病时起主要作用的药。其药力居方中之首，用量也较多。在一个方剂中，君药是首要的、不可缺少的药物。

臣药有两种含义

1. 辅助君药发挥治疗作用的药物。
2. 针对兼病或兼证起治疗作用的药物。

佐药有三种含义

1. 佐助药：协助君臣药加强治疗作用，或直接治疗次要兼证。
2. 佐制药：消除或减缓君臣药的毒性和烈性。
3. 反佐药：与君药性味相反而又能在治疗中起相成作用。

使药有两种含义

1. 为引经药，将各药的药力引导至患病部位。
2. 为调和药，调和各药的作用。

▲ 佐药

有三种意义：一是佐助药，即配合君、臣药以加强治疗作用的药物；或直接治疗次要兼证的药物；二是佐制药，即用以消除或减轻君、臣药的毒性，或能制约君、臣药峻烈之性的药物；三是反佐药，即病重邪甚，可能拒药时，配用与君药性味相反而又能在治疗中起相成作用的药物，可防止药病格拒。

▲ 使药

有两种意义：一是引经药，即能引方中诸药至病所的药物；二是调和药，指能调和方中诸药的性能，协调药物间相互作用的药物。

综上所述，方剂中君、臣、佐、使的确定，主要是以药物针对病机的主次而在方中所起作用的大小为依据。每一方剂的君、臣、佐、使是否齐备，全视具体病情、治疗要求，以及所选药物的功效来决定。但是，任何方剂组成中，君药是不可缺少的。至于方剂组成中君、臣、佐、使的药味多少与药量相对轻重，并无严格规定。通常君药的药力强，药味少，而药量偏重（有毒药或烈性药除外）；臣、佐药的药力较弱，药味较多，且用量相对偏轻。

第二节　方剂的分类

▲ 方剂组成法则

方剂，是按照治疗原则，由多少不等的药物配合组织而成，并制成一定的剂型，应用于医疗预防。从方剂组成的不同，进行分类，最早见于《素问·至真要大论》："治有缓急，方有大小。""君一臣二，奇之制也；君二臣四，偶之制也。""奇之不去则偶之，是谓重方。"至金·成无己《伤寒明理论》定为大、小、缓、急、奇、偶、复七方。

大方

对于邪气强盛，病有兼证的，使用大方。大方有五种意义：矣力雄猛；药味多；药量多；量多而一次服完；能治疗下焦重病。大方如下法中的"大承气汤"（大黄、厚朴、枳实、芒硝）即是。

小方

对于邪气轻浅、病无兼证的，使用小方。小方有三种意义：病势轻浅，不必用猛剂；能治上焦病，分量要轻；病无兼证，药味须少。小方如汗法中的"葱豉汤"（葱白、淡豆豉）即是。

缓方

适用于慢性虚弱的病症。有六种

意义：药味多，互相制约，没有单独直达的力量；用无毒的药物治病，使病邪缓缓除去，免伤正气；药物的气味薄，不要求迅速取得效果；掺用甘药，利用其甘缓的药性，减弱猛烈药物的作用；用丸药缓缓攻逐邪气；用缓和药治本，提高人体的抗病力，疾病自然除去。缓方如补法中的"四君子汤"（人参、白术、茯苓、甘草）即是。

急方

是治疗急病重病的方剂。有四种意义：病势危急，应迅速救治的；用汤剂荡涤的作用较速；药性剧烈，气味都很雄厚；急则治标的方。急方如温法中回阳救逆的"四逆汤"（附子、干姜、甘草）即是。

奇方

方剂的药味合于单数的叫作奇方。有两种意义：方剂只用一种药物；方内药物为超过一味以上的单数。一般认为病因单纯而用一种主药来治疗的为奇方。如"甘草汤"（生甘草一味，治少阴病咽痛）。

偶方

方剂的药味合于双数叫作偶方。有两种意义：方剂只用两味药配合的；方中药物为超过二以上的双数。一般认为病因较为复杂，需要用两种以上主药来治疗的为偶方。偶方如"金匮肾气丸"（干地黄、山茱萸、山药、泽泻、茯苓、牡丹皮、桂枝、附子。桂枝—后世用肉桂，肉桂、附子为主药，温肾阳）。又《素问·至真要大论》说："君二臣四，偶之制也……君二臣六，偶之制也……远者偶之……下者不以偶。"这里举了两个偶方的组成为例。"远者偶之"是病位远的用偶方。"下者不以偶"是泻下不用偶方而要用奇方。但在后世已不拘此说。病位远的也用奇方，如"温脾汤"治寒积大便不通，用当归、干姜、附子、党参、芒硝、甘草、大黄共七味。"下者不以偶"，但"大承气汤"就是四味。

复方

以二方或数方结合使用的，叫作复方。还有另外两种意义：本方之外，又加其他药味；方剂各药用量都一样的。适用于病情复杂或慢性病久治不愈的。如"柴胡四物汤"，即"小柴胡汤"合"四物汤"（柴胡、人参、黄芩、甘草、半夏、川芎、当归、芍药、熟地、生姜、大枣。治虚劳日久，微有寒热，脉沉而数）。

▲ 方剂的分类

清·汪昂著《医方集解》方剂分类法，将方剂分为22剂：补养、发表、涌吐、攻里、表里、和解、理气、理血、祛风、祛寒、清暑、利湿、润燥、泻火、除痰、消导、收涩、杀虫、明目、痈疡、经产及救急良方等剂。

近代方剂分类大都依据清·汪昂著《医方集解》方剂22剂分类法加以修改增删，比较符合中医临床辨证立法用药制方的一般规律，对于方剂学理论体系的形成具有极为重要的意义。如：

1. 解表剂：宣散外邪，解除表证，如桂枝汤、香苏散、桑菊饮、银翘散、荆防败毒散。

2. 泻下（攻里）剂：分为寒下、温下、润下、逐水剂，如大承气汤、温脾汤、麻子仁丸、十枣汤、增液承气汤。

3. 和解剂：分为和解少阳、调和肝脾、调和肠胃剂，如小柴胡汤、四逆散、逍遥散、痛泻要方、半夏泻心汤。

4. 清热剂：包括清热、凉血、解毒方剂，如白虎汤、凉膈散、化斑汤、导赤散、清胃散。

5. 祛暑剂：清解暑邪，如清络饮、新加香薷散、六一散、清暑益气汤。

6. 温里剂（祛寒）：如理中丸、四逆汤、黄芪桂枝五物汤、小建中汤。

7. 表里双解剂：如大柴胡汤、葛根芩连汤、柴胡桂枝干姜汤。

8. 补益剂：如四君子汤、四物汤、参苓白术汤、六味地黄汤、肾气丸。

9. 安神剂：如安神丸、天王补

心丹、甘麦大枣汤。

10. 开窍剂：分为凉开与温开剂，如紫雪丹、至宝丹、苏合香丸。

11. 固涩（收涩）剂：收涩精气或固涩津液，如玉屏风散、四神丸、金锁固精丸、完带汤。

12. 理气剂：疏理气机，解郁降逆，如越鞠丸、半夏厚朴汤、定喘汤、苏子降气汤。

13. 理血剂：去瘀、止血、补血，如丹参饮、血府逐瘀汤、补阳还五汤、小蓟饮子、胶艾汤。

14. 治风剂：通阳散风、滋阴熄风，如消风散、川芎茶调散、镇肝熄风汤、大定风珠。

15. 治燥剂：滋润津血枯燥，如桑杏汤、杏苏散、养阴清肺汤、麦门冬汤。

16. 祛湿剂：排泄水湿，如藿香正气散、三仁汤、五苓散、苓桂术甘汤、平胃散。

17. 祛痰剂：化痰涤痰，如二陈汤、贝母瓜蒌散、三子养亲汤、止嗽散。

18. 消导化积（消化）剂：具有消积、消化、健脾、强胃之方剂，如保和丸、健脾丸、枳实消痞丸。

19. 驱虫（杀虫）剂：驱除体内寄生虫剂，如乌梅丸、肥儿丸、使君子丸。

20. 涌吐（催吐）剂：瓜蒂散、盐汤探吐方。

21. 痈疡剂：专治外科肿疡、溃疡，如仙方活命饮、五味消毒饮、苇茎汤、十味败毒散、排脓散。

22. 痘麻剂：升麻葛根汤、沙参麦冬汤、宣毒发表汤。

23. 明目剂：治疗眼疾方剂，如明目地黄丸、养肝丸、滋肾明目丸。

24. 经产剂：妇科用方剂，如温经汤、八味带下汤、生化汤、蒲公英汤。

第三节 剂型

方剂有多种剂型，各具不同的性质和不同的效用，常用的有丸、散、膏、丹、酒、汤等几类。

▲ 丸剂

丸剂是指中药细粉或中药提取物加适宜的黏合剂或辅料制成的球形或类球形制剂。可分为水丸、蜜丸、糊丸、蜡丸、浓缩丸和微丸等类型。丸剂便于储存，药效持久，服用方便，但剂型固定，不能随病情变化灵活加减，所以多用成方制成。吸收较缓慢。凡药物不耐高热，难溶于水，容易挥发，毒性较剧烈的，多适合做丸。

长期虚弱疾患，宜于久服缓治患者可用丸剂，如六味地黄丸、肾气丸等；瘀血、癥瘕或积水等病，在难以用汤药猛攻时，可改用丸剂治疗，如抵当丸、大黄䗪虫丸等；具有毒性药物难入煎剂时，可配入丸剂服用，如备急丸；某些药物如冰片、麝香等不宜煎服的，可作为丸剂，如至宝丹、苏合香丸等；丸剂常用于慢性病，尤其是攻磨癥积。但也有用于急证的丸剂，用水化开服用或水送服，如安宫牛黄丸等。

▲ 散剂

散剂通常用在中药剂型中，中药散剂系指药材或药材提取物经粉碎、混合均匀制成的粉末状制剂。《中国药典》（2015 年版）一部已收载 50 多种中药散剂，如七厘散、八味清新沉香散等。

散剂可分为口服散剂和局部用散剂。口服散剂一般溶于或分散于水、稀释液或其他液体中服用，也可直接用水送服。口服散剂可发挥全身治疗作用或局部作用，如小儿清肺散、六味安消散、蛇胆川贝散、蒙脱石散、聚乙二醇 4000 散剂等。局部用散剂可供皮肤、口腔、咽喉、腔道等处疾病的应用，如皮肤用散剂痱子粉、口腔溃疡散等。专供治疗、预防和润滑皮肤的散剂也称撒布剂或撒粉。

▲ 膏剂

膏剂，又叫膏方，以其剂型为名。膏方一般由 20 味左右的中药组成，具有综合调理作用，经特殊加工制成的比较稠厚的膏状内服中药制剂，具有药物浓度高、体积小、药物稳定、服用时无须煎煮、口感好、便于携带等特点，是中医治疗学的一个重要组成部分。膏剂有外敷和内服两种，外敷膏剂是中医外治法中常用药物剂型，除用于皮肤、疮疡等疾患以外，还在内科和妇科等病症中使用。

▲ 丹剂

丹剂一般是指含有汞、硫黄等矿物，经过加热升华提炼而成的一种化合制剂。具有剂量小、作用大、含矿物质之特点。此剂多外用，如红升丹、白降丹等。此外，习惯上把某些较贵重的药品或有特殊功效的药物剂型叫作丹，如至宝丹、紫雪丹等。所以，丹剂并非是一种固定的剂型。

▲ 酒剂

酒剂又称药酒。它是以黄酒或白酒为溶媒，浸出药材中的有效成分，然后去渣取汁的液体制剂。由于酒能温通血脉、温经散寒，故常用于风寒湿痹阻经脉的关节疼痛、筋骨疼痛、跌打损伤等症，如追风活络酒、木瓜酒等。此外，用补益药制成的药酒，适宜于作为补益饮品，如枸杞子酒、灵芝酒、参茸酒、人参药酒、史国公药酒等。

▲ 汤剂

汤剂又称煎剂。是指将处方中的每剂药物混合均匀，加水泡浸后，再煎煮一定时间，然后去渣取汁，所得的药液，称为汤剂。汤剂主要供内服，但煎汤外洗或熏浸的浸浴剂，也属本剂型。汤剂是中医临床上应用最早，使用最广泛的剂型，它适用于一般疾病和急性病，其优点是：制作简单，易于服用，吸收快，见效迅速，而且便于灵活加减，能够较全面而灵活地照顾到各种病情不断变化的治疗需要。其缺点是：煎煮需花费一定时间，服用量大，久服易产生厌烦心理，不便于储存及携带，一般需当天煎煮当天服完，不宜大量生产。

第二章　基本方剂和处方

第一节　基本方剂

徐灵胎说："欲治病者必先识病之名，能识病名而后求其病之所由生。知其所由生，又当辨其生之因各不同而症状所由异，然后考其治之之法。一病必有主方，一方必有主药，或病名同而病因异，或病因同而病症异，则又各有主方、各有主药，千变万化之中，实有一定不移之法，即或有加减出入而纪律井然。"的确，治疗每一种病必须辨证求因，才能确定治疗方针。同时，一病有一病的主治法，也必然有主方和主药，这是治病的基本法则。在这基础上，再根据具体病情加减出入，灵活运用，才能收到良好效果。

前人留传下来的成方，都是通过实践得来的，必须加以重视，特别是几个基本方剂，必须熟悉。现在择要说明，以见一斑。

▲ 解表剂

小青龙汤

【歌诀】

小青龙汤最有功，风寒束表饮停胸，
辛夏甘草和五味，姜桂麻黄白芍同。

组方：麻黄（去节）、白芍、半夏（洗）各9克，细辛、干姜、五味子各3克，甘草（炙）、桂枝（去皮）各6克。

本方用于治疗外寒里饮证，临床应用以恶寒发热，头身疼痛，无汗，喘咳，痰涎清稀而量多，胸痞，或干呕，或痰饮喘咳，不得平卧，或身体疼重，头面四肢浮肿，舌苔白滑，脉浮为辨证要点。

桂枝汤

【歌诀】

桂枝汤治太阳风，芍药甘草姜枣同，
解肌发表调营卫，表虚自汗正宜用。

组方：桂枝、白芍、炙甘草、生姜、大枣。

为调和营卫主方，亦治伤风。汗不止者可加附子，名桂枝加附子汤；精关不固，可加龙骨、牡蛎，名桂枝加龙骨牡蛎汤；倍白芍、加饴糖，名小建中汤；再加黄芪，名黄芪建中汤，治中气虚寒腹痛。

银翘散

【歌诀】

银翘散主上焦疴，竹叶荆蒡豉薄荷，
甘桔芦根凉解法，发热咽痛服之瘥。

组方：银花、连翘、豆豉、荆芥、薄荷、牛蒡、桔梗、甘草、竹叶、芦根。

为风温初起主方，用于发热、口渴、脉象浮数。咳嗽者可加杏仁、象贝，宣肺化痰；热重者，可加栀子、黄芩清气。

▲ 泻下剂

大承气汤

【歌诀】

大承气汤用硝黄，配以枳朴泻力强，
阳明腑实真阴灼，峻下热结此方良。

组方：大黄、厚朴、枳实、元明粉。

为泻下主方，用于实热便闭、腹痛拒按；津液不充者可去元明粉，加麻仁、杏仁、芍药，名脾约麻仁丸。

五仁丸

【歌诀】

五仁柏子杏仁桃，松子陈皮郁李饶，
炼蜜为丸米饮下，润肠通便效力高。

组方：桃仁、杏仁、柏子仁、松子仁、郁李仁、陈皮。

润下，具有润肠通便之功效。主治津枯肠燥证。大便艰难，以及年老和产后血虚便秘，舌燥少津，脉细涩。

▲ 逐水剂

十枣汤

【歌诀】

十枣逐水效堪夸，甘遂大戟与芫花，
悬饮潴留胸胁痛，大腹肿满用亦佳。

组方：芫花、甘遂、大戟、大枣。

泄水主方，具有攻逐水饮之功效。主治悬饮，咳唾胸胁引痛，心下痞硬，干呕短气，头痛目眩，胸背掣痛不得息，舌苔白滑，脉沉弦；水肿，一身悉肿，尤以身半以下肿甚，腹胀喘满，二便不利。

舟车丸

【歌诀】

舟车牵牛及大黄，遂戟芫花又木香，
青皮橘皮加轻粉，燥实阳水却相当。

组方：黑牵牛、大黄、甘遂、大戟、芫花、青皮、橘皮、木香、轻粉。

逐水消肿。主治阳水证。症见水肿水胀，口渴气粗，腹坚，大小便秘，脉沉数有力等。

方中用黑牵牛苦寒以通利二便，下气行水，为君药。大黄助君药荡涤肠胃，泻热通便；甘遂、大戟、芫花攻逐积水，共为臣药。君臣相配，使水湿从二便分消而去。青皮、橘皮、木香疏畅气机，使气行则水行；轻粉走而不守，通窍利水，协助诸药，使水湿分消下泄，共为佐药。诸药相配，共奏行气逐水消肿之功。

▲ 和解剂

小柴胡汤

【歌诀】

小柴胡汤和解功，半夏人参甘草从，
更加黄芩生姜枣，少阳为病此方宗。

组方：柴胡、黄芩、人参、半夏、炙甘草、姜、枣。

为和解主方，具有和解少阳之功效。主治伤寒少阳病症。邪在半表半里，症见往来寒热，胸胁苦满，默默不欲饮食，心烦喜呕，口苦，咽干，目眩，舌苔薄白，脉弦者；妇人伤寒，热入血室，经水适断，寒热发作有时；疟疾，黄疸等内伤杂病而见以上少阳病症者。

逍遥散

【歌诀】

逍遥散用当归芍，柴苓米草加姜薄，
疏肝健脾功最奇，调经再把丹栀入。

组方：柴胡、当归、白芍、白术、茯苓、甘草、薄荷、生姜。

为疏肝主方，用于头痛目眩、抑郁不乐，及妇人月经不调。火旺者可加丹皮、栀子，名加味逍遥散。

▲ 清热剂

白虎汤

【歌诀】

白虎汤清气分热，石膏知母草米协，
阳明大汗兼烦渴，清热生津法最宜。

组方：石膏、知母、甘草、粳米。

清热主方，用于壮热、口渴、汗出、脉洪大。气阴虚者加人参，名人参白虎汤；挟湿者加苍术，名苍术白虎汤。

黄连解毒汤

【歌诀】

黄连解毒柏栀芩，三焦火盛是主因，
大热烦躁兼谵语，疮痛疔疖服之宁。

组方：黄连、黄芩、黄柏、栀子。

泻火主方，具有清热解毒之功效。主治三焦火毒证。大热烦躁，口燥咽干，谵语不眠；或热病吐血、衄血；或热甚发斑，或身热下利，或湿热黄疸；或外科痈疡疔毒。小便黄赤，舌红苔黄，脉数有力。

普济消毒饮

【歌诀】

普济消毒蒡芩连，甘桔蓝根勃翘玄，
升柴陈薄僵蚕入，大头瘟毒服之痊。

组方：玄参、黄连、黄芩、连翘、板蓝根、马勃、牛蒡、薄荷、僵蚕、升麻、柴胡、桔梗、甘草、陈皮。

为清温毒主方，用于大头瘟、咽痛、口渴等症。

清骨散

【歌诀】

清骨散用银柴胡，胡连秦艽鳖甲辅，
地骨青蒿知母草，骨蒸劳热一并除。

组方：银柴胡、胡黄连、秦艽、鳖甲、地骨皮、青蒿、知母、甘草。

为清虚热主方，用于骨蒸劳热，阴虚，午后潮热或夜间发热。

达原饮

【歌诀】

达原草果槟厚朴，知母黄芩芍甘佐，
辟秽化浊达膜原，邪伏膜原寒热作。

组方：厚朴、常山、草果、槟榔、黄芩、知母、菖蒲、青皮、甘草。

治湿热温疟主方，用于湿浊挟热，阻滞中焦，寒热胸闷，舌苔厚腻。胁痛耳聋，寒热往来，呕而口苦，加柴胡；腰背项痛，加羌活；目痛、眼眶痛、鼻干不眠，加干葛。

▲ 祛暑剂

六一散

【歌诀】

六一散中滑石甘，一方两法义须清，
清热祛暑为常法，利水通淋亦细参。

组方：滑石6份，甘草1份。

清暑主方，治身热烦渴，小便短赤。清心可加辰砂，名益元散；散风可加薄荷，名鸡苏散。

清暑益气汤

【歌诀】

王氏清暑益气汤，善治中暑气津伤，
洋参冬斛荷瓜翠，连竹知母甘粳裹。

组方：西洋参、石斛、麦冬、黄连、竹叶、荷梗、知母、甘草、粳米、西瓜翠衣。

为祛暑剂，具有清暑益气，养阴生津之功效。主治暑热气津两伤证。身热多汗，口渴心烦，小便短赤，体倦少气，精神不振，脉虚数。方中以西洋参益气生津，养阴清热，合西瓜翠衣清热解暑，共为君药。荷梗可以解暑清热，又可理气宽胸；石斛、麦冬助西洋参养阴生津，共为臣药。黄连苦寒，其功专于泻火，以助清热祛暑之力。知母苦寒质润，滋阴泻火；竹叶清热除烦，为佐药。甘草、粳米益胃和中，为使药。

新加香薷饮

【歌诀】

新加香薷朴银翘，鲜扁豆花一齐熬，
暑温口渴汗不出，清热化湿又解表。

组方：金银花、香薷、连翘、扁豆花、厚朴。

祛暑解表，散寒化湿。主治暑温兼湿，虽亦恶寒无汗，但有口渴面赤。

▲ 祛湿剂

平胃散

【歌诀】

平胃散用苍术朴，陈皮甘草四般施。
除湿散满驱瘴岚，调胃诸方以此扩。
又不换金正气散，即是此方加夏藿。

组方：苍术、厚朴、陈皮、炙甘草、生姜、大枣。

化湿主方，治满闷、呕恶、舌苔白腻。痰多可与二陈汤同用，名平陈汤；泄泻溲少，可与五苓散同用，名胃苓汤。

五苓散

【歌诀】

五苓散治太阳腑，白术泽泻猪苓茯，

桂枝化气兼解表，小便通利水饮除。

组方：茯苓、泽泻、猪苓、白术、桂枝。

利湿主方，治小便不利，饮水吐逆。无寒但渴者可去桂枝，名四苓散。

三仁汤

【歌诀】

三仁杏蔻薏苡仁，朴夏通草滑竹伦，

水用甘澜扬百遍，湿温初起法堪遵。

组方：杏仁、豆蔻仁、薏苡仁、厚朴、半夏、通草、滑石、竹叶。

为清化湿热主方，具有宣畅气机，清利湿热之功效。主治湿温初起及暑温夹湿之湿重于热证。头痛恶寒，身重疼痛，肢体倦怠，面色淡黄，胸闷不饥，午后身热，苔白不渴，脉弦细而濡。

▲ 祛痰剂

二陈汤

【歌诀】

二陈汤用半夏陈，益以茯苓甘草成，

理气和中兼燥湿，一切痰饮此方珍。

组方：姜半夏、陈皮、茯苓、甘草、生姜。

祛痰主方，兼能理气，去湿和中。如顽痰胶固，可加胆星、枳实，名导痰汤；胆虚不眠，可加竹茹、枳实，名温胆汤。

清气化痰丸

【歌诀】

清气化痰星夏橘，杏仁枳实瓜蒌实；

苓苓姜汁为糊丸，气顺火消痰自失。

组方：姜半夏、胆星、橘红、枳实、杏仁、瓜蒌仁、黄芩、茯苓。

清痰热主方，用于气火有余，炼液成痰。症见咳嗽痰黄，咯之不爽，胸膈痞满，小便短赤，舌质红，苔黄腻，脉滑数。

三子养亲汤

【歌诀】

三子养亲祛痰方，芥苏莱菔共煎汤，

大便实硬加熟蜜，冬寒更可加生姜。

组方：紫苏子、白芥子、莱菔子。

平痰喘主方，具有温肺化痰，降气消食之功效。主治痰壅气逆食滞证。咳嗽喘逆，痰多胸痞，食少难消，舌苔白腻，脉滑。

▲ 消导化积(消化)剂

保和丸

【歌诀】

保和神曲与山楂，陈苓夏翘菔子加，

消食和胃化湿结，更可方中用麦芽。

组方：山楂、神曲、茯苓、半夏、陈皮、莱菔子、连翘、麦芽。

消食主方，用于嗳腐吞酸，腹痛泄泻，气分瘀滞。可与越鞠丸同用，名越鞠保和丸。

木香槟榔丸

【歌诀】

木香槟榔青陈皮，黄柏黄连莪术齐，
大黄黑丑兼香附，泻痢后重热滞宜。

组方：木香、槟榔、青皮、陈皮、蓬莪术、黄连、黄柏、大黄、香附、牵牛子。

为导滞主方，具有行气导滞，攻积泄热之功效。主治积滞内停，湿蕴生热证。脘腹痞满胀痛，赤白痢疾，里急后重，或大便秘结，舌苔黄腻，脉沉实者。若积滞重，大便秘结为主者，加枳壳、芒硝以导滞通便；用治湿热痢疾，去陈皮、牵牛子、蓬莪术，加秦皮、白头翁以清热解毒止痢。

▲ 温里剂

四逆汤

【歌诀】

四逆汤中附草姜，四肢厥冷急煎尝，
腹痛吐泻脉沉细，急投此方可回阳。

组方：附子、干姜、炙甘草。

为回阳主方，用于寒盛阳微，四肢厥冷，水泻不止。寒伤血分，脉细欲绝，可加当归、木通，名当归四逆汤；风湿相搏，身体烦疼，可加白术、大枣，名术附汤。

小建中汤

【歌诀】

小建中汤君饴糖，方含桂枝加芍汤，
温中补虚和缓急，虚劳里急腹痛康。

组方：桂枝、甘草、大枣、芍药、生姜、胶饴。

温中补虚，和里缓急。治虚劳里急，腹中时痛，喜得温按，按之则痛减，舌淡苔白，或心中悸动，虚烦不宁，面色无华，或四肢酸疼，手足烦热，咽干口燥。本方为桂枝汤倍芍药加胶饴组成。方中重用饴糖温中补虚，和里缓急；桂枝温阳散寒；芍药和营益阴；炙甘草调中益气。诸药合用，共奏温养中气，平补阴阳，调和营卫之功。

▲ 补益剂

四君子汤

【歌诀】

四君子汤中和义，参术茯苓甘草比，
食少便溏体羸瘦，甘平益胃效相当。

组方：人参、白术、茯苓、甘草。

为补气主方，用于脾胃薄弱、食少、泄泻等症。气不运者，可以加陈皮，名异功散；胃寒者，可以加木香、砂仁，名香砂六君子汤。

补中益气汤

【歌诀】

补中益气芪术陈，升柴参草当归身，
劳倦内伤功独擅，气虚下陷亦堪珍。

组方：黄芪、人参、甘草、白术、陈皮、当归、升麻、柴胡、姜、枣。

为升提主方，用于中气下陷，或气虚不能摄血。

四物汤

【歌诀】

四物归地芍与芎，营血虚滞此方宗，

妇女发病凭加减，临证之时可变通。

组方：生地黄、当归、白芍、川芎。

为养血主方，用于肝血虚滞，妇人经血不调。气血俱虚，可与四君子汤同用，名八珍汤；除去生地、白芍，名佛手散，能行血活血。

六味地黄丸

【歌诀】

六味地黄益肾肝，山药丹泽萸苓掺，

肾阴亏损虚火上，滋阴补肾自安康。

组方：熟地黄、山茱萸、山药、茯苓、牡丹皮、泽泻。

为养阴主方，用于肾水亏乏，腰痛、遗精等症。虚寒者可以加附子、肉桂，名桂附八味丸；内热者，可加黄柏、知母，名知柏八味丸；单加肉桂，名七味地黄丸，能引火归元；加五味子，名七味都气丸，能治痨嗽。

▲ 安神剂

天王补心丹

【歌诀】

补心丹用柏枣仁，二冬生地及归身，

三参桔梗朱砂味，远志茯苓共养神。

组方：酸枣仁、当归、生地黄、柏子仁、天冬、麦冬、远志、五味子、人参、丹参、玄参、桔梗。

安神主方，用于健忘、怔忡、失眠、虚火上炎。

甘麦大枣汤

【歌诀】

《金匮》甘麦大枣汤，妇人脏燥喜悲伤，

精神恍惚常欲哭，养心安神效力彰。

组方：甘草、小麦、大枣。

为安神剂，具有养心安神、和中缓急之功效。主治脏燥。症见精神恍惚，常悲伤欲哭，不能自主，心中烦乱，睡眠不安，甚则言行失常，呵欠频作，舌淡红苔少，脉细微数。方中小麦为君药，养心阴，益心气，安心神，除烦热。甘草补益心气，和中缓急（肝），为臣药。大枣甘平质润，益气和中，润燥缓急，为佐使药。三药合用，甘润平补，养心调肝，使心气充，阴液足，肝气和，则脏燥诸症自可解除。

▲ 固涩(收涩)剂

金锁固精丸

【歌诀】

金锁固精芡莲须，龙骨蒺藜牡蛎需，

莲粉糊丸盐酒下，涩精秘气滑遗无，

组方：沙苑、蒺藜（沙苑子）、芡实、莲须、龙骨、牡蛎。

为固精主方，用于精关不固，滑泄不禁。方以沙苑子补肾止遗为君。臣以莲肉、芡实固肾涩精，益心宁心。佐以龙骨、牡蛎收涩止遗，固下潜阳；莲须尤为涩精要药。

牡蛎散

牡蛎散内用黄芪，浮麦麻黄根最易，

自汗盗汗心液损，固表敛汗见效奇。

组方：煅牡蛎、黄芪、麻黄根、浮小麦。

为固涩剂，具有敛阴止汗，益气固表之功效。主治体虚自汗、盗汗证。常自汗出，夜卧更甚，心悸惊惕，短气烦倦，舌淡红，脉细弱。若气虚明显者，可加人参、白术以益气；偏于阴虚者，可加生地、白芍以养阴。自汗应重用黄芪以固表，盗汗可再加豆衣、糯稻根以止汗，疗效更佳。

诃子散

【歌诀】

诃子散用治寒泻，炮姜粟壳橘红也。
河间木香诃草连，仍用术芍煎汤下。
二者药异治略同，亦主脱肛便血者。

组方：罂粟壳、诃子、炮姜、橘红。

为涩肠主方，涩肠止泻，固肾收脱。主治虚寒泄泻，肠鸣腹痛，米谷不化，脱肛不收，或久痢，便脓血。方用诃子酸涩止泻收脱，罂粟壳固肾涩肠为君。臣以炮姜温中散寒而补脾阳；橘红升阳调气，以固气脱（泄泻），亦收形脱（脱肛）。

▲ **理血剂**

桃仁承气汤

【歌诀】

桃核承气五般施，甘草硝黄并桂枝，
瘀热互结小腹胀，蓄血如狂最相宜。

组方：桃仁、大黄、桂枝、甘草、芒硝。

为祛瘀主方，破血下瘀。治瘀热蓄于下焦，少腹急结，大便色黑，小便自利，甚则谵语烦渴，其人如狂，至夜发热，及血瘀经闭、痛经，产后恶露不下，脉沉实或涩。方中桃核破血行瘀，大黄下瘀泄热，二药合用，以逐下焦瘀热，是为君药；桂枝活血通络，芒硝泄热软坚，是为臣药；炙甘草甘平和中，缓和消、黄峻攻之性，为佐使药。诸药相配，共奏破血下瘀之效。

十灰散

【歌诀】

十灰散用十般灰，柏茅茜荷丹棕随，
二蓟栀黄皆炒黑，凉降止血此方推。

组方：大蓟、小蓟、侧柏叶、荷叶、白茅根、茜草、大黄、栀子、棕榈皮、牡丹皮。

为止血主方，具有凉血止血之功效。主治血热妄行之上部出血证。呕血、吐血、咯血、嗽血、衄血等，血色鲜红，来势急暴，舌红，脉数。方中大蓟、小蓟性味甘凉，长于凉血止血，且能祛瘀，是为君药。荷叶、侧柏叶、白茅根、茜草皆能凉血止血；棕榈皮收涩止血，与君药相配，既能增强澄本清源之力，又有塞流止血之功，皆为臣药。血之所以上溢，是由于气盛火旺，故用栀子、大黄清热泻火，挫其鸱张之势，可使邪热从大小便而去，使气火降而助血止，是为佐药；重用凉降涩止之品，恐致留瘀，故以牡丹皮配大黄凉血祛瘀，使止血而不留瘀，亦为佐药。用法中用藕汁和萝卜汁磨京墨调服，藕汁能清热凉血散瘀、萝卜汁降气清热以助止血、京墨有收涩止血之功，皆属佐药之用。诸药炒炭存性，亦可加强收敛止血之力。全方集凉血、止血、清降、祛瘀诸法于一方，但以凉血止血为主，使血热清，气火降，则出血自止。

越鞠丸

【歌诀】

越鞠丸治六般郁，气血痰火湿食因。
芎苍香附兼栀曲，气畅郁舒痛闷伸。
又六郁汤苍芎附，甘苓橘半栀砂仁。

组方：香附、苍术、川芎、神曲、栀子。

为舒郁主方，用于胸膈痞闷、吞酸呕吐、饮食不消等症。方中香附行气，开气郁；苍术燥湿，解湿郁；川芎活血，调血郁；栀子清热，除火郁；神曲消食，去食郁。五药多能行气，气畅则诸郁自解。

▲ 涌吐（催吐）剂

瓜蒂散

【歌诀】

瓜蒂散中赤小豆，豆豉汁调酸苦凑，
逐邪涌吐功最捷，胸脘痰食服之瘳。

组方：瓜蒂、赤小豆、豆豉。

为催吐主方。治痰涎宿食填塞上脘，胸中痞硬，烦懊不安，气上冲咽喉不得息，舌苔厚腻，寸脉微浮者。方中瓜蒂味苦性升而善吐；赤小豆味

苦酸，与瓜蒂配合，有酸苦涌吐之功；豆豉轻清宣泄，煎汁送服，以增强涌吐的作用。本方药性较峻，宜从小剂量开始，不吐，逐渐加量，中病即止，不可过剂。

盐汤探吐方

【歌诀】

盐汤探吐千金方，干霍乱证宜急尝，
宿食填脘气机阻，运用及时效最良。

组方：食盐（炒）。

主治宿食不消或干霍乱之证，乃由宿食或秽浊之气中阻，气机闭塞上下不通所致治宜因势利导，涌而吐之。方以盐汤极咸之味，激起呕吐，以开通气机，并使宿食随吐而出，这样气机得以调畅，则塞者可通，胀痛可止。

▲ 祛风剂

小活络丹

【歌诀】

小活络丹天南星，二乌乳没加地龙，
中风手足皆麻木，风痰瘀血闭在经。

组方：天南星、制川乌、制草乌、地龙、制乳香、制没药。

为治风剂，具有祛风除湿，化痰通络，活血止痛之功效。主治风寒湿痹证。肢体筋脉疼痛，麻木拘挛，关节屈伸不利，疼痛游走不定，舌淡紫，苔白，脉沉弦或涩；中风，手足不仁，日久不愈，腰腿沉重，或腿臂间作痛。若见疼痛游走不定者，加防风、秦艽以祛风止痛；腰腿沉重而痛者，加苍

术、防己以去湿通经；肢节冷痛为主者，可加肉桂，并重用川乌、草乌以逐寒湿。

川芎茶调散

【歌诀】

川芎茶调散荆防，辛芷薄荷甘草羌，

目昏鼻塞风攻上，正偏头痛悉能康，

方内若加僵蚕菊，菊花茶调用亦臧。

组方：川芎、荆芥、防风、细辛、白芷、炙甘草、羌活、薄荷。

疏风止痛。主治外感风邪头痛。症见偏正头痛或巅顶头痛，恶寒发热，目眩头晕，鼻塞，舌苔薄白，脉浮等。

▲ 驱虫剂

化虫丸

【歌诀】

化虫丸中用胡粉，鹤虱槟榔苦楝根，

少加枯矾面糊丸，专治虫病未虚人。

组方：使君子、鹤虱、槟榔、苦楝根皮、芜荑、铅粉、枯矾。

为杀虫主方，具有驱杀肠中诸虫之功效。主治肠中诸虫证。症见腹中疼痛，往来上下，其痛甚剧，呕吐清水，或吐蛔虫。方中鹤虱苦辛平，有小毒，能驱杀诸虫；苦楝根皮苦寒有毒，既可驱杀蛔虫、蛲虫，又可缓解腹痛；槟榔辛苦温，能驱杀蛔虫、绦虫、姜片虫，而且借其轻泻导滞之功以促进虫体排出；枯矾、铅粉同具杀虫之效。

乌梅丸

【歌诀】

乌梅丸用细辛桂，人参附子椒姜继。

黄连黄柏及当归，温藏安蛔寒厥剂。

组方：乌梅、细辛、附子、桂枝、人参、黄柏、干姜、黄连、当归、蜀椒。

主治蛔厥证。具有温脏补虚，泻热安蛔之功效。症见心烦呕吐，时发时止，食入吐蛔，手足厥冷，腹痛。又治久痢，久泻。方中重用乌梅安蛔止痛为君。臣以蜀椒、细辛温脏祛寒，辛可安蛔；桂枝、附子加强温里散寒之力；黄连、黄柏苦可下蛔，上清胃热。人参、当归益气养血为佐。蜂蜜为丸，调和诸药为使。

以上方剂，仅从病因和证候等方面提出一些通治的例子。雷福亭曾说："尝考丹溪治病，凡遇气亏者以四君子汤，血亏者以四物汤，痰饮者以二陈汤，湿食者以平胃散，都以四方为主，更参解郁治之，药品不繁，每多中病"，可见掌握通治方剂就是临症上必需的，但是通用方也当切合病情，不等于笼统施用，大凡每一个病都有主方，一病有几种证候又各有主方，这里所说的通治方是一方能治多种病的，这就在了解通治方之后，还应进一步钻研各病的主方和各种证候的主方，才能更细致的随症化裁。关于这方面的参考书可采用《兰台轨范》，一般检查则《医方集解》最为通用。

第二节 处方举例

根据《处方管理办法》第二条规定：处方是指由注册的执业医师和执业助理医师（以下简称医师）在诊疗活动中为患者开具的、由取得药学专业技术职务任职资格的药学专业技术人员（以下简称药师）审核、调配、核对，并作为患者用药凭证的医疗文书。处方包括医疗机构病区用药医嘱单。处方是医生对病人用药的书面文件，是药剂人员调配药品的依据，具有法律、技术、经济责任。

处方格式分为处方前记、处方正文、处方后记三部分。

处方开具的前提是辨证施治正确。例如：

某男46岁，形体偏胖，平日汗出非常多，稍事活动就大汗淋漓，经常感到乏力，运动过后气喘明显，近些年频繁感冒，他面色苍白、大便次数较多，而且溏泄，便中有未消化完的食物，舌淡苔白腻，脉滑而无力。

这是典型的脾肺气虚证，因为脾的运化不利生痰湿。正规开处方的步骤为：

1. 找基础方：对新手而言先从《方剂学》中找基础方：所有症状都指向了气虚，所以就以四君子汤为基础方（人参、白术、茯苓、甘草）。

2. 适量添加或减少药味：此病人有汗出症状，应该加入玉屏风（黄芪、白术、防风），此时注意：四君子里面有白术，故不用加量。黄芪是补气固表，又能补脾肺气虚，这里用黄芪显然比人参效果好，所以去掉人参，直接加黄芪。脾主运化，运化不利则生湿，所以加理气健脾燥湿的陈皮和芳香化湿醒脾的砂仁。

3. 用量：我们把君臣佐使先定下来：黄芪为君，白术、茯苓为臣，防风、陈皮、砂仁为佐，甘草为使。定下这个原则，量就好办了：生炙黄芪50克，炒白术、茯苓各25克，防风15克，陈皮、砂仁、甘草各10克。

4. 注意炮制品：这里为什么同时用生、炙黄芪？黄芪生用补气固表、蜜炙补中益气，这样就能表里同补。比单开生黄芪30克效果更好。

举这个例子只是针对中医药爱好的门外汉和新手所讲的。过了一段时间后就可以关注药对的作用了。就不完全按照原方的思维模式走了。这时再开此方就可以去掉陈皮加上桔梗、枳壳这两味了。这两味药一升一降调畅气机，是理气的理想药对。

方子只有开得多了才能锻炼出来，否则永远停留在"黄芪适量代茶饮"，永远进步不了。还有就是对剂量把控更好了，不会再开6克、8克畏畏缩缩的小量了，而是该用30～50克时候就用到那么多，该用6克、10克时就用那么多。不过切记一点，开方前必须保证辨证的准确性，否则会适得其反。

第四部分

中药学入门，百草皆能治病

第一章 学点中药基础知识：采集和炮制

◎ 中药是指在中医理论指导下，用于预防、治疗、诊断疾病并具有康复与保健作用的物质。中药主要来源于天然药及其加工品，包括植物药、动物药、矿物药及部分化学、生物制品类药物。由于中药以植物药居多，故有"诸药以草为本"的说法。

第一节 中药产地与采集

中药品种，据李时珍《本草纲目》记载有 1892 种，后来，赵学敏《本草纲目拾遗》又增加了 760 种之多，以后，各地陆续有民间应用药草出现，一般估计当在 3000 种左右。这些中药包括动物、植物、矿物 3 部，而以植物占大多数。因此，中医药物书籍称作"本草"。

药物的产地和采集时期，对于疗效有着密切关系。故李东垣曾说："凡诸草木昆虫，产之有地，根叶花实，采之有时。失其地则性味少异，失其时则气味不全。"举例来说，如贝母产于四川的和产于浙江的效用不同；

羌活和独活，草红花和藏红花，也不相同。因而，中药有很多名字是根据产地而起的，如党参因产上党得名，川芎因产四川得名。在一般处方上还特地写明产地如川贝母、浙贝母，以及川桂枝、川黄柏、广木香、秦当归、杭菊花、云茯苓、建泽泻等，目前有些已不需要，有些还是应当写明。

▲ 植物类药的采集

由于植物的生长成熟各有一定时期，入药部分又有根、茎、花、叶之分，所以药物气味的保全和消失，全靠采集季节的是否适当，及时采集不仅提高功效还能保证丰收。兹简介如下：

根：药物用根部，取其上升之气，如升麻、葛根等，应在尚未萌芽或已枯萎时采取，精华蕴蓄于下，药力较胜。

茎：能升能降，取其调气，如苏梗、霍梗等，应在生长最盛时采取。

叶：取其宣散，如桑叶、荷叶等，亦以生长茂盛时采取为良，但不宜于下雨后采摘，防止霉烂变质。

枝：取其横行走四肢，如桑枝等，采集方法同茎、叶。

花：取其芳香宣散，如菊花、辛夷花等，应在含苞待放或初放时采取，其气最浓。

实：取其下降之气，如枳实、青皮等。应于初熟或未老熟时采取。

子：取其降下之气，如苏子、车前子等，应在老熟后采取。

仁：取其润下，如杏仁、柏子仁等，宜老熟后采取。

节：取其利关节，如松节等，以坚实为佳。

芽：取其发泄，如谷芽、麦芽等，可随时用人工发芽。

刺：取其攻破，如皂角刺等。

皮：以皮行皮，取其达皮肤之意，如生姜皮、茯苓皮等。

心：取其行内脏之意，如竹叶心、莲子心等。

络：取其能入经络之意，如橘络、丝瓜络等，应在成熟后采取。

藤：取其能走经络四肢，如络石藤、海风藤等，应在茂盛时采取。

以上指一般而言，在具体应用上又有分别，如葛根根实，升津而不升气；升麻根空，升气而不升津；牛膝其根坚实而形不空，味苦而气不发，则无升发之力。故具体确定药物的作用应从形、色、气味全面考虑，不能仅从某一点来下结论。即如采集时期，也因节气有迟早，气候有变化，对药物的生长成熟都有影响，故必须根据实际情况而定。

▲ 动物昆虫类药的采集

动物昆虫类药材，为保证药效也必须根据生长活动季节采集，如一般潜藏在地下的小动物全蝎、土鳖虫、地龙、蟋蟀、蝼蛄、斑蝥等虫类药材，大都在夏末秋初捕捉，此时气温高，湿度大，宜于生长，是采收的最好季节；又石决明、牡蛎、蛤壳、瓦楞子等海生贝壳类药材，多在夏秋季捕采，此时生长发育旺盛，钙质充足，药效最佳；一般大动物类药材，虽然四季皆可捕捉，但一般宜在秋季猎取，唯有鹿茸必须在春季清明节前后雄鹿所生幼角尚未骨化时采收质量最好。

▲ 矿物类药的采集

矿物药材全年皆可采收，不拘时间，择优采选即可。

第二节 中药是如何制成的

生药中有些具有毒性，或性质猛烈，不能直接服用；有些气味恶劣，不利于服用；有些必须除去不适用的部分；也有些生和熟的作用有差别。因此，中药里有很多是经过加工的。

▲ 炮制的目的

炮制，又称炮炙，是药物在制成各种剂型之前对药材的整理加工以及根据医疗需要而进行加热处理的一些方法。炮制的目的，大致可归纳为以下四点：

其一，消除或减少药物的毒性、烈性和副作用：如生半夏、生南星有毒，用生姜、明矾炒制，可解除毒性；又如巴豆有剧毒，去油用霜，可减少毒性。

其二，改变药物的性能：如地黄生用性寒凉血，蒸制成熟则微温而补血；何首乌生用润肠通便、解疮毒，制熟能补肝肾、益精血。

其三，便于制剂和贮藏：如将植物类药物切碎，便于煎煮；矿物类药物煅，便于研粉。又如某些生药在采集后必须烘焙，使药物充分干燥，以便贮藏。

其四，使药物洁净、便于服用：

如药物在采集后必须清除泥沙杂质和非药用的部分；有些海产品与动物类的药物需要漂去咸味及腥味等。

▲ 炮制的方法

炮制方法是历代逐步发展和充实起来的。参照前人的记载，根据现代实际炮制经验，炮制方法一般来讲可以分为以下几类。

火制法

煅：将药物直接放在火里烧红，或放于耐火的器皿内将其烧透。这种方法，大多用于矿物类和贝类药物，如龙骨、牡蛎等。

炮：将药物放于高温的铁锅内急炒，以四面焦黄爆裂为度，如炮姜等。

煨：将药物裹上湿纸或面糊，埋于适当的火灰内，或放在弱火内烘烤，以纸或面糊的表面焦黑为度，如煨姜、煨木香等。

炒：将药物放在锅内拌炒，或炒黄，或炒焦，或炒成为炭，如炒白术、炒谷芽、焦栀子、焦楂炭等。

炙：在药物拌炒时，和入蜂蜜、酥油等，以炒黄为度，如炙黄芪、炙甘草等。

焙：将药物用微火使其干燥，如

制水蛭、蛇虫等。

烘：即将药物用微火焙于器皿中，但火力较焙更弱，如制菊花、金银花等。

水制法

洗：将药物用水洗去泥土杂质。

漂：将药物浸在水内，除去咸味或腥味，时间较洗为长，并须经常换水，如制苁蓉、昆布等。

泡：将药物放在清水或沸水内，以便捻去外皮，如制杏仁、桃仁等。

渍：将药物用水渐渐渗透，使其柔软，以便切片。

飞：将药物粉末和水同研，使其更加细净，如制滑石、朱砂等。

水火合制法

蒸：将药物放在桶内隔水蒸熟，如制大黄、首乌等。

煮：将药物放在水内或其他液汁内煎煮，如制芫花等。

淬：将药物放在火内烧红，取出投入水或醋内，如制磁石、自然铜等。

炮制时有用酒、醋、盐水等配合者，这是根据治疗的需要。如酒制取其升提，姜汁制取发散，盐水制取其入肾而软坚，醋制取其走肝而收敛，童便制取其清火下降，米泔制取其润燥和中，乳汁制取其润枯生血，蜂蜜制取其甘缓补脾。还有用土炒取其走中焦，麸炒取其健肠胃，用黑豆、甘草汤浸泡取其解毒，用羊酥、猪油涂烧取其易于渗骨。这些都是前人的经验，现在仍旧沿用。

中药房里对有些应当炮制的药物，大多预先加工，即使处方上不写明，配方时也是制过的。但是各地情况稍有出入，而且有很多药是生熟两用的，炮制的方法也有不同，故在处方时以写明为是。比如生薏米、炒薏米，鲜首乌、干首乌、制首乌，及姜半夏、法半夏，水炙远志、蜜炙远志等。

第二章 中药都有什么性能

◎ 祖国医学认为任何疾病的发生发展过程都是致病因素(邪气)作用于人体，引起机体正邪斗争，从而导致阴阳气血偏盛偏衰或脏腑经络功能活动失常的结果。因此，药物治病的基本作用不外是扶正祛邪，消除病因，恢复脏腑的正常生理功能，纠正阴阳气血偏盛偏衰的病理现象，使之最大程度上恢复到正常状态，达到治愈疾病、恢复健康的目的。药物之所以能够针对病情发挥上述基本作用，是由于各种药物本身各自具有若干特性和作用，前人把药物与疗效有关的性质和性能统称为药性，它包括药物发挥疗效的物质基础和治疗过程中所体现出来的作用。它是药物性质与功能的高度概括。研究药性形成的机制及其运用规律的理论称为药性理论，其基本内容包括四气五味、归经、有毒无毒、配伍、禁忌等。

第一节　四气五味

四气五味，就是药物的性味，代表药物的药性和滋味两个方面。其中的"性"又称为"气"，是古代通用、沿袭至今的名词，所以四气也就是四性。性和味的作用，既有区别，又有联系。

四气，就是寒、热、温、凉四种药性。寒凉和温热是对立的两种药性；寒和凉之间、热和温之间，是程度上的不同，也就是说药性相同，但在程度上有差别，温次于热、凉次于寒。

药性的寒、热、温、凉，是药物作用于人体发生的反应归纳出来的，例如，感受风寒、怕冷发热、流清涕、小便清长、舌苔白，这是寒的症状，这时用紫苏、生姜煎了汤饮服后，可以使病员发一些汗，就能消除上列症状，说明紫苏、生姜的药性是温热的。如果生了疔疮、局部红肿疼痛，甚至小便色黄、舌苔发黄，或有发热，这就是热的症状，这时用金银花、菊花来治疗，可以得到治愈，说明金银花、菊花的药性是寒凉的。

中草药的药性，通过长期的临床

实践，绝大多数已为人们所掌握，如果我们熟悉了各种药物的药性，就可以根据"疗寒以热药、疗热以寒药"和"热者寒之、寒者热之"的治疗原则针对病情适当应用了。一般是，寒凉药，大多具有清热、泻火、解毒等作用，常用来治疗热性病症。温热药，大多具有温中、助阳、散寒等作用，常用来治疗寒性病症。此外，还有一些药物的药性较为平和，称为"平"性。由于平性药没有寒凉药或温热药的作用来得显著，所以在实际上虽有寒、热、温、凉、平正气，而一般仍称为四气。

五味，就是辛、甘、酸、苦、咸五种不同的滋味。它主要是由味觉器官辨别出来的，或是根据临床治疗中反映出来的效果而确定的。各种滋味的作用如下：

辛 有发散、行气或润养等作用。一般发汗的药物与行气的药物，大多数有辛味；某些补养的药物，也有辛味。

甘 有滋补、和中或缓急的作用。一般滋补性的药物及调和药性的药物，大多数有甘味。

酸 有收敛、固涩等作用。一般带有酸味的药物，大都具有止汗、止渴等作用。

苦 有泻火、燥湿、通泄、下降等作用。一般具有清热、燥湿、泻下和降逆作用的药物，大多数有苦味。

咸 有软坚、散结或泻下等作用。一般能消散结块的药物和一部分泻下通便的药物，带有咸味。

在五味以外，还有淡味、涩味，它们的意义和作用是这样的：

淡 就是淡而无味，有渗湿、利

药物

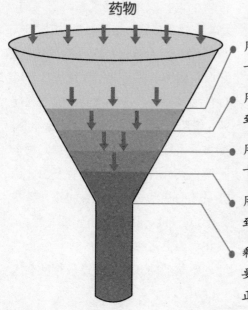

用毒性大的药物治病时，当病邪祛除到十分之六时，就应当停药。

用毒性一般的药物治病时，当病邪祛除到十分之七时，就应当停药。

用毒性小的药物治病时，当病邪祛除到十分之八时，就应当停药。

用没有毒性的药物治病时，当病邪祛除到十分之九时，就应当停药。

剩余的未祛除的病邪通过饮食调养。但要注意不能吃得太过，以免伤了人体的正气。

尿作用。一般能够渗利水湿、通利小便的药物，大多数是淡味。

涩 有收敛止汗、固精、止泻及止血等作用。

由于淡味，没有特殊的滋味，所以一般将它和甘味并列，称"淡附于甘"；同时，涩味的作用和酸味的作用相同，因此，虽然有七种滋味，但习惯上仍称"五味"。

气和味的关系是非常密切的，每一种药物既具有一定的气，又具有一定的味。由于气有气的作用，味有味的作用，必须将气和味的作用综合起来看待，例如，紫苏性味辛温，辛能发散，温能散寒，所以可知紫苏的主要作用是发散风寒；芦根性味甘寒，甘能生津，寒能清热，所以可知芦根的主要作用是清热生津……

一般来说，性味相同的药物，其主要作用也大致相同；性味不同的药物，功效也就有所区别；性同味不同，或味同性不同的药物在功效上也有共同之处和不同之点。例如，同样是寒性药，若味不相同，或为苦寒，或为辛寒，其作用就有所差异，如黄连苦寒可以清热燥湿，浮萍辛寒可以疏解风热；同样是甘味药，但气有所不同，或为甘温，或为甘寒，其作用也不一样，如黄芪甘温可以补气，芦根甘寒能清热生津。所以，在辨识药性时，不能把药物的气与味孤立起来。

在临床具体应用时，一般都是既用其气又用其味的，而在特殊应用的时候，配合其他药物，则或用其气，或用其味。

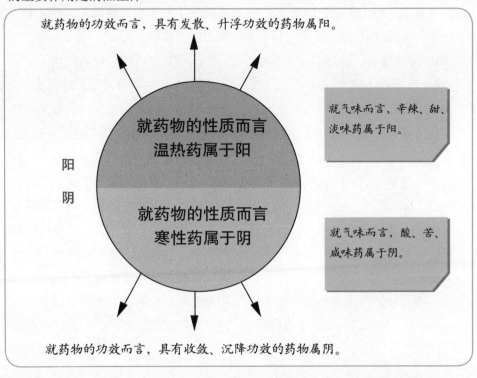

就药物的功效而言，具有发散、升浮功效的药物属阳。

就药物的性质而言 温热药属于阳

就气味而言，辛辣、甜、淡味药属于阳。

阳
阴

就药物的性质而言 寒性药属于阴

就气味而言，酸、苦、咸味药属于阴。

就药物的功效而言，具有收敛、沉降功效的药物属阴。

第二节 归经

归经，就是药物对于人体某些脏腑、经络有着特殊的作用。例如，龙胆草能归胆经，说明它有治疗胆的病症的功效；藿香能归脾、胃二经，说明它有治疗脾胃病症的功效……

药物归经这一理论，是以脏腑、经络理论为基础的。由于经络能够沟通人体的内外表里，所以一旦人体发生病变，体表的病症可以通过经络而影响内在的脏腑，脏腑的病变也可通过经络而反映到体表。各个脏腑经络发生病变产生的症状是各不相同的，如肺有病变时，常出现咳嗽、气喘等症；肝有病变时，常出现胁痛、抽搐等症；心有病变时，常出现心悸、神志昏迷等。在临床上，用贝母、杏仁能止咳，说明它们能归入肺经；用青皮、香附能治胁痛，说明它们能归入肝经；用麝香、菖蒲能苏醒神志，说明它们能归入心经……由此可见，药物的归经也是人们长期从临床疗效观察中总结出来的。

疾病的性质有寒、热、虚、实等不同，用药也必须有温（治寒症）、清（治热症）、补（治虚症）、泻（治实症）等区分。但是发病脏腑经络又是不一致的，如热性病症，又有肺热、

胃热、心火、肝火等，在用药治疗时，虽然都需要根据"疗热以寒药"的原则选用性质寒凉的药物，然而还应该考虑脏腑经络的差异，鱼腥草可清肺热、竹叶可清胃热、莲子心可清心火、夏枯草可清肝火，就是由于它们归经的不同而有所区别。同样原因，对寒症也要进一步分肺寒，脾寒……虚症要分脾虚、肾虚……实症要分燥屎里结（大肠实）、痰饮停聚（肺实）……在治疗上，温肺的药物，未必能暖脾；清心的药物，未必能清肺；补肝的药物，未必能补肾；泻大肠的药，未必能泻肺……所有这些情况，都说明药物归经的重要意义。

但是，在应用药物的时候，如果只掌握药物的归经，而忽略了四气、五味、补、泻等药性，同样也是不够全面的。因为某一脏腑经络发生病变，可能有的属寒、有的属热，也有可能有的属实、有的属虚，那就不能因为重视归经，而将能归该经的药物不加区分地应用。相反，同归一经的药物种类很多，有清、温、补、泻的不同，如肺病咳嗽，虽然黄芩、干姜、百合、葶苈子都能归肺经，在应用时却不一样，黄芩主要清肺热、干姜主要能温

肺、百合主要补肺虚、葶苈子主要泻肺实……在其他脏腑经络方面，同样也是如此。归经是中草药性能之一，性味也是中草药的另一方面的性能，其他还有升降浮沉、补泻等性能，应该全面掌握它们的性能，才能在临床治疗中更好地运用各种中草药。

关于药物的归经，古代文献上又曾将它和"五味"联系起来，认为：

味酸 — 能入肝。

味苦 — 能入心。

味辛 — 能入肺。

味甘 — 能入脾。

味咸 — 能入肾。

这种归纳，虽然对一部分药物是符合的，但绝大部分与客观实际情况并不一致，不能作为规律性来认识。

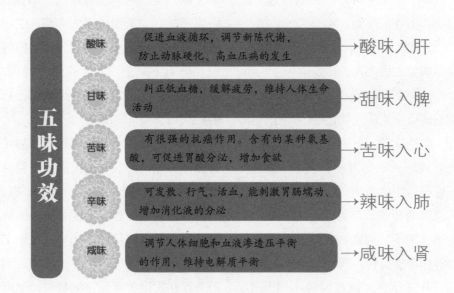

第三节　升降浮沉

升降浮沉，就是药物作用于人体的四种趋向。它们的意义如下：

升：就是上升、升提的意思，能治病势下陷的药物，都有升的作用。

降：就是下降、降逆的意思，能治病势上逆的药物，都有降的作用。

浮：就是轻浮、上行发散的意思，能治病位在表的药物，都有浮的作用。

沉：就是重沉、下行泄利的意思，能治病位在里的药物，都有沉的作用。

归纳来说，凡升浮的药物，都能上行、向外；如升阳、发表、散寒、催吐等作用的药物，药性都是升浮的。凡沉降的药物，都能下行、向里；如清热、泻下、利水、收敛、平喘、止呃等作用的药物，药性都是沉降的。

升降浮沉，既是四种不同药性，同时在临床上又作为用药的原则，这是它的重要意义。因为人体发生病变的部位有上、下、表、里的不同，病势有上逆和下陷的差别，在治疗上就需要针对病情，选用药物。病势上逆者，宜降不宜升，如胃气上逆的呕吐，当用姜半夏降逆止呕，不可用瓜蒂等涌吐药；病势下陷者，宜升不宜降，如久泻脱肛，当用黄芪、党参、升麻、柴胡等益气升提，不可用大黄等通便药；病位在表者，宜发表而不宜收敛，因表证须发汗解表，当用紫苏、生姜等升浮药，而不能用浮小麦、糯稻根等收敛止汗药；病位在里者，宜清热、泻下或温里、利水等沉降药，不宜用解表药等。如肝阳上逆的头痛，误用升散药，反而造成肝阳更为亢盛的情况；脾阳下陷的泄泻，误用泄降药，反而造成中气更为下陷以致久泻不止的症状。

升降浮沉，也是对药性认识的一种归纳方法，并且在应用上和药物的归经有密切联系。例如，肺病咳嗽，当用肺经药物，但又须区分病势的情况，考虑升浮沉降的药物；如果由于外邪束肺、肺气失宣引起的咳嗽，当用升浮药发散外邪、宣畅肺气，如麻黄、桔梗等；如肺虚久咳就应该用敛肺止咳的五味子、诃子药性沉降的药物来治疗。又如，气分上逆的病症，应当用沉降药来治疗，但又须区别属于何经的病症，如胃气上逆、呕吐呃逆，就要用半夏、丁香等胃经降逆药；肺气上逆、咳嗽气喘，就要用旋覆花、白前等肺经降逆药。

升降浮沉的药性，一般来说和药物的性味、质地有一定关系。

在药性方面来说，凡味属辛甘、性属温热的药物，大都为升浮药；味属苦、酸、咸，性属寒凉的药物，大都为沉降药，因此有"酸咸无升、辛甘无降、寒无浮散、热无沉降"的说法。

在药物质地方面来说，凡花、叶以及质轻的药物，大都为升浮药；种子、果实、矿石以及质重的药物，大都为沉降药。

但是，上述情况又并不是绝对的，还必须从各种药物的功效特点来考虑，例如，诸花皆升，旋覆花独降。在性味和质地方面，药物的升降浮沉也是如此，如苏子辛温、沉香辛微温，从性味来说应是升浮，但因为质重，所以作用为沉降；胡荽子药用种子应是沉降，但因为药性辛温，所以作用为升浮，等等。此外，通过药物的炮制，也能使升降浮沉有所转化，如酒炒则升、姜制则散、醋炒则敛、盐制则下行……

第四节　中草药效能

依据药物的功能来分类，主要是便于临症。但必须郑重说明，一种药有多种作用，如果因此而忽视其他方面，将会减低药物的全面效能。因此，对于每一种药应当全面了解其气味和效能，再抓住其主治重点，这样，在使用的时候便可左右逢源。

关于药物的分类，最早见于《神农本草经》一书，分为上品、中品和下品。上品是指多服久服有益的补养药，认为无毒的；中品为有毒或无毒，能治病又能养身，随使用的适当与否而决定的药物；下品则大多有毒，用来治疗寒、热积滞等病。这种根据疗效的大体分类，除了有一些应予纠正外，基本上是正确的。汉唐以后的本草书，大多按药物本身的属性分类，最精细的如李时珍著的《本草纲目》，分为16部，62类。16部是水、火、土、金石、草、谷、菜、果、木、服务器、虫、鳞、介、禽、兽、人，62类就是在每部中分出细目，例如草部分为山草、芳草、湿草、毒草、蔓草、水草、石草、苔、杂草等九类，其他各部也一样。这对后世研究药学提供了一定的有利条件。前人也为了便于学习本草，先有药性赋，后有药赋新编（载《医家四要》）。这两种写作有一共同长处，即以寒、热、温、凉四气分类，简要地提出主治，这就把气味和效能结合在一起。我们认为可以任择一种先把它熟读，然后再阅其他本草书如《本草从新》等，便可逐步提高。

▲ 解表药

凡能疏肌解表、促使发汗，用以发散表邪、解除表证的药物，称为解表药。

解表药多属辛散之品，辛能发散，可使外邪从汗而解，故适用于邪在肌表的病症。也即《黄帝内经》所说的"其在皮者，汗而发之"的意义。解表药虽能透过发汗解除表证，但汗出过多能耗散阳气，损伤津液。因此，凡自汗、盗汗、热病伤津以及阴虚发热等症，都应慎用。根据解表药的性能，可以分为发散风寒、发散风热两类。

发散风寒药

发散风寒药，性味多为辛温，发汗作用较强。适用于感冒风寒，呈现恶寒发热、无汗、鼻塞或流清涕、舌苔薄白、口不渴、脉浮等寒象比较突出的表征。对于咳嗽气喘、脚气水肿及风湿痛等初起具有上述表证的，也可应用。

药名	气味	归经	功效
紫苏	辛，温	归肺、脾经	发汗解表，行气宽中，解鱼蟹毒
白芷	辛，温	归肺、胃经	祛风解表，止痛，消肿排脓，燥湿止带
香薷	辛，微温	归肺、胃经	发汗解表，祛暑化湿，利水消肿
生姜	辛，微温	归肺、脾、胃经	发汗解表，温中止呕，解毒
葱白	辛，温	归肺、胃经	发汗解表，通阳
芫荽	辛，温	归肺、胃经	发汗透疹，消食下气，醒脾和中

续表

药名	气味	归经	功效
升麻	甘、辛，微寒	归肺、脾、大肠、胃经	发表透疹，清热解毒，升举阳气
豆豉	辛、甘、微苦，寒（因炮制方法不同，又有偏于辛微温者）	归肺、胃经	解表，除烦
木贼	甘、苦，平	归肺、肝、胆经	疏风热，退翳膜

发散风热药

发散风热药，性味多为辛凉，发汗作用较为缓和，适用于外感风热初起，发热恶寒，而以口渴，有汗或无汗，咽喉肿痛，舌苔薄白而干或薄黄，脉浮数等热象比较突出的表证。至于风热所致的咳嗽与麻疹不透，或疮疡初起具有表证者，也可选用。

药名	气味	归经	功效
薄荷	辛，凉	归肺、肝经	疏散风热，清利咽喉，透疹
牛蒡子	辛、苦，寒	归肺、胃经	疏散风热，祛痰止咳，清热解毒
桑叶	苦、甘，寒	归肺、肝经	疏散风热，清肝明目
菊花	甘、苦，微寒	归肺、肝经	疏散风热，明目，清热解毒，平肝阳
葛根	甘、辛，平	归脾、胃经	解表，透疹，生津，止泻

▲ 清热药

凡以清解里热为主要作用的药物，称为清热药。

清热药都是药性寒凉，主要用于热病高热、痢疾、痈肿疮毒以及目赤肿痛、咽喉肿痛等呈现各种里热证候，即是《黄帝内经》所说"热者寒之"的意义。

为了方便掌握本章各种清热药的特点，现根据各药的专长，再分为清热泻火药，清肝明目药，清热凉血药，清热解毒药，清热燥湿药，清虚热药。

清热药性属寒凉，多服久服能损伤阳气，故对于阳气不足，或脾胃虚弱者须慎用，如遇真寒假热的证候，当忌用。

清热泻火药

清热泻火药，能清解气分实热，

清热作用较强，适用于高热烦渴、神昏、脉洪实有力、苔黄或燥等里热炽盛的证候。

对于体质虚弱的患者使用本类药物时，当考虑照顾正气，勿令伐太过，必要时可与扶正药物配伍应用。

药名	气味	归经	功效
知母	苦，寒	归肺、胃、肾经	清热泻火，滋肾润燥
栀子	苦，寒	归心、肝、肺、胃经	清热泻火，凉血解毒
芦根	甘，寒	归肺、胃经	清肺胃热，生津止渴
淡竹叶	甘，寒	归心、小肠经	清热除烦，利尿
荷叶	苦，平	归肝、脾、胃经	解暑清热，升发清阳

清肝明目药

清肝明目药，有清肝火、退目翳的功效，适用于肝火亢盛、目赤肿痛、目生翳膜等症，其中有些药物尚可用于肝阳上扰的证候。

药名	气味	归经	功效
决明子	甘、苦、咸，微寒	归肝、胆经	清肝明目
青葙子	苦，微寒	归肝经	清肝火，退目翳
谷精草	甘，平	归肝、胃经	疏散风热，明目退翳
密蒙花	甘，微寒	归肝经	清肝热，明目退翳
夜明砂	辛，寒	归肝经	清肝明目，散瘀消积

千里光	苦，平	有小毒	清热解毒，清肝明目

清热凉血药

清热凉血药，常用于血热妄行之吐血、衄血、血热发斑疹及温热病邪入营血、热甚心烦、舌绛神昏等症。热邪入于营分、血分，往往伤阴耗液。本节药物中，如鲜生地、玄参等兼有养阴滋液的作用，故在热病伤阴时，应用此类药物有标本兼顾之效。

清热凉血药，一般适用于热在血分的病症，如果气血两燔，可配合清热泻火药同用。

药名	气味	归经	功效
生地黄	甘、苦，寒	归心、肝、肾经	清热凉血，生津
牡丹皮	辛、苦，微寒	归心、肝、肾经	清热凉血，活血散瘀
玄参	苦、咸，寒	归脾、胃、肾经	清热滋阴，泻火解毒
白茅根	甘，寒	归肺、胃经	清热生津，凉血止血

清热解毒药

凡功能清热邪、解热毒，适用于各种热毒病症的药物，就叫清热解毒药。热毒病症主要是指丹毒、斑疹、疮痈、喉痹、痢疾等，由于火热痈盛、郁结成毒的病症。

药名	气味	归经	功效
金银花	甘，寒	归肺、胃、心、脾经	清热解毒

续表

药名	气味	归经	功效
蒲公英	苦、甘，寒	归肝、胃经	清热解毒
药名	气味	归经	功效
鱼腥草	辛，微寒	归肺经	清热解毒，消痈肿
金荞麦	甘、涩、微苦，凉	归肺、肝经	清热解毒，活血散淤，祛风湿
土茯苓	甘、淡，平	归肝、胃经	清热解毒，除湿通络
青果	甘、酸，平	归肺、胃经	清热解毒，利咽喉，化痰
马齿苋	酸，寒	归心、大肠经	清热解毒，凉血治痢

清虚热药

清虚热药性多寒凉，具有凉血退虚热的功效，适用于骨蒸潮热、低热不退等症。

药名	气味	归经	功效
地骨皮	甘、淡，寒	归肺、肾经	清热凉血，退虚热

▲ 泻下药

凡能攻积、逐水，引起腹泻，或润肠通便的药物，称为泻下药。

泻下药用于里实的证候，其主要功用，大致可分为三点：一为通利大便，以排除肠道内的宿食积滞或燥屎；一为清热泻火，使实热壅滞通过泻下而解除；一为逐水退肿，使水邪从大小便排出，以达到驱除停饮、消退水肿的目的。

根据泻下作用的不同，一般可分攻下药、润下药和峻下逐水药三类。

攻下药的作用较猛，峻下逐水药尤为峻烈。这两类药物，奏效迅速，但易伤正气，宜用于邪实正气不虚之症。对久病正虚、年老体弱以及妇女胎前产后、月经期等均应慎用或禁用。润下药的作用较缓和，能滑润大肠而解除排便困难，且不致引起大泻，故对老年虚弱患者，以及妇女胎前产后等由于血虚或津液不足所致的肠燥便秘，均可应用。

攻下药

攻下药，多属味苦性寒，既能通便，又能泻火，适用于大便燥结、宿食停积、实热壅滞等症。

药名	气味	归经	功效
制大黄	苦，寒	归脾、胃、大肠、心包、肝经	攻积导滞，泻火凉血，行瘀通经
番泻叶	甘、苦，大寒	归大肠经	泻热导滞
芦荟	苦，寒	归肝、胃、大肠经	泻热通便，杀虫，凉肝

润下药

润下药，多为植物的种仁或果仁，富含油脂，具有润滑作用，使大便易于排出，适用于一切血虚津枯所致的便秘。临床还根据不同病情，适当地与其他药物配伍应用，如热盛伤津而便秘者，可与养阴药配伍；兼血虚者，可与补血药配伍；兼气滞者，须与理气药配伍。

药名	气味	归经	功效
火麻仁	甘，平	归脾、胃、大肠经	润肠通便
郁李仁	辛、苦、甘，平	归大肠、小肠、脾经	润肠通便，利尿消肿
胡麻仁	甘，平	归肺、脾、肝、肾经	润燥滑肠，滋养肝肾
蜂蜜	甘，平	归肺、脾、大肠经	滑肠通便，补肺润中，缓急，解毒

药名	气味	归经	功效
泽泻	甘，寒	归肾、膀胱经	利水渗湿，泄热
薏苡仁	甘、淡，微寒	归脾、肾、肺经	利水渗湿，健脾，除痹，排脓消痈
车前子	甘，寒	归肝、肾、小肠、肺经	清热利水通淋，渗湿止泻，清肝明目，祛痰止咳
赤小豆	甘、酸，平	归心、小肠经	利水消肿，利湿退黄，消肿排脓

▲ 利水渗湿药

凡功能通利水道，渗除水湿的药物皆为利水渗湿药。

利水渗湿药功能通利小便，具有排除停蓄体内水湿之邪的作用，可以解除由水湿停蓄引起的各种病症，并能防止水湿日久化饮，水气凌心等，故临床应用具有重要意义。

利水渗湿药主要适用于小便不利、水肿、淋症等病症。对于湿温、黄疸、湿疮等水湿为患，亦具有治疗作用。

利水渗湿药味多甘、苦、淡，性多寒、平。主要归肾、膀胱经，兼入脾、肺、小肠经。

利水渗湿药，对于阴虚不足者应慎用。

药名	气味	归经	功效
茯苓	甘、淡，平	归心、肺、脾、肾经	利水渗湿，健脾，化痰，宁心安神

▲ 化湿药

凡功能化除湿浊，醒悦脾胃的药物，称为化湿药。

化湿药，大多气味芳香，故又称为"芳香化湿药"。使用化湿药后，可以使湿化除，从而解除湿困脾胃的症状，所以又称为"化湿醒脾药"或"化湿悦脾药"。

脾胃为后天之本，主运化，喜燥而恶湿，爱暖而悦芳香，易为湿邪所困，湿困脾胃（又称湿阻中焦）则脾胃功能失常，化湿药能宣化湿浊，醒悦脾胃而使脾运复健，故在临床应用上具有重要意义。

化湿药主要适用于湿困脾胃、身体倦怠、脘腹胀闷、胃纳不馨、口甘多涎、大便溏薄、舌苔白腻等症。此外，对湿温、暑温诸症亦有治疗作用。

化湿药性味大都辛温，归入脾胃，

而且气味芳香，性属温燥或偏于温燥。

化湿药功能化湿、燥湿，易于耗阴伤津，故阴虚津少，舌绛光剥者宜慎用。

药名	气味	归经	功效
藿香	辛，温	归脾、胃、肺经	化湿醒脾，辟秽和中，解暑，发表
佩兰	辛，平	归脾、胃经	化湿醒脾，解暑
砂仁	辛，温	归脾、胃、肾经	化湿行气，温中止泻，安胎
白豆蔻	辛，温	归肺、脾、胃经	化湿行气，温中止呕
苍术	辛、苦，温	归脾、胃经	燥湿健脾，祛风湿，解表，明目
厚朴	苦、辛，温	归脾、胃、肺、大肠经	燥湿行气，降逆平喘

▲ 祛风湿药

凡功能祛除风湿，解除痹痛的药物，称为祛风湿药。

风寒湿邪侵犯人体，留着于经络、筋骨之间，可以出现肢体筋骨酸楚疼痛、关节伸展不利，日久不治往往损及肝肾而腰膝酸痛、下肢痿弱。凡患风湿痹痛者，必须选用祛风湿药进行治疗。

祛风湿药主要适用于风湿痹痛，肢节不利、酸楚麻木以及腰膝痿弱等症，有的偏于祛除风湿，有的偏于通利经络，有的具有补肝肾强筋骨作用，可根据病情适当选用。

祛风湿药味多辛苦，性寒温不一，主要归于肝、肾二经。

祛风湿药易于伤耗阴血，故阴血不足者需慎用。

药名	气味	归经	功效
五加皮	辛、苦，温	归肝、肾经	祛除风湿，补肝肾，强筋骨，利水消肿
乌梢蛇	甘，平	归肝经	祛风，通络，止痉
桑枝	苦，平	归肝经	祛风通络
木瓜	酸，温	归肝、脾经	除湿利痹，缓急舒筋，消食，治脚气

▲ 理气药

凡功能调理气分舒畅气机的药物称为里气药。因其善于行散气滞故又称为行气药，作用较强者称为破气药。

所谓气滞，就是指气机不畅、气行阻滞的证候。多由于冷热失调、精神抑郁、饮食失常以及痰饮湿浊等因所致。气滞病症，主要为胀满疼痛。气滞日久不治，可进而生痰、动火、积留血液。理气药功能疏通气机，既能缓解胀满疼痛，又能防止胀、满、瘀的发生，所以凡属气滞病症及时应用理气药治疗具有重要意义。

理气药适用于脾胃气滞、脘腹胀满疼痛、胸部气滞、胸痹疼痛，肝气瘀滞、胁肋胀痛、乳房胀痛或结块、疝痛、月经不调等；以及胃气上逆、呕吐嗳气、呕逆等症。分别具有理气宽中、行气止痛、宽胸止痛、疏肝解郁、降逆和胃等作用。

理气药大都味多苦辛，性多属温，能入脾胃肺肝经。

理气类药物大多辛温香燥，易耗气伤阴，故气弱阴虚者慎用。

理气类药物中行气力强之品，易伤胎气，孕妇慎用。

药名	气味	归经	功效
橘皮	辛、苦，温	归脾、肺经	行气除胀满，燥湿化痰，健脾和中
枳实	苦，微寒	归脾、胃、大肠经	行气除胀满，化痰开痹，消积导滞
木香	辛、苦，温	归脾、胃、大肠、胆经	行气止痛
青皮	苦、辛，温	归肝、胆、胃经	疏肝破气，消积化滞
香附	辛、微苦、甘，平	归肝、三焦经	疏肝理气，活血调经
佛手	辛、苦、酸，温	归肺、脾、胃、肝经	疏肝理气，化痰宽胸
香橼	辛、苦、酸，温	归肝、脾、肺经	疏肝理气，化痰

药名	气味	归经	功效
玫瑰花	甘、微苦，温	归肝、脾经	疏肝理气，和血散瘀
丁香	辛，温	归肺、胃、脾、肾经	降气止呃，温中散寒止痛，温肾助阳
刀豆	甘，温	入脾、胃经	降气止呃

▲ 活血祛瘀药

凡功能通利血脉、促进血行、消散瘀血的药物，称为活血祛瘀药。其中活血祛瘀作用较强者，又称破血药或逐瘀药。

活血祛瘀要主要适用于瘀血阻滞引起的胸胁疼痛、风湿痹痛、症瘕结块、疮疡肿痛、跌扑伤痛，以及月经不调、经闭、痛经、产后瘀滞腹痛等病症。

活血祛瘀药味多辛、苦、咸，性寒、温、平不一，主要归肝、心二经。

月经过多、孕妇对于活血祛瘀药应忌用或慎用。

药名	气味	归经	功效
川芎	辛，温	归肝、胆、心包经	活血祛瘀，祛风止痛
丹参	苦，微寒	归心、心包、肝经	活血祛瘀，凉血清心，养血安神
桃仁	苦、甘，平	归心、肝、大肠经	活血祛瘀，润肠通便

续表

药名	气味	归经	功效
红花	辛，温	归肝、心经	活血祛瘀
泽兰	苦、辛，微温	归肝、脾经	活血祛瘀，利水消肿
姜黄	苦、辛，温	归脾、肝经	活血行气止痛，祛风湿利痹
益母草	辛、微苦，微寒	归心、肝、膀胱经	活血调经，利水消肿，凉血消疹
牛膝	苦、酸，平	归肝、肾经	祛瘀通经疗伤，补肝肾，强筋骨，引血下行，利水通淋

▲ 止血药

凡功能制止体内外出血的药物，称为止血药。

血液为人体重要的物质，凡出血之证，如不及时有效地制止，致使血液耗损，而造成机体衰弱，甚至危及生命，故止血药的应用具有重要的意义。

止血药的主要适用于各部位出血病症，如咯血、衄血、吐血、尿血、便血、崩漏、紫癜及创伤出血等。

止血药的药性各有不同，如药性寒凉，功能凉血止血，适用于血热之出血；药性湿热，能温经止血，适用于虚寒出血；兼有化瘀作用，功能化瘀止血，适用于出血而兼有瘀血者；

药性收敛，功能收敛止血，可用于出血日久不止等。

凉血止血药一般忌用于虚寒之证，温经止血药忌用于热盛之证，收敛止血药主要适用于出血日久不止而无邪瘀之证，以免留瘀留邪之弊。

药名	气味	归经	功效
白及	苦、甘、涩，微寒	归肝、肺、胃经	收敛止血，消肿生肌
大蓟	甘，凉	归肝经	凉血止血
侧柏叶	苦、涩，微寒	归肺、肝、大肠经	凉血止血
槐花	苦，微寒	归肝、大肠经	凉血止血
茜草	苦，寒	归肝经	凉血止血，行血祛瘀
蒲黄	甘，平	归肝、心包经	收敛止血，活血祛瘀
三七	甘、微苦，温	归肝、胃经	祛瘀止血，活血止痛

▲ 消食药

凡功能消化食积的药物，称为消食药。又称消导药或助消化药。

脾胃为生化之源，后天之本，主纳谷运化。如果饮食不节，损伤脾胃，每致饮食停滞，出现各种消化功能障碍的病症。消食药功能为消食化积，有的药物还有健脾开胃作用，可以达到消除宿食积滞及其所引起的各种证候的目的，促使脾胃功能恢复，故临床运用具有重要意义。

消食药，主要适用于食积停滞所

致的脘腹胀满，嗳气吞酸，恶心呕吐，不思饮食，泄泻或便秘等症。

本类药物的使用，常根据不同病情而配伍其他药物同用。如脾胃虚弱者，可配健胃补脾药；脾胃有寒者，可配温中暖胃药；湿浊内阻者，可配芳香化湿药；气滞者，可配理气药；便秘者，可配通便药；若积滞化热，则当又配合苦寒清热药同用。

消食药大都性味甘平或甘温，归脾胃经。

药名	气味	归经	功效
莱菔子	辛、甘，平	归脾、胃、肺经	消食化积，祛痰下气
山楂	酸、甘，微温	归脾、胃、肝经	消食化积，活血化瘀
鸡内金	甘，平	归脾、胃、小肠、膀胱经	消食化积，止遗尿
麦芽	咸，平	归脾、胃经	消食和中，回乳

▲ 化痰止咳平喘药

凡功能化除痰涎，制止咳嗽、平定气喘的药物，称为化痰止咳平喘药。

痰涎与咳嗽、气喘有一定的关系，一般咳喘每多夹痰，而痰多亦每致咳喘，故将化痰、止咳、平喘合并介绍。但其中有的药物以化痰为主要功效，或虽属化痰而并不用于咳嗽气喘；有的则以止咳平喘为主要功效，或虽属止咳平喘却无化痰作用。

化痰药不仅用于因痰饮起的咳嗽、气喘，并可用于瘰疬、瘿瘤、癫痫、惊厥等症。

临床使用化痰止咳药时，应注意：凡内伤外感的病症，均能引起痰多及咳嗽，治疗时应仔细分辨病因，进行适当的治疗，例如有外感的配合解表药同用，虚劳的配合补虚药同用；咳嗽而咯血时，不宜用燥烈的化痰药，以免引起大量出血。

温化寒痰药

温化寒痰药多属温性，适用于寒痰、湿痰的证候，如咳嗽气喘、痰多稀薄，以及肢节酸痛，阴疽流注等病证。为了加强疗效，此类药物常与温散寒湿的药物同用。如属阴虚燥咳，或有吐血、咯血病史，应当慎用。

药名	气味	归经	功效
紫苏子	辛，温	归肺经	降气消痰定喘，滑肠
桔梗	苦、辛，平	归肺经	宣肺祛痰，排脓

清化热痰药

清化热痰药多属寒性，适用于痰热郁肺，咳嗽痰多而稠黏，以及由于痰热而致的癫痫惊厥、瘰疬等证。

运用这类药物治疗癫痫、惊厥等并见痰涎壅盛的热证，需配清热、镇痉的药物同用。

药名	气味	归经	功效
贝母	川贝母：苦、甘，微寒 浙贝母：苦，寒	归心、肺经	止咳化痰，清热散结
竹茹	甘，微寒	归肺、胃经	清热，化痰，止呕
昆布	咸，寒	归肝、胃、肾经	消痰结，散瘿瘤
胖大海	甘，寒	归肺、大肠经	开肺气，清肺热，润肠通便

止咳平喘药

止咳平喘药主要作用是制止咳嗽，下气平喘，适用于咳嗽和气喘的证候。

喘咳的证候较为复杂，有干咳无痰，有咳吐稀痰或稠痰，有外感咳嗽气急，有虚劳咳喘，等等，寒热虚实各不相同，必须辨证论治，选用相适宜的配伍。止咳平喘药，有宣肺、敛肺、润肺、降气等不同，在应用时还须加以区别。

药名	气味	归经	功效
杏仁	甘、苦，温。有小毒	归肺、大肠经	止咳化痰，润肠通便
桑白皮	甘，寒	归肺经	泻肺平喘，行水消肿

▲ 祛寒药

凡能温里祛寒，用以治疗里寒证候的药物，称为温里药，又称祛寒药。

温里药性偏温热，具有温中祛寒及益火扶阳等作用，适用于里寒之证。即是《黄帝内经》所说的"寒者温之"的意义。所谓里寒，包括两个方面：一为寒邪内侵，阳气受困，而见呕逆泻痢、胸腹冷痛、食欲不佳等脏寒证，必须温中祛寒，以消荫翳；一为心肾虚，阴寒内生，而见汗出恶寒、口鼻气冷、厥逆脉微等亡阳证，必须益火扶阳，以除厥逆。

临床使用温里药时，应注意：外寒内侵，如有表证未解的，应适当配合解表药同用；夏季天气炎热，或素体火旺，剂量宜酌量减轻；温里药性多辛温燥烈，易于伤津耗液，凡属阴虚患者均应慎用。

药名	气味	归经	功效
肉桂	辛、甘，大热	归肝、肾、脾经	温中补阳，散寒止痛
吴茱萸	辛、苦，大热，有小毒	归肝、胃、脾、肾经	温中止痛，降逆止呕，杀虫
高良姜	辛，热	归脾、胃经	散寒止痛
胡椒	辛，热	归胃、大肠经	温中散寒
荜芨	辛，热	归胃、大肠经	温中散寒
小茴香	辛，温	归肝、肾、脾、胃经	理气止痛，调中和胃

▲ 平肝熄风药

凡具有平降肝阳、止息肝风作用的药物，称为平肝熄风药。

平肝熄风药，适用于肝阳上亢、头目眩晕，以及肝风内动、惊痫抽搐等症。临床使用平肝熄风药的时候，应根据辨证施治的原则给予不同的配伍。如因热引起的，与清热泻火药同用；因风痰引起的，与化痰药同用；因阴虚引起的，与滋阴药同用；因血虚引起的，与养血药同用。

本类药物性能各有不同，应区别使用。如其中有些药物药性寒凉，脾虚慢惊病患，则非所宜；而另有一些药物又偏温燥，血虚伤阴者又宜慎用。

药名	气味	归经	功效
石决明	咸，微寒	归肝经	平肝潜阳，清热明目
天麻	甘，微温	归肝经	平肝熄风，通络止痛
蒺藜	辛、苦，微温	归肝经	平肝疏肝，祛风明目

▲ 安神药

凡以镇静安神为其主要功效的药物，称为安神药。

安神药分为两类：属不质重的矿石药及介类药，取重则能镇，重可去怯的作用，为重镇安神药，多用于实症；属于植物药而取其养心滋肝的作用，为养心安神药，适用于虚证。

重镇安神药

重镇安神药，用于心神不宁、躁动不安等症。本类药物有镇静安神的功效，能镇定浮阳，但不能消除导致浮阳的其他因素，因此，在应用时应考虑配伍适当的药物。

药名	气味	归经	功效
牡蛎	咸、涩，微寒	归肝、胆、肾经	重镇安神，平肝潜阳，收敛固涩，软坚散结，制酸止痛
珍珠	甘、咸，寒	归肝、心经	镇心定惊，清肝除翳，清热解毒，收敛生肌

养心安神药

养心安神药具有养心益阴、安神定志等功效，临床上常用于阴血不足所致的心悸、失眠等症。

药名	气味	归经	功效
酸枣仁	甘、酸，平	归心、脾、肝、胆经	养心安神，益阴敛汗
柏子仁	甘、辛，平	归心、肝、肾经	养心安神，润肠通便
远志	苦、辛，温	归肺、心、肾经	安神，祛痰，消痈

▲ 补虚药

凡具有补虚扶弱作用，功能治疗人体虚损不足的药物，称为补虚药。又可叫作补益药。

补虚药在临床应用上，主要用于两个方面，一方面是增强机体的抗病能力，可配合祛邪的药物，用于邪盛正虚的病人，以达到扶正祛邪的目的，从而战胜疾病；另一方面是用于人病体虚的病人，能增强体质，消除衰弱的症状，辅助机体的康复能力，使之能早日恢复健康，重新走上工作岗位，从事生产劳动。因此，补虚药在临床上的应用，是具有积极意义的，而绝不是消极地用于"延年益寿"，对于在身体健康、机体活动能力正常的情况之下，就不须服用这类药物。

补虚药主要用于虚症。所谓虚症，一般说来，有气虚、阳虚、血虚、阴虚等不同类型。补虚药根据它的功效及应用范围，一般也分为补气药、助阳药、养血药、滋阴药等。

补气药

补气药，又称益气药，就是能治疗气虚病症的药物。具有补肺气、益脾气的功效，适用于肺气虚及脾气虚等病症。

药名	气味	归经	功效
人参	甘，平	归脾、肺经	大补元气，补肺益脾，生津安神
党参	甘，平	归脾、肺经	补中益气
黄芪	甘，微温	归脾、肺经	补气升阳，固表止汗，托疮生肌，利水退肿

续表

药名	气味	归经	功效
白术	苦、甘，温	归脾、胃经	补脾燥湿，利水止汗
山药	甘，平	归肺、脾经	补脾胃，益肺肾
白扁豆	甘，微温	归脾、胃经	健脾化湿
大枣	甘，平	归脾经	补脾胃，养营安神，缓和药性
甘草	甘，平	归十二经	补中益气，泻火解毒，润肺痰，缓和药性，缓急定痛
黄精	甘，平	归脾、肺经	补脾润肺

助阳药

助阳药，又名补阳药，就是能治疗阳虚病症的药物。具有助肾阳、益心阳、补脾阳的功能，适用于肾阳不足、心阳不振、脾阳虚弱等症。

药名	气味	归经	功效
鹿茸	甘、咸，温	归肝、肾经	补肾脉，助肾阳，生精髓，强筋骨
淫羊藿	辛，温	归肝、肾经	补肾助阳，祛风湿
巴戟天	辛、甘，微温	归肾经	补肾助阳，散风祛寒湿
补骨脂	辛、苦，大温	归脾、肾经	补肾助阳

续表

药名	气味	归经	功效
益智仁	辛，温	归脾、肾经	补肾固精，缩尿，温脾止泻，摄涎唾
沙苑子	甘，温	归肝、肾经	补肾固精，养肝明目
菟丝子	辛、甘，平	归肝、肾经	补肾固精，养肝明目
蛤蚧	咸，平。有小毒	归肺、肾经	补肺肾，定喘嗽
胡芦巴	苦，大温	归肾经	温肾壮阳，逐寒湿
韭菜子	辛、甘，温	归肝、肾经	温肾壮阳，固精
骨碎补	苦，温	归肾、心经	补肾，续伤
杜仲	甘，温	归肝、肾经	补肝肾，强筋骨，安胎

养血药

养血药，又叫补血药，就是用于治疗血虚病症的药物。

药名	气味	归经	功效
熟地黄	甘，微温	归心、肝、肾经	补血滋阴
何首乌	苦、涩，微温。制熟则味兼甘	归肝、肾经	补肝肾，益精血，润肠通便，解毒，截疟
当归	甘、辛，温	归肝、心、脾经	补血调经，活血止痛
白芍	苦、酸，微寒	归肝经	养血敛阴，柔肝止痛，平肝阳

续表

药名	气味	归经	功效
阿胶	甘，平	归肺、肝、肾经	补血止血，滋阴润肺
桑椹	甘，寒	归心、肝、肾经	滋阴补血
龙眼	甘，温	归心、脾经	补心安神，养血益脾

滋阴药

滋阴药，又叫养阴药或补阴药，就是能治疗阴虚病症的药物。具有滋肾阴、补肺阴、养胃阴、益肝阴等功效，适用于肾阴不足、肺阴虚弱、胃阴耗损、肝阴亏乏等病症。

药名	气味	归经	功效
沙参	甘，微寒	归肺、胃经	润肺止咳，养胃生津
天冬	甘、苦，大寒	归肺、肾经	润肺止咳，养阴生津
麦冬	甘、苦，微寒	归心、肺、胃经	清心润肺，养胃生津
石斛	甘，微寒	归肺、胃、肾经	滋阴养胃，生津
玉竹	甘，平	归肺、胃经	滋阴润肺，养胃生津
百合	甘，微寒	归心、肺经	润肺止咳，宁心安神
枸杞子	甘，平	归肝、肾经	补肾益精，养肝明目
女贞子	甘、苦，平	归肝、肾经	补肾滋阴，养肝明目
龟甲	咸、甘，平	归肾、心、肝经	滋阴潜阳，益肾健骨
鳖甲	咸，平	归肝、脾、肾经	滋阴潜阳，散结消痞

▲ 收敛药

凡具有收敛固涩作用，可以治疗各种滑脱证候的药物，称为收敛药。又叫收涩药。

滑脱的病症，主要有自汗盗汗，久泻久痢，久咳虚喘，遗精滑精，溲多遗尿，白带日久，失血崩漏等症。因为滑脱诸症，如不及时收招，可引起元气日衰，或变生他症。所以，《本草纲目》说："脱则散而不收，故用酸涩之药，以敛其耗散。"

本章药物具有敛汗，止泻，固精，缩小便，止带，止血，止嗽等作用。凡属外感实邪未解或泻痢、咳嗽初起时不宜早用，以免留邪。

药名	气味	归经	功效
山茱萸	酸、涩，微温	归肝、肾经	补益肝肾，涩精敛汗
五味子	酸，温	归肺、肾经	敛肺滋肾，生津敛汗，涩精止泻
乌梅	酸，平	归肝、脾、肺、大肠经	敛肺涩肠，生津安蛔
莲子	甘、涩，平	归脾、肾、心经	养心安神，益肾固涩，健脾止泻
肉豆蔻	辛，温	归脾、胃、大肠经	涩肠止泻，温中行气
诃子	苦、酸、涩，平	归肺、大肠经	涩肠止泻，敛肺利咽

续表

药名	气味	归经	功效
芡实	甘、涩，平	归脾、肾经	益肾固精，健脾止泻，祛湿止带
覆盆子	甘、酸，微温	归肝、肾经	益肾固精，缩尿
金樱子	酸，平	归肾、大肠经	涩精，缩尿，涩肠止泻
白果	甘、苦，平	有小毒。归肺经	定痰喘，止带浊

第三章 中草药如何应用

◎ 学习中草药学的目的，在于掌握这门学科的知识，以便在临床治病时很好地应用，让中草药充分发挥它们应有的功效，及时解决病员的疾苦、帮助他们早日恢复健康，重新走上工作岗位从事生产劳动。应用中草药，除了必须掌握每一药物的性能以外，对于它的配伍、用量以及服用方法也必须有所了解。否则，不注意药物配伍后的作用变化，不掌握药物的处方用量，或者服用方法不够妥善，虽然药能治病，但也可能因此而影响药效，不能达到治疗的预期目的。所以按照药物的性能和病员的实际情况，重视中草药的具体应用，是非常必要的。

第一节 配伍

配伍，就是按照病情需要和药物性能，有选择地将两种以上的药物合在一起应用。

从中草药的发展来看，在医药萌芽时期，治疗疾病一般都是采用单味药的；以后，由于药物的发现日益增多，对疾病的认识也逐渐深化，因此对于病情较重或者比较复杂的病症，用药也由简到繁，出现了多种药物配合应用的方法，在由单味药发展到多种药配合应用，以及进一步将药物组成方剂的漫长的过程中，人们通过大量的实践，掌握了丰富的配伍经验，了解到药物在配伍应用以后可以对较复杂的病症予以全面照顾，同时又能获得安全而更高的疗效。因此，药物的配伍对于临床处方是具有重要意义的。

在配伍应用的情况下，由于药物与药物之间出现相互作用的关系，所以有些药物因协同作用而增进疗效，但是也有些药物却可能互相对抗而抵消、削弱原有的功效；有些药物因为相互配用而减轻或消除了毒性或副作用，但是也有些药物反而因为相互作用而使作用减弱或发生不利人体的作用，等等。对于这些情况，古人曾将它总结归纳为七种情况，叫作药性"七情"，内容如下：

单行：就是单用一味药来治疗疾病。例如用一味马齿苋治疗痢疾；独参汤单用一味人参大补元气、治疗虚脱等。

相须：就是功用相类似的药物，配合应用后可以起到协同作用，加强了药物的疗效，如石膏、知母都能清热泻火，配合应用作用更强；大黄、芒硝都能泄下通便，配用后作用更为明显等。

相使：就是用一种药物作为主药，配合其他药物来提高主药的功效。如脾虚水肿，用黄芪配合茯苓，可加强益气健脾利水的作用；胃火牙痛，用石膏清胃火，再配合牛膝引火下行，促使胃火牙痛更快地消除等。

相畏：就是一种药物的毒性或其他有害作用能被另一种药抑制或消除。如生半夏有毒性，可以用生姜来消除它的毒性。

相杀：就是一种药能消除另一种药物的毒性反应。如防风能解砒霜毒、绿豆能减轻巴豆毒性等。

相恶：就是两种药配合应用以后，一种药可以减弱另一种药物的药效。如人参能大补元气，配合莱菔子同用，就会损失或减弱补气的功能等。

相反：就是两种药物配合应用后，可能发生剧烈的副作用。

以上药性"七情"，除了单行以外，都是说明药物配伍需要加以注意的。

相须、相使，是临床用药尽可能加以考虑的，以便使药物更好地发挥疗效，一般用药"当用相须、相使者良"。

相畏、相杀，是临床使用毒性药物或具有副作用药物时要加以注意的，"若有毒宜制，可用相畏、相杀者"。

相恶、相反，是临床用药必须注意禁忌的配伍情况，所以"勿用相恶、相反者"。从应用单味药，到用多种药物配伍，这是医药史上的发展，可以对表里同病、寒热夹杂、虚中带实等病情复杂的病症给予全面照顾；对毒性药物可以使毒性消除或减弱，从而保证用药的安全。但是，在临床上遇到的病症有的比较复杂，有的比较单纯；在药性上来说有毒的药物也并不是多数。所以在用药时，有的固然需要多种药物配伍治疗，有的单味药也能起到良好疗效，为了减轻病者经济上的负担，同时节约药材，如用单味药能够治疗的，就不一定要用许多药物来治。例如清金散单用一味黄芩治轻度的肺热咳血，马齿苋治疗痢疾，苦楝子根皮驱除蛔虫，仙鹤草芽驱除绦虫，天胡荽治疗红眼睛，筋骨草治疗咽喉肿痛，毛冬青治疗冠心病……都是行之有效的"单方"，符合简便廉验的要求，很值得我们推广应用。

【文献摘录】

《本草纲目》："药有七情，独行者，单方不用辅也；相须者，同类不可离也，如人参、甘草、黄芪、知母之类；相使者，我之佐使也；相恶者，夺我之能也；相畏者，受彼之制也；相反者，两不相合也；相杀者，制彼之毒也。"

又云："相反诸药，甘草反大戟、芫花、甘遂、海藻；乌头反贝母、瓜蒌、半夏、白蔹、白及；藜芦反人参、沙参、丹参、玄参、苦参、细辛、芍药……"

《珍珠囊补遗药性赋》："十八反歌：本草明言十八反，半蒌贝蔹芨攻乌，藻戟遂芫俱战草，诸参辛芍叛藜芦。十九畏歌：硫黄原是火中精，朴硝一见便相争，水银莫与砒霜见，狼毒最怕密陀僧，巴豆性烈最为上，偏与牵牛不顺情，丁香莫与郁金见，牙硝难合京三棱，川乌草乌不顺犀，人参最怕五灵脂，官桂善能调冷气，若逢石脂便相欺，大凡修合看顺逆，炮燦炙煿莫相依。"

第二节 用量

用量，就是中草药在临床上应用时的分量。一般包括重量（如若干两、若干钱）、数量（如几只、几片）、容量（如若干汤匙、若干毫升）等，它们都是常写于医生处方上希望药房配付的药量。

中草药的用量，直接影响疗效。如果应该用大剂量来治疗的，反而用小量药物，可能因药量太小，效力不够，不能及早痊愈，以致贻误病情；或者应该用小剂量来治疗的，反而用大量药物，可能因药过量，以致克伐人体的正气，都将对疾病的治疗带来不利的后果。此外，一张通过配伍组成的处方，如果将其中某些药物的用量变更以后，它的功效和适应范围也就随着有所不同。由于这些原因，所以对待中草药的用量，应该有严谨而细致的态度。一般说来，在使用药物、确定剂量的时候，应该从下列三个方面来考虑：

药物的性质与剂量的关系：在使用剧毒药物的时候，用量宜小，并以少虽开始，视症情变化，再考虑逐渐增加；一旦病势已减，应逐渐减少或立即停服，以防中毒或产生副作用。在使用一般药物的时候，对质地较轻或容易煎出的药物如花、叶之类，用量不宜过大；质重或不易煎出的药物如矿物、贝壳之类，用量应较大；新鲜的药物因含有水分，用量可较大些，干燥的应较少些。过于苦寒的药物，多用会损伤肠胃，故剂量不宜过大，也不宜久服。

剂型、配伍与剂量的关系：在一般情况下，同样的药物，入汤剂比丸、散剂用量要大一些；在复方应用时比单味药用量要小一些。

年龄、体质、病情与剂量的关系：成人和体质较强实的病人，用量可适当大些；儿童及体弱患者，剂量宜酌减。又病情轻者，不宜用重剂；病情较重者，剂量可适当增加。

现在临床处方一般用量大致如下：

一般药物：干燥的一钱至三钱（如麻黄、荆芥、知母等），新鲜的药物一两至二两（如鲜茅根、鲜生地等）。

质地较轻的药物：三分至五分（如灯心草等），或一钱至一钱五分（薄荷叶等）。

质地较重的药物：三钱至五钱（如熟地黄、何首乌等），或一两至二两（如石膏等）。

有毒药物：毒性较小的用五厘至一分（如雄黄），毒性较大的用一毫至二毫（如砒霜）等。

其他用量：一支（如芦根）、一条（如蜈蚣、壁虎）、三只至五只（如葱白、番瓜蒂）、三片至五片（如生姜）、一角（即四分之一张，如荷叶）、一札（如灯心草）、数滴（如生姜汁）、十毫至二十毫（如竹沥），等等。

现在由于中草药应用的普遍开展，临床上对于草药的用量一般多用五钱至一两，在用药药味较少、药性没有毒性或副作用的情况下是可以的，而且在应用过程中还打破了旧习惯的框框，发现了许多药物的新疗效，对推动中医药的发展起了一定促进作用；但是处方用药药味已经很多，或者有些药物具有不良副作用，用量就应该适当小些。特别是有些药物，一方面固然有良好疗效，但价格又比较昂贵，如麝香、牛黄、猴枣、鹿茸、珍珠……更应该注意它们的用量。

现在临床处方中草药的用量，是采用"克"为单位的公制。旧制一斤十六两与公制计量单位换算率如下：

1斤（16两）=0.5公斤=500克

1市两=31.25克

1市钱=3.125克

1市分=0.3125克

1市厘=0.03125克

第三节 煎服法

▲ 中药的煎

汤剂是中药最为常用的剂型之一，汤剂的制作对煎具、用水、火候、煮法都有一定的要求。

一、选好药锅

以砂锅、瓦罐为好，铝锅、搪瓷罐次之，忌用钢铁锅，以免发生化学变化，影响疗效。

二、煎药用水

古时曾用长流水、井水、雨水、泉水、米泔水等煎煮。现在多用自来水、井水、蒸馏水等，但总以水质洁净新鲜为好。

三、煎药火候

有文火、武火之分。文火，是指使温度上升及水液蒸发缓慢的火候；而武火，又称急火，是指使温度上升及水液蒸发迅速的火候。

四、煎煮方法

先将药材浸泡 30 ～ 60 分钟，用水量以高出药面为度。一般中药煎煮两次，第二煎加水量为第一煎的 1/3 ～ 1/2。两次煎液去渣滤净混合后分两次服用。煎煮的火候和时间，要根据药物性能而定。一般来讲，解表药、清热药宜武火煎煮，时间宜短，煮沸后煎 3 ～ 5 秒即可；补养药需用文火慢煎，时间宜长，煮沸后再续煎 30 ～ 60 秒。某些药物因其质地不同，煎法比较特殊，处方上需加以注明，归纳起来包括有先煎、后下、包煎、另煎、溶化、泡服、冲服、煎汤代水等不同煎煮法。

先煎：主要指一些有效成分难溶于水的一些金石、矿物、介壳类药物，应打碎先煎，煮沸 20 ～ 30 秒，再下其他药物同煎，以使有效成分充分析出。如磁石、赭石、生铁落、生石膏、寒水石、紫石英、龙骨、牡蛎、海蛤壳、瓦楞子、珍珠母、石决明、紫贝齿、龟甲、鳖甲等。此处，附子、乌头等毒副作用较强的药物，宜先煎 45 ～ 60 秒后再下他药，久煎可以降低毒性，安全用药。

后下：主要指一些气味芳香的药物，久煎其有效成分易于挥发而降低药效，须在其他药物煎沸 5 ～ 10 秒后放入，如薄荷、青蒿、香薷、木香、砂仁、沉香、白豆蔻、草豆蔻等。此外，有些药物虽不属芳香药，但久煎也能破坏其有效成分，如钩藤、大黄、番泻叶等亦属后下之列。

包煎：主要指那些黏性强、粉末

状及带有茸毛的药物，宜先用纱布袋装好，再与其他药物同煎，以防止药液混浊或刺激咽喉引起咳嗽及沉于锅底，加热时引起焦化或煳化。如蛤粉、滑石、青黛、旋覆花、车前子、蒲黄及灶心土、北秫米等。

另煎：又称另炖，主要是指某些贵重药材，为了更好地煎出有效成分还应单独另煎即另炖2～3小时。煎液可以另服，也可与其他煎液混合服用，如人参、西洋参、鹿茸等。

溶化：又称烊化，主要是指某些胶类药物及黏性大而易溶的药物，为避免入煎粘锅或黏附其他药物影响煎煮，可单用水或黄酒将此类药加热溶化即烊化后，用煎好的药液冲服，也可将此类药放入其他药物煎好的药液中加热烊化后服用，如阿胶、鹿角胶、龟甲胶、鳖甲胶、鸡血藤胶及蜂蜜、饴糖等。

泡服：又叫焗服，主要是指某些有效成分易溶于水或久煎容易破坏药效的药物，可以用少量开水或复方中其他药物滚烫的煎出液趁热浸泡，加盖焖润，减少挥发，半小时后去渣即可服用，如藏红花、番泻叶、胖大海等。

冲服：主要指某些贵重药，用量较轻，为防止散失，常需要研成细末制成散剂用温开水或复方其他药物煎液冲服，如麝香、牛黄、珍珠、猴枣、马宝、西洋参、鹿茸、人参、蛤蚧等；某些药物，根据病情需要，为提高药效，也常研成散剂冲服，如用于止血的三七、花蕊石、白及、紫珠草、血余炭、棕榈炭，用于息风止痉的蜈蚣、全蝎、僵蚕、地龙和用于制酸止痛的海螵蛸、瓦楞子、海蛤壳、延胡索等；某些药物高温容易破坏药效或有效成分难溶于水，也只能做散剂冲服，如雷丸、鹤草芽、朱砂等。此外，还有一些液体药物如竹沥汁、姜汁、藕汁、荸荠汁、鲜地黄汁等也须冲服。

煎汤代水：主要指某些药物为了防止与其他药物同煎使煎液混浊，难于服用，宜先煎后取其上清液代水再煎煮其他药物，如灶心土等。此外，某些药物质轻用量多，体积大，吸水量大如玉米须、丝瓜络、金钱草等，也须煎汤代水用。

▲ 服药法

一、服药时间

汤剂一般每日1剂,煎两次分服，两次间隔时间为4～6小时。临床用药时可根据病情增减，如急性病、热性病可1日2剂。至于饭前还是饭后服则主要决定于病变部位和性质。一般来讲，病在胸膈以上者如眩晕、头痛、目疾、咽痛等宜饭后服；如病在胸腹以下，如胃、肝、肾等脏腑疾患，则宜饭前服。某些对胃肠有刺激性的药物宜饭后服；补益药多滋腻碍胃，宜空腹服；治疟药宜在疟疾发作前的 2 小时服用；安神药宜睡前服；慢性病定时服；急性病、呕吐、惊厥及石淋、咽喉病须煎汤代茶饮者，均可不定时服。

二、服药方法

汤剂：一般宜温服。但解表药要偏热服，服后还须覆盖好衣被，或进热粥，以助汗出；寒证用热药宜热服，热证用寒药宜冷服，以防格拒于外。如出现真热假寒则寒药温服，真寒假热者则热药冷服。丸剂：颗粒较小者，可直接用温开水送服；大蜜丸者，可以分成小粒吞服；若水丸质硬者，可用开水溶化后服。散剂、粉剂：可用蜂蜜加以调和送服，或装入胶囊中吞服，避免直接吞服，刺激咽喉。膏剂：宜用开水冲服，避免直接倒入口中吞咽，以免粘喉引起呕吐。冲剂、糖浆剂：冲剂宜用开水冲服；糖浆剂可以直接吞服。此外，危重病人宜少量频服；呕吐患者可以浓煎药汁，少量频服；对于神志不清或因其他原因不能口服时，可采用鼻饲给药法。在应用发汗、泻下、清热药时，若药力较强，要注意患者个体差异，一般得汗、泻下、热降即可停药，适可而止，不必尽剂，以免汗、下、清热太过，损伤人体正气。

三、服药饮食禁忌

服药饮食禁忌是指服药期间对某些食物的禁忌，又简称食忌，也就是通常所说的忌口。在服药期间，一般应忌食生冷、油腻、腥膻、有刺激性的食物。此外，根据病情的不同，饮食禁忌也有区别。如热性病，应忌食辛辣、油腻、煎炸性食物；寒性病，应忌食生冷食物、清凉饮料等；胸痹患者应忌食肥肉、脂肪、动物内脏及烟、酒等；肝阳上亢之头晕目眩、烦躁易怒者应忌食胡椒、辣椒、大蒜、白酒等辛热助阳之品；黄疸胁痛者应忌食动物脂肪及辛辣烟酒刺激物品；脾胃虚弱者应忌食油炸黏腻、寒冷固硬、不易消化的食物；肾病水肿者应忌食盐、碱过多的和酸辣太过的刺激食品；疮疡、皮肤病患者，应忌食鱼、虾、蟹等腥膻发物及辛辣刺激性食品。此外，古代文献记载：甘草、黄连、桔梗、乌梅忌猪肉；鳖甲忌苋菜；常山忌葱；地黄、何首乌忌葱、蒜、萝卜；丹参、茯苓、茯神忌醋；土茯苓、使君子忌茶；薄荷忌蟹肉以及蜜反生葱、柿反蟹等，也应作为服药禁忌的参考。

附：中医脉学三字诀

浮脉	脉象歌：轻取有，重按无，飘飘然，肉上浮。 主病歌：浮为阳，表病候，秋应见，久病愁。表风热，有力浮，血虚少，无力浮。
迟脉	脉象歌：一呼吸，至来三，来往慢，作迟看。 主病歌：迟脉象，病属寒，运动员，非一般。有力迟，为冷痛，无力迟，为虚寒。
沉脉	脉象歌：脉来往，筋下行，举下足，按顺深。 主病歌：沉主里，水蓄停，平人脉，冬季应，虚与气，无力沉，沉有力，积寒并。
数脉	脉象歌：一息间，六至凭，往来速，数脉行。 主病歌：数为阳，炎热证，儿童见，身无病，久病逢，阴衰甚，肺病人，秋勿应。
滑脉	脉象歌：滑如珠，替替然，甚流利，应指还。 主病歌：滑为阳，实多见，或伤食，或停痰，下蓄血，尺部看，女脉调，孕中缘。
涩脉	脉象歌：迟细涩，往来难，刀刮竹，慢而艰。 主病歌：涩脉证，久病缠，若亡阳，多自汗，心虚痛，胸腹满，精血伤，尺部见。
虚脉	脉象歌：按无力，举之空，浮迟大，是虚形。 主病歌：虚脉证，阴虚病，精血少，骨中蒸，虚脉见，暑伤身，自汗出，或怔忡。
实脉	脉象歌：实有力，阔脉形，大而长，浮沉应。 主病歌：实脉证，邪气盛，或伤食，气血充，脾胃热，腹中痛，尺部实，便不通。
长脉	脉象歌：长脉象，分部长，缓中求，脉直长。 主病歌：长脉匀，身无恙，长弦硬，气逆上，阳素病，癫痫象，阳明经，热势旺。

短脉	脉象歌：短脉象，类如龟，头尾缩，应指回。 主病歌：短主虚，阳气微，或痰阻，或气滞，头腹痛，两部区，左关短，伤肝气。
洪脉	脉象歌：洪脉大，满指应，来虽盛，去时平。 主病歌：洪脉象，阳气盛，津液伤，血虚应，健康人，夏多洪，肾阴虚，尺部寻。
微脉	脉象歌：微脉象，最难求，按欲绝，举若无。 主病歌：脉见微，诸虚候，气血微，汗自流，男见微，形消瘦，女子微，崩带漏。
紧脉	脉象歌：紧有力，似弹绳，数而急，定紧名。 主病歌：紧主寒，亦主疼，吐冷痰，嗽不停，辨浮沉，不相同，浮表寒，沉冷痛。
芤脉	脉象歌：芤脉形，状如葱，两边实，中间空。 主病歌：芤脉因，血管空，大失血，血不充，呕吐衄，取右寸，胃肠痈，尺下洪。
弦脉	脉象歌：弦长直，按不迁，应指来，似丝弦。 主病歌：肝经脉，脉急弦，健康人，春缓弦，痰饮症，疟疾缠，腹寒痛，脚拘挛。
革脉	脉象歌：革脉象，芤而弦，按鼓皮，虚而坚。 主病歌：阴已亡，革脉坚，失血后，生血难，男遗精，女产半，虚寒证，疝瘕见。
牢脉	脉象歌：牢实大，合弦长，沉伏间，有力强。 主病歌：牢属寒，久病藏，癥瘕疝，何愁肠，木乘土，腹痛胀，失血家，阴必亡。
濡脉	脉象歌：濡脉形，细而柔，水浮棉，浮中求。 主病歌：气血微，脉见濡，精血伤，濡而浮，骨中蒸，盗汗流，湿侵脾，或崩漏。

弱脉	脉象歌：弱无力，见于沉，柔而细，重按寻。 主病歌：脾胃弱，阳虚证，自汗出，少精神，多惊悸，阴虚甚，少畏忌，老年平。
缓脉	脉象歌：缓而慢，动无偏，和风午，四至间。 主病歌：缓主湿，脾不健，或痿痹，或伤寒，平人脉，亦见缓，有神气，应指间。
散脉	脉象歌：散脉浮，真散漫，至不齐，勿重按。 主病歌：见散脉，元气散，病危急，莫轻看，心中悸，或自汗，两尺散，魂应断。
细脉	脉象歌：脉细小，细如丝，沉应指，终不离。 主病歌：细主湿，亦主虚，气血衰，精血亏。
伏脉	脉象歌：沉之甚，伏脉形，扒筋下，着骨寻。 主病歌：伏脉闭，阴寒盛，腹中痛，痰食停，发霍乱，或疝痛，呕吐泻，温补灵。
动脉	脉象歌：动摇摇，数在关，无头尾，豆形圆。 主病歌：动主痛，热与汗，或惊悸，脚拘挛，男亡精，女崩见，呕痢并，伤津液。
促脉	脉象歌：数而止，复又动，无定数，促脉形。 主病歌：促脉病，实热盛，阴液伤，痰食凝，气血滞，或痰鸣，心房颤，肩背痛。
结脉	脉象歌：缓中止，复又动，无定数，结脉形。 主病歌：结脉因，气血凝，老痰结，疝瘕病，阳气衰，阴气盛，左寸结，心寒痛。
代脉	脉象歌：动而止，不能还，再复动，作代看。 主病歌：脏气衰，代脉见，女孕胎，月有三，腹剧痛，或吐泻，心动悸，结脉参。
疾脉	脉象歌：疾脉数，急而慌，七八至，细酌量。 主病歌：疾为阳，阳极象，阴衰竭，热难当，热病见，生可望，久病逢，命遭殃。